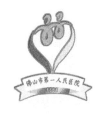

厚德臻术　循道致远

运用现代管理工具
锻造高质量医院的实践

主编　陈国强　刘永耀

PDCA 案例集

U0193851

科学技术文献出版社
SCIENTIFIC AND TECHNICAL DOCUMENTATION PRESS
·北京·

图书在版编目（CIP）数据

运用现代管理工具锻造高质量医院的实践 / 陈国强，刘永耀主编. —北京：科学技术文献出版社，2021.11

ISBN 978-7-5189-8513-5

Ⅰ.①运… Ⅱ.①陈… ②刘… Ⅲ.①医院—现代化管理 Ⅳ.①R197.32

中国版本图书馆CIP数据核字（2021）第214148号

运用现代管理工具锻造高质量医院的实践

策划编辑：胡 丹　责任编辑：胡 丹　责任校对：文 浩　责任出版：张志平

出 版 者	科学技术文献出版社
地　　址	北京市复兴路15号　邮编　100038
编 务 部	(010) 58882938，58882087（传真）
发 行 部	(010) 58882868，58882870（传真）
邮 购 部	(010) 58882873
官 方 网 址	www.stdp.com.cn
发 行 者	科学技术文献出版社发行　全国各地新华书店经销
印 刷 者	北京虎彩文化传播有限公司
版　　次	2021 年 11 月第 1 版　2021 年 11 月第 1 次印刷
开　　本	787×1092　1/16
字　　数	343 千
印　　张	17
书　　号	ISBN 978-7-5189-8513-5
定　　价	108.00元

编 委 会

主　　编　陈国强　刘永耀

副 主 编　章成国　段光荣　李　冬　姜　骏　张　莉

　　　　　肖长华　曾　勇　张秀平

编　　委（按姓氏音序排列）

白红莲　蔡　葵　曹　婷　岑锦明　陈　丽　陈彩江　陈焕伟

陈惠瑶　陈活强　陈巨峰　陈美容　陈汝芳　陈绍永　陈书人

陈秀云　程　捷　崔连旭　邓斐文　邓琼娟　方艳红　符　岳

高润兴　韩玉斌　洪居陆　黄慧勇　黄晓青　邝景云　邝杏娥

雷秋成　李冠琼　李焕平　李惠冰　李启欣　李绮慈　李杏崧

李轶男　李颖仪　李媛媛　李忠艳　梁丽姬　林妙君　刘冬生

刘婕婷　刘毅俊　罗　微　罗昌辉　罗丽芳　罗丽霞　罗银秋

马情芬　马天威　莫韶妹　庞丹梅　彭伟彬　尚慧玲　邵　燕

苏敏谊　孙雯雯　王　妍　王　蔚　王汉兵　王玉凯　伍启康

伍煦涛　向　霞　肖　蔚　杨希立　杨晓莹　袁大华　张国润

张国义　张健豪　赵健昌　赵伟成　赵晓昀　仲吉英　周惠嫦

周立新　邹舒倩

感谢医院管理专家陈晓红对此书编写的指导！

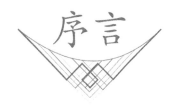

序言

今年是佛山市第一人民医院建院140周年，在国家卫生健康委、广东省卫生健康委、佛山市卫生健康局的领导下，百年名院的发展跨越3个世纪，全院员工传承和弘扬"百年医院诚信关爱，救死扶伤"的文化，历经沧桑砥砺奋进。医院规模在变、环境在变，但追求卓越的、持续改进的质量观始终没有变。特别是近年来，在全国不断深化医改的大背景下，贯彻"安全、优质、创新、发展"的管理理念，持续改进医疗质量，保障医疗安全，将为人民群众提供安全、优质的医疗服务作为医院的核心任务。

为了加快实施质量建院的战略，率先使用PDCA [Plan（计划）、Do（执行）、Check（检查）和Act（处理）] 管理工具，遵循国家卫生健康委《医疗质量管理办法》，按照医疗质量形成的规律和有关法律、法规要求，运用现代科学管理方法，对医疗服务要素、过程和结果进行管理与控制，以实现医疗质量系统地、持续地改进。

《三级综合医院评审标准实施细则（2011版）》中要求医院与职能部门领导接受全面质量管理培训与教育，至少掌握2项质量管理改进方法及质量管理常用技术工具，改进质量管理工作。由此，我院制定《佛山市第一人民医院应用管理工具改进医院瓶颈问题管理办法》（简称《办法》），让医务人员透析全院方方面面的实际情况及存在问题，熟练掌握及灵活运用PDCA工具解决问题，深刻理解以问题为导向持续改进，提高医院质量与安全管理，促进高水平发展。该《办法》与《三级医院评审标准（2020年版）》中"熟练运用医疗质量管理工具开展医疗质量管理与自我评价、完善本院医疗质量管理相关指标体系、掌握本院医疗质量基础数据"，以及2021年《国家医疗质量安全改进目标说明》中对各项目标的核心策略要求"运用质量管理工具,查找、分析影响本机构实现该目标的因素,提出改进措施并落实"相接轨。

医院各部门及科室运用PDCA管理工具持续改进瓶颈问题,积极推动医疗质量安全管理科学化、规范化、精细化程度不断提高,医疗质量安全水平持续提升,各项医疗指标不断被刷新,医疗技术、服务水平稳步提升!我院在2015年成为广东省首家通过三甲复评的综合性医院,2016—2018年连续三年荣获广东省三级公立医院第三方满意度调查排名第1位,2017年荣获"全国文明单位",2018年度国家三级公立医院绩效考核排名第34位、A+等级,2019年绩效考核排名第75位、A+等级。

百年名院在新医政的征程上,在质量建院、科技强院的省高水平医院建设、现代化医院管理道路上迈出强劲的步伐,跨上新台阶!

2021年8月

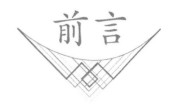

前言

    佛山市第一人民医院是一所百年老院，是中国医院现代建设起点，中国最美医院。1991 年成为全国首批、广东省首家三甲医院，2014 年又成为广东省首批通过三甲复评的医院。医院不断以问题为导向，持续改进管理品质，积极探索与国际接轨的质量安全标准化管理模式，结合自身实际情况，科学运用 PDCA 模式探讨和解决瓶颈问题，走上了高质量发展的轨道，取得了许多重要成果。借助院庆 140 周年之际，我们总结这些科学管理的案例并编著成书，望将良好的经验传承下去，并与同道交流。

    本书以医院各部门、各科室在 PDCA 改进过程中完成的成功案例为主题，分别从管理、医疗、药事、护理、院感、后勤、信息建设、教学及科研管理等方面进行介绍，旨在让医院各级管理者通过本书了解如何应用管理工具改进身边的问题，推动现代医院运用现代管理工具解决问题，促进各部门、各学科之间的团结与协作，真正以患者为中心发现及解决问题，提升管理能力与技术水平；为兄弟医院提供一系列可借鉴的、可复制、可学习的科学管理经验。

    与一般的管理方法相比，PDCA 模式更加标准化、科学化，根据服务的对象、流程和质量决定如何推进。按照 PDCA 管理思路，抓住问题的主干，很多瓶颈问题迎刃而解，从而实现医疗质量、效率和安全指标整体大幅提升。同时，在探索过程中，医院的管理理念也发生了实质性转变，在方法上实现从经验管理向科学管理的转变；在观念上实现从"要我评审"向"我要评审"的转变；在发展上实现由硬件建设向内涵建设的转变。我院因此被评为医疗质量持续改进示范单位，被誉为全国医院管理典范，国家卫生健康委多次组织全国管理专家在我院召开医院管理品质持续改进示范医院现场观摩会。

可以说，正是因为有百年文化的深厚底蕴和保障人民健康的初心使命，正是因为有对 PDCA 的深刻理解和广泛应用，正是因为有对医疗高水平、高质量的持续追求，我们才有机会成为全国医院管理典范，才有机会实现连续 3 年获"广东省第三方评价服务满意度第一"的殊荣，才有机会在 2018 年、2019 年全国公立医院绩效考核中位列全国百强，才有机会在抗击新型冠状病毒肺炎过程中勇担使命、冲锋在前，才有机会创造更多的辉煌。

PDCA 作为一个管理工具，是一个不断循环的过程，是永无止境的，我们追求医院高质量发展，更好地服务人民健康也是永无止境的。在新的征程上，我们始终坚持公益办院方向，始终牢记习近平总书记"把人民群众的身体健康和生命安全放在第一位"的嘱托，始终坚持"人民至上，生命至上"，始终坚持"安全、优质、创新、发展"理念，精准每项措施，精研每项技术，精细每项服务，做到精中求进、进中求精、不断发展、不断前进，实现我院更快速、更高质量发展。在实现健康中国梦的道路上做出我们更大的贡献。

百年名院，再立新功！

2021 年 8 月

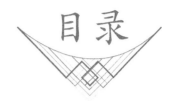

目录

案例 1

运用 PDCA 循环提高三级公立医院绩效考核评价工作效率

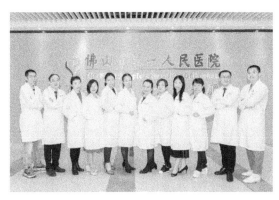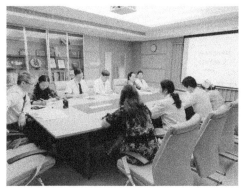

　　医院办公室是医院行政管理的综合性办事机构，是保证医院政令畅通、稳定运行和协调各部门工作的关键部门。院办致力于建立和完善现代医院管理制度，构建医院绩效考核和质量安全管理考核评价体系，在医院高质量发展中取得了以下佳绩：2015 年成为广东省首家通过三甲复评的医院，2016－2018 年连续 3 年获广东省三级公立医院第三方满意度调查全省第 1 名，2018 年度国家三级公立医院绩效考核位列全国 34 名、全省第 2 名，2019 年广东省改善医疗服务行动计划示范单位全省第 1 名，2019 年广东省医院协会医院管理创新奖二等奖，2020 年广东省构建现代医院管理体系二等奖。在 2020 年抗击新型冠状病毒（新冠）肺炎疫情期间，承担"总协调人"角色，负责协调落实湖北、香港、佛山三地新冠肺炎救治任务，实现了无一例新冠患者死亡、无一例医护人员感染、无一例院内新冠交叉感染的战绩。2021 年广东省第二期高水平医院。

一、选题背景

　　1. 根据《国务院办公厅关于加强三级公立医院绩效考核工作的意见（国办发〔2019〕4 号）》内容，为进一步深化公立医院改革、推进现代医院管理制度建设，经国务院同意，从 2019 年起实施全国统一性的三级公立医院绩效考核工作。

　　2. 通过对我院 2018 年的省绩效考核工作和 2019 年的国家绩效考核工作回顾性分析，医院在绩效考核评价工作中主要存在以下问题：各职能科室在绩效考核工作中经常出现职责不清晰；指标解读不透；考核指标填报逾期未能完成，或者完成效果不符合要求，效率低下。

3.公立医院绩效考核由 4 个方面 55 个指标构成，细化后共 282 个子指标，上报 3 年数据就是 846 个指标数据。要确保数据上报的及时性与准确性，必须尽可能地减少误差，提高数据的上报效率和准确率；为保证医院绩效考核上报工作圆满完成，必须做到标准化、同质化、规范化。现启动 PDCA 管理工具，利用 PDCA 的理念，分析往年该项工作存在的问题，并提出相应的解决措施，从而提高工作效率，达到持续改进的目的。

二、现状调查

通过对我院 2018 年的省绩效考核工作和 2019 年的国家绩效考核工作的回顾性分析，各职能部门均存在未能按照规定时间完成数据填报，或者数据填报出现错误和偏差、需多次填报，甚至上报系统后经行政主管部门驳回要求重报，考核评价效率低下。上报准确率 2018 年为 92.3%、2019 年为 95.4%；及时率 2018 年为 96.7%、2019 年为 97.5%。

三、成立 CQI 小组

成立了由院长担任督导、医院办公室主任担任组长、相关职能部门负责人或骨干人员担任成员的跨部门 CQI 小组，各成员都有明确的分工（表 1-1）。

表 1-1　CQI 成员

序　号	姓　名	科　室	职务/职称	组内职务	分　工
1	陈国强	医院办公室	院　长	指导员	督　导
2	肖长华	医院办公室	主　任	组　长	组　织
3	王　蔚	医院办公室	副主任	副组长	协调/沟通/资料收集
4	陈春艳	医院办公室	科　员	秘　书	组织会议/方案修订
5	陈活强	总务科	主　管	数据上报	组织会议/方案修订
6	刘冬生	质控部	副科长	成　员	方案修订/执行实施
7	张秀平	质控部	副科长	成　员	方案修订/执行实施
8	邵永红	科教科	副科长	成　员	方案修订/执行实施
9	李堂煊	医务部	副主任	成　员	方案修订/执行实施
10	向　霞	护理部	副主任	成　员	方案修订/执行实施
11	陈　雯	党办	科　员	成　员	方案修订/执行实施
12	朱佳成	绩效办	主　任	成　员	方案修订/执行实施
13	袁超龙	财务部	组　长	成　员	方案修订/执行实施

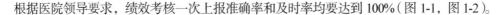

四、设定目标值

根据医院领导要求，绩效考核一次上报准确率和及时率均要达到 100%（图 1-1，图 1-2）。

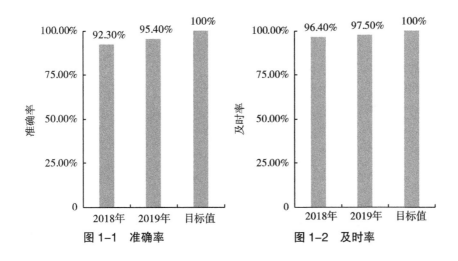

图 1-1　准确率　　　　　　图 1-2　及时率

五、拟定计划

计划用 7 个月的时间来完成预期的工作，其中 P 阶段计划用 2 个月、D 阶段用时 4 个月、C 阶段和 A 阶段用 1 个月，共 7 个月时间完成第一次循环（图 1-3）。

时间 步骤	200 年 4 月				200 年 5 月				200 年 6 月				200 年 7 月				200 年 8 月				200 年 9 月				200 年 10 月				负责人
	第1周	第2周	第3周	第4周	第1周	第2周	第3周	第4周	第1周	第2周	第3周	第4周	第1周	第2周	第3周	第4周	第1周	第2周	第3周	第4周	第1周	第2周	第3周	第4周	第1周	第2周	第3周	第4周	
主题选定																													肖长华
计划拟定																													陈春艳
明确问题																													王蔚
目标设定																													肖长华
原因分析																													张秀平
对策拟定																													朱佳成
实施阶段																													刘冬生
效果确认																													占世荣
标准化																													肖长华
检讨改进																													陈春艳

注：------► 计划执行时间，──► 实际执行时间。

图 3　甘特图

六、分析原因

绘制鱼骨图（图1-4），从工作人员、硬件设施、制度、统筹人员4个方面进行头脑风暴分析，认为问题主要原因集中于6个方面：①缺少培训机制；②工作流程不完善；③工作职责不明确；④组织协调不好；⑤缺乏奖罚机制；⑥电脑老化。

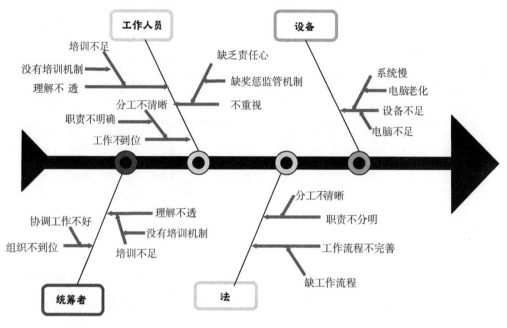

图1-4 鱼骨图

按照频次计算出每个主要原因所占累计百分比（表1-2），绘制了柏拉图（图1-5）。按照二八法则，将缺少培训机制、工作流程不完善、工作职责不明确3项确定为要整改的要因。

表1-2 绩效考核评价
工作效率低真因调查表

项目	频数	累计百分比
缺少培训机制	12	40.0%
工作流程不完善	7	61.1%
职责不明确	5	78.9%
组织协调不好	3	88.6%
缺乏奖励机制	2	97.3%
电脑老化	1	100.0%

图1-5 柏拉图：绩效考核评价工作效率低原因

七、制定对策

运用 5W1H 制定了持续改进对策（表 1-3）。针对缺少培训机制：一是建立培训机制，所有人员必须进行考核工作培训；二是每一个文件、操作手册必须学习培训；三是办公室统筹人员及主要部门参加省市组织的培训。针对工作流程不完善：制定具体考核上报工作流程和完成时限，并严格执行。针对职责不明确：成立工作委员会和工作小组，明确职责分工。

表 1-3　提高三级公立医院绩效考核评价工作效率对策——5W1H

What	Why	How	Who	When	Where
缺少培训机制	没有建立规范的培训制度，各部门负责人、统筹人员没有规范培训，对考核内容不熟悉	1. 建立培训机制，所有人员必须进行考核工作培训 2. 每一个文件、操作手册必须学习培训 3. 办公室统筹人员及主要部门参加省市组织的培训	陈春艳	2020 年 6 月	医院会议室
工作流程不完善	缺乏标准化的考核工作流程，上报混乱	制定具体考核上报工作流程和完成时限，并严格执行	王蔚	2020 年 5 月	医院办公室
职责不明确	各部门没有明确职责，分工不清	成立工作委员会和工作小组，明确职责分工	肖长华	2020 年 5 月	医院办公室

八、执行阶段

1. 建立培训机制，要求所有人员必须进行考核工作培训；涉及的部门人员，必须对每一个文件、操作手册进行学习培训；办公室统筹人员及主要部门参加省市组织的培训。共培训了 40 人，主要是各职能科室负责人员，做到了应知尽知（图 1-6）。

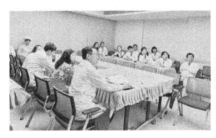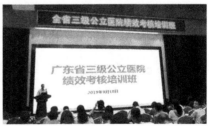

图 1-6　分级培训

2. 制定具体考核上报工作流程，按部就班，根据完成时限，严格执行（图 1-7）。

佛山市第一人民医院公立医院绩效考核工作流程

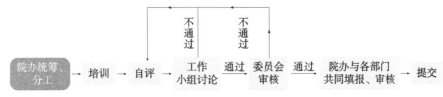

图 1-7　制定工作流程

3. 成立工作委员会和工作小组，明确职责分工。

九、检查阶段

所有对策实施后，各职能部门没有了以往的职责不清、任务不明确、指标不明的现象，通过明确分工、流程，以及对指标的培训解读，2020 年的公立医院绩效考核工作上报及时率和准确率均一次性上报通过，没有反审、没有驳回，达到了 100%，也达到了预期的目标设定值（图 1-8，图 1-9）。

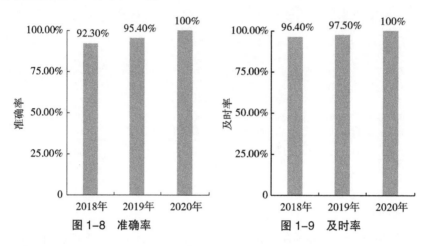

图 1-8　准确率　　　　　　　　　图 1-9　及时率

十、总结阶段

我院的公立医院绩效考核工作通过进行 PDCA 管理，从发现问题、分析问题到最后解决问题效果非常明显。

通过项目的启动，成立了医院绩效考核工作委员会和工作小组，出台了绩效考核工作流程，明确了培训机制，为以后的工作奠定了良好基础。在整个实施过程中各部门之间做到了职责清晰、针对性强、措施有效，且多部门各环节的管理到位，多部门多科协助性得到了充分体现。同时管理小组成员在沟通能力、团队精神及发掘能力等方面得到了提升。

我院在首次国家三级公立医院绩效考核中获得了全国第 34 名（广东省第 2 名）的成绩，通过绩效考核提升了医院管理质量和效率，并及时发现医疗质量、运营管理、可持续发展和满意度管理方面的短板，为医院下一步的持续整改，以及医院高水平的建设和高质量发展做了坚实的保障。借此契机，2021 年初成立佛山市医疗质量与绩效考核学会，我院作为主任委员单位，今后将带领学会持续改进，为本地区医疗机构的绩效考核工作做出更大贡献。

（佛山市第一人民医院 医院办公室　肖长华、陈春艳、陈活强及 CQI 小组成员）

案例 **2**

运用 PDCA 循环提升医院危险化学品安全管理水平

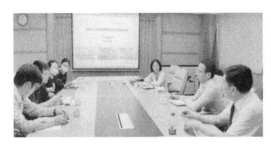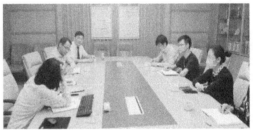

医院质量管理部负责医疗质量及安全生产，涉及医疗质量、病案统计、妇幼信息、安全生产四大模块。安全生产办依据国家、省、市安全生产相关规范、指南、要求及医院安全生产工作领导小组决议和指示，督导科室安全生产培训、制度流程应急预案等标准化实施，夯实医院安全生产基础。组织协调安全生产重点环节及项目的风险管控，增强风险辨识和安全应急保障能力。深化安全隐患排查治理，实现安全生产源头治理、系统治理、依法治理和综合治理，持续质量改进。在佛山市卫健局 2020 年医疗卫生机构安全生产工作考核评估中荣获第 1 名。

一、选题背景

深入贯彻落实习近平总书记关于安全生产重要指示批示精神，树牢安全发展理念，全面落实《广东省卫生健康系统安全生产专项整治三年行动实施方案》《佛山市安全生产专项整治三年行动实施计划》，加强医院危险化学品安全管理，降低危化品安全隐患，预防和减少危险化学品事故，保护环境，保障工作人员及财产安全。

危险化学品（危化品）是指具有毒害、腐蚀、爆炸、燃烧、助燃等性质，且对人体、设施、环境具有危害的剧毒化学品和其他化学品。危化品危险性高，在储存、使用的过程中稍有不慎，极易引起事故。

医院危化品储存难、使用品种多、数量较大，存在安全隐患。

二、现状调查

2020 年 4 月医院安全生产办对医院危化品使用、储存科室进行危化品的安全隐患排查，调查结果如下（表 2-1）。根据危化品安全管理 4 个环节：储存、使用、处置、制度进行分类。

表 2-1　医院危化品安全隐患现状调查

科室	制度	储存	使用	处置	备注	评价结果
研究所 -1	√	×	√	√	危化品分类、摆放不规范	不合格
研究所 -2	×	√	×	√	外来实验人员自带危化品	不合格
研究所 -3	√	√	×	√	危化品使用台账未更新	不合格
研究所 -4	×	√	√	√	制度欠完善	不合格
研究所 -5	√	×	×	√	储存柜体老化，隔板坍塌	不合格
研究所 -6	√	√	√	√	无单独危化品储存间且通风不足	不合格
研究所 -7	√	√	√	×	应急防护用具不足	不合格
研究所 -8	√	×	√	√	废弃危化品未处理	不合格
研究所 -9	√	×	√	√	未用专用柜存放	不合格
研究所 -10	×	√	×	√	危化品留置于实验室	不合格
病理科 -1	√	√	√	√	危化品仓库摄像头为非防爆摄像头	不合格
病理科 -2	√	×	√	√	危化品仓库通风不足	不合格
病理科 -3	×	√	√	√	危化品管理制度、应急预案需修订	不合格
病理科 -4	√	√	×	√	科室危化品出入库登记本多，易出错	不合格
病理科 -5	√	√	√	×	未行危化品应急演练	不合格
病理科 -6	√	√	√	×	管理人员对危化品相关知识欠掌握	不合格
检验科 -1	√	×	√	√	安全周知卡不规范	不合格
检验科 -2	√	×	√	√	化学品混放	不合格
危化品仓库	√	√	√	×	无防漫坡	不合格
工程科 -1	×	√	×	√	液氧中心无卸车操作规程	不合格
工程科 -2	√	√	√	√	液氧中心无安全周知卡	不合格
工程科 -3	√	√	×	√	液氧中心压力表未做标识	不合格
工程科 -4	√	×	√	√	氧气汇流排未固定好	不合格
不合格数	5	11	8	5	—	—
合格率（%）	79	53	66	79	—	—

三、成立 CQI 小组

根据医院危化品安全隐患现状调查结果可以看到，主要科室均存在安全隐患。为加强医院危化品安全管理，降低危化品安全隐患，成立了由医院办公室党委书记任组长、纪委书记任副组长，质量管理部（简称"质管部"）科长任督导、副科长任秘书，相关科室人员（临床医学研究所、检验科、病理科、药学部及保卫科、总务科）为成员的跨部门 CQI 小组，各成员均有明确的分工（表 2-2）。

表 2-2　CQI 小组成员

序号	姓名	科室	职务	职责与分工
1	刘永耀	医院办公室	党委书记	组长
2	李　冬	医院办公室	纪委书记	副组长
3	曾　勇	质管部	科长	督导
4	张秀平	质管部	副科长	秘书 / 执行方案
5	罗　微	临床医学研究所	所长	组员 / 方案执行
6	刘毅俊	质管部	科员	组员 / 文案
7	吴荣辉	保卫科	副科长	组员 / 督查
8	苏祖晖	临床医学研究所	科研技术员	组员 / 执行具体工作
9	聂怡初	临床医学研究所	科研技术员	组员 / 执行具体工作
10	李颖怡	药学部	药库组长	组员 / 执行具体工作
11	吴维英	药学部	药库组员	组员 / 执行具体工作
12	陈展泽	检验科	检验科组长	组员 / 执行具体工作
13	郑张军	病理科	病理科组长	组员 / 执行具体工作
14	茹改霞	总务科	总务科组长	组员 / 执行具体工作

四、设定目标值

依据《危险化学品安全管理条例》《危险化学品从业单位安全生产标准化评审标准》《佛山市危险化学品综合治理提升工作方案》的要求，对危险化学品安全管理 4 个环节：储存、使用、处置、制度进行改进，严格控制安全隐患。

危险化学品安全涉及全院人员与设施设备的安全，所以管理必须严格，不能有丝毫的懈怠，故医院涉及危险化学品的科室及部门规范化管理必须 100% 达标，以确保医院安全（图 2-1）。

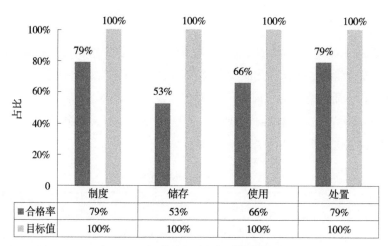

图 2-1 医院危化品安全隐患管理现状值

五、拟定计划

拟定计划见图 2-2。

实施项目	负责人	2020 年									2021 年		
		4 月	5 月	6 月	7 月	8 月	9 月	10 月	11 月	12 月	1 月	2 月	3 月
现状把握	刘毅俊	⇶											
目标确定	李 冬		⇶										
原因分析	张秀平			⇢									
对策拟定	张秀平				⇢								
对策实施	李颖怡 聂怡初					⇢				⇢			
效果确认	曾 勇										⇢		
标准化	陈展泽 郑张军											⇢	
总结成果	张秀平												⇢

注：------▶ 计划执行时间，——▶ 实际执行时间。

图 2-2 甘特图

六、原因分析

1. 头脑风暴：小组成员进行头脑风暴，从 4 个方面分析影响医院危化品安全管理的原因（图 2-3）。

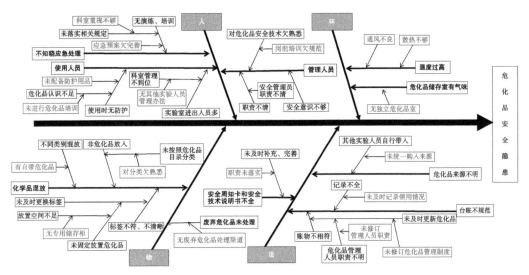

图 2-3　鱼骨图：危化品安全隐患原因分析

2. 评选要因：把末端因素作为调查项目对 41 名工作人员进行问卷调查，并统计归类最后确定真因（表 2-3）。

根据柏拉图（图 2-4），按照二八法则，找到占比 80% 的主要原因，将主要问题列入首先解决的计划。

表 2-3　医院危化品安全隐患原因调查

要因	出现次数	累计百分比
使用记录不规范	104	25.06%
危化品知识欠熟悉	98	48.67%
应急处理不足	78	67.47%
储存欠规范	62	82.41%
制度职责未修订	41	92.29%
科室重视不够	32	100.00%

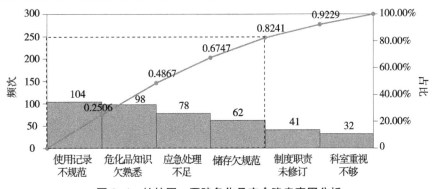

图 2-4　柏拉图：医院危化品安全隐患真因分析

七、制定对策

依据《危险化学品安全管理条例》《佛山市危险化学品综合治理提升工作方案》等，CQI 小组充分讨论，运用 5W1H 制定对策（表 2-4）。

表 2-4　降低医院危化品安全隐患对策制定——5W1H

编号	What	Why	How	Who	When	Where
1	危化品使用记录不规范	1. 未更新危化品台账 2. 未及时记录危化品出入明细表 3. 外来实验人员带入危化品未记录 4. 废弃危化品未记录、未处理	1. 修订科室危化品管理员工作职责，管理人员职责到位 2. 制定严格的领取使用登记制度 3. 统一各科室危化品台账模板 4. 规范各科室废弃化学品的保存及处理	罗微 张秀平	2020 年 8 ～ 11 月	各科室
2	对危化品相关知识欠熟悉	1. 管理人员对危化品分类欠熟悉 2. 管理人员对危化品安全技术欠熟悉 3. 使用人员对安全技术认知不足	1. 组织医院中层及以上人员学习中央、省和市领导同志关于危化品方面的指示批示精神，学习安全生产法律法规和政策文件；提升医院内对危险化学品安全管理重要性的认识，营造共同关注、共同参与、共同治理的良好氛围 2. 组织危化品使用科室人员进行危化品相关知识及风险处置培训 3. 使用科室进行科内培训相关危化品的安全技术说明、使用及风险控制 4. 通过微信公众号等平台进行危化品知识宣传	张秀平 李颖仪 陈展泽	2020 年 9 ～ 10 月	电教室、各科室
3	应急处理能力不足	1. 应急预案中危化品的风险处理不全 2. 科室未进行应急演练 3. 防护用品不足	1. 根据科室使用的危化品安全技术说明及时修订危化品安全事故应急预案 2. 组织危化品使用、储存科室开展应急演练及总结 3. 科室配备防护用品 4. 设置防漫坡	吴荣辉 刘毅俊 聂如初	2020 年 11 ～ 12 月	病理科、临床医学研究所、药学部、检验科
4	危化品储存欠规范	1. 未固定放置 2. 未及时更换标签 3. 危化品摆放混乱 4. 管理制度、管理人员工作职责欠完善 5. 外来人员管理欠完善 6. 未统一危化品购入来源	1. 修订危化品安全风险管理制度、修订危化品管理人员工作职责 2. 按照国家标准做好通风、防晒、调温、防火、防爆、防静电、防腐、防泄漏等安全设施，每月定期维护 3. 剧毒化学品单独存放，存放剧毒化学品的储存柜应坚固 4. 标签与危化品一一对应，清晰、账物相符 5. 及时更新所使用的危化品安全技术说明书，安全周知卡齐备 6. 制定外来实验人员管理办法 7. 危化品按规定摆放 8. 统一危化品购入来源：引入喀斯玛商城平台，统一医院实验试剂等购买来源，统计各实验组危化品使用情况；临床科室通过药库申领危化品	吴维英 郑张军 聂如初 陈祖海	2020 年 11 ～ 12 月	各科室

八、执行阶段

1. 针对危化品使用记录不规范：①修订科室危化品管理员工作职责，管理人员职责到位；②制定领取使用登记制度，危化品管理人员每月核查出入登记表，确保账物相符；③统一危化品台账模板，科室管理员每月查对；④监管废弃危险化学品，依法及时处置废弃危险化学品，消除安全隐患。

2. 针对对危化品相关知识欠熟悉：①进行全方位层级培训，组织医院中层及以上人员学习党中央、省和市领导同志关于危化品方面的指示批示精神（图2-5），学习安全生产法律法规和政策文件。"管行业必须管安全、管业务必须管安全、管生产经营必须管安全"，切实做到"党政同责、一岗双责、齐抓共管、失职追责"，强化监管责任。提升对危险化学品安全管理重要性的认识，营造共同关注、共同参与、共同治理的良好氛围。②对危险化学品管理和使用人员进行培训，学习各类危化品相关知识、法律、法规、方案，如《危险化学品目录》《危险化学品泄漏事故处置行动要则》《佛山市危险化学品管理规定》等，掌握风险隐患及防护。③各科室组织科内人员学习相关危化品管理制度、各危化品安全技术说明，掌握风险隐患及防护。④通过微信公众号等平台进行危化品知识宣传。医院相关科室培训参与人员 52 名，培训前平均分为 76 分，培训后平均分为 95 分。通过层级培训，大家对危化品安全管理知识有了充分的认识，对危化品储存、使用及风险识别能力得到了提升！

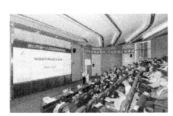 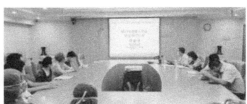

图 2-5　分层级组织学习

3. 针对应急处理能力不足：①根据药品危险性的不同，制定相应的事故应急救援预案。②组织危化品储存、使用科室开展危险化学品应急救援演练（图2-6），配备应急救援队伍及必要的应急救援物资，细化措施。演练结束后对应急预案救援流程、操作熟练情况、协调配合程度、预案可操作性等进行总结评估，进一步加强危险化学品事件的应急处置能力。③针对各科室危化品种类与数量，配备不同种类与数量的个人防护用品，并制定个人防护用品使用相关规定；④危化品仓设置防漫坡。

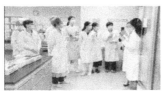 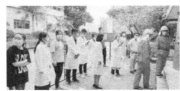

图 2-6　危化品应急演练

4. 针对危化品储存欠规范：①完善危化品安全风险管理制度、修订危化品管理人员工作职责。②按照国家标准做好通风、防晒、调温、防火、防爆、防潮、防静电、防腐、防泄漏等安全设施，设置通信、报警装置，并定期维护保证装置处于适用状态（图2-7）。③剧毒化学品单独存放，存放剧毒化学品的储存柜应坚固、保险。④标签与危化品一一对应，清晰，账物相符。⑤更新各类化学品安全技术说明书，安全周知卡齐备，人员培训到位。⑥危化品按规定摆放，互不兼容的危化品分类存放。⑦加强外来人员管理，建立医院危化品管理领导小组，制定外来实验人员管理规定，统一外来实验人员危化品管理。⑧引入喀斯玛商城平台，统一医院实验试剂等购买来源，便于统计各科室危化品情况；临床科室通过药库购买、申领其他危化品，统一医院危化品领用来源。

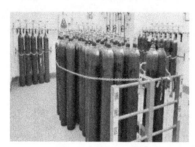 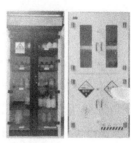

图 2-7 规范储存

九、检查阶段

PDCA 项目实施前后危化品安全隐患数量对比见图 2-8。2021 年 1 月实施对策后，CQI 小组进行危化品安全隐患检查，结果如表 2-5 所示。

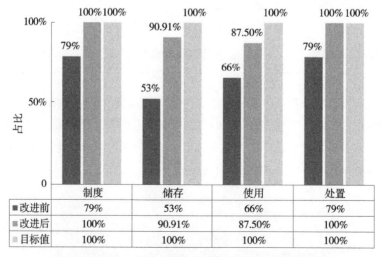

	制度	储存	使用	处置
改进前	79%	53%	66%	79%
改进后	100%	90.91%	87.50%	100%
目标值	100%	100%	100%	100%

图 2-8 PDCA 项目实施前后危化品安全隐患数量对比

表 2-5　实施后医院危化品安全隐患调查结果

科室	制度	储存	使用	处置	备注	评价结果
研究所	√	×	√	√	室内试剂浓度高，未贴安全周知卡	不合格
病理科	√	√	×	√	外来实验人员领取危化品未记录	不合格
检验科	√	√	√	√		合格
危化品仓库	√	√	√	√		合格
工程科	√	√	√	√		合格
不合格数	0	1	1	0		–
合格率（%）	100	90.91	87.50	100		–

项目实施后，医院危化品台账及时更新汇总，新增 6 类危化品见表 2-6。

表 2-6　项目实施后医院危险化学品明细

序号	危化品名称	性质	储存量	危险源等级
1	氧气（压缩 / 液化）	易燃、冻伤	15 T	三级
2	液氧罐	易燃、冻伤	10 T	三级
3	液氮	缺氧窒息、冻伤	16 kg+24 kg+433 L	三级
4	二氧化碳（液化）	中毒和窒息	7 瓶	三级
5	75% 乙醇	易燃	682.7 L	三级
6	95% 乙醇	易燃	345 L	三级
7	二甲苯	易燃	293.5 L	三级
8	无水酒精	易燃	259 L	三级
9	甲醇	易燃	114.5 L	三级
10	组织固定液	有毒、有害	100 L	三级
11	盐酸	腐蚀灼伤	60.5 L	三级
12	福尔马林	有毒、有害	60 L	三级
13	丙酮	易燃	56 L	三级
14	乙醚	易燃、易爆	21.5 L	三级
15	硫酸	腐蚀灼伤	20.5 L	三级
16	七氟烷	有毒	16.2 L	三级
17	冰乙酸	腐蚀灼伤	14.5 L	三级
18	三氯甲烷	中毒、腐蚀灼伤	11 L	三级
19	丙三醇	爆炸	9 L	三级
20	甲醛	有毒、有害	8 L	三级
21	次氯酸钠	腐蚀灼伤	4.5 L	三级
22	Trizol 保存液	有毒、有害	3.5 L	三级
23	异丙醇	易燃	3 L	三级
24	硝酸	腐蚀灼伤	2.5 L	三级
25	四氯化碳	中毒	1 L	三级
26	三氯甲苯	有毒、有害	1 L	三级

续表

序号	危化品名称	性质	储存量	危险源等级
27	Triton X-100	有毒、有害	0.5 L	三级
28	甲酸	腐蚀灼伤	0.5 L	三级
29	火棉胶（硝化棉）	易燃	0.4 L	三级
30	β-巯基乙醇	有毒、有害	0.3 L	三级
31	四甲基乙二胺	有毒、有害	0.03 L	三级
32	氢氧化钠	腐蚀灼伤	3 kg	三级
33	异硫氢酸胍	有毒、有害	250 g	三级
34	叠氮化钠	有毒、有害	200 g	三级

十、总结阶段

1. 制定或完善制度及应急预案 10 项、职责 8 份、流程指引 4 项、检查表 4 份、安全隐患整改通知书，如佛山市第一人民医院危险化学品安全管理制度、临床研究所危险化学管理制度、药学部危险化学品管理制度、病理科危险化学品管理制度、检验科危险化学管理制度、临床医学研究所危险化学品事故应急预案、药学部危险化学品事故应急预案、病理科危险化学品事故应急预案、检验科危险化学品事故应急预案、液氧事故应急预案；危险化学品管理人员职责、科主任职责、使用人员职责、危险废物处理人员职责；临床研究所科外人员进出实验室流程、临床研究所危险化学品领用流程、药学部危险化学品领用流程、病理科危险化学品领用流程、检验科危险化学品领用流程、废弃危险化学品管理办法；危险化学品检查表与安全隐患整改通知书。

2. 以《安全生产法》《危险化学品安全管理条例》《危险化学品目录》《危险化学品泄漏事故处置行动要则》等文件、规范为依据，CQI 小组头脑风暴找出主要问题，针对问题的根本原因寻求最佳的解决办法，形成了危化品管理领导小组－科主任－危化品管理员－使用人员管理机制，实施了 19 项措施改善了危化品安全管理相关问题，降低了危化品使用、储存、应急处理、制度等方面的安全隐患。2020 年 4 月与 2021 年 1 月各科室的危化品安全隐患数量对比：使用隐患减少了 87.50%、应急处置隐患减少了 100%、储存隐患减少了 90.91%、制度隐患减少了 100%，达到了预期目标。

3. 存在问题及持续改进计划：针对临床医学研究所作为医院科研共享实验室，外来实验人员的危化品仍存在未规范储存及记录情况，建立健全重在"从根本上消除事故隐患"的责任体系，严格落实实验相关科主任"一岗双责、齐抓共管、失职追责"及"外来实验人员管理办法"，做到源头治理、系统治理，科室每周自查，安全生产办每月对科室危化品安全管理进行督查，追踪到人，责任到人，持续提升危化品安全管理。

（佛山市第一人民医院质量管理部　刘永耀、李冬、张秀平及CQI小组成员）

案例 **3**

运用 PDCA 循环提高社保病案编码正确率

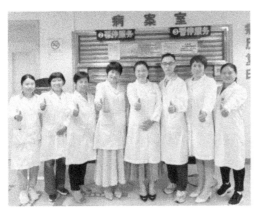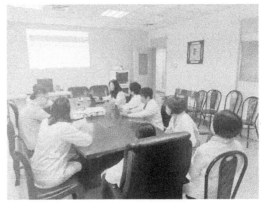

病案室隶属于医院质管部，负责住院病案首页疾病诊断与手术操作编码，住院病历回收、整理、登记、装订与保管，病案资料检索、借阅与对外复印服务，上级行政部门检查病历的提供，社保病历分组数据校对。病案室有 9 位编码员，均持有广东省医院学会颁发的国际疾病分类编码证。

一、选题背景

《三级综合医院评审标准实施细则》中要求病案科（室）定期与不定期对疾病分类编码员的准确性进行评价、指导，不断提高编码准确性。

2018 年 1 月 1 日起，佛山市实行按病组分组付费方式改革，疾病编码与手术操作编码直接作为 DRG 分组的依据。同时，医院编码准确率也是社保病历年终清算社保基金支付的影响因素之一。

二、发现问题

根据佛山市社保局公布的 2018 年佛山市三级医院编码质量正确率及排名，我院 2018 年社保病历共 66 163 份，编码正确率为 33.49%，排名第 17 名，因此提高社保病历编码正确率势在必行（表 3-1）。

表 3-1　编码错误项目与数量

疾病诊治编码错误分类	数量	百分比
肿瘤部位与形态编码冲突	38 605	87.73%
疾病主要诊断选择错误	1899	4.32%
手术少编码	1125	2.56%
疾病编码冲突	941	2.14%
主要诊断与主要手术操作冲突	667	1.52%
主要手术选择错误	308	0.7%
疾病编码未按编码原则编码（将应合并编码分开编码）	140	0.32%
手术编码未按编码原则编码（将应合并编码分开编码）	140	0.32%
手术过度编码	101	0.23%
手术编码冲突	34	0.08%
疾病其他错误	23	0.05%
疾病与性别冲突	22	0.05%
合计	44 005	100%

三、成立 CQI 小组

为实行提高社保病历编码正确率 PDCA 项目，成立了由质管部科长、病案室组长及相关科室人员组成的 CQI 小组，明确各成员职责与分工（表 3-2）。

表 3-2　CQI 小组成员

序号	姓名	科室	职务	职责与分工
1	曾勇	质管部	科长	指导员 / 督导
2	黄晓青	病案室	组长	组长 / 统筹规划
3	陈丽	病案室	编码员	副组长 / 方案计划执行
4	陈绍永	病案室	编码员	秘书 / 方案执行
5	冯友明	病案室	编码员	组员 / 执行具体工作
6	冯君婷	信息管理科	工程师	组员 / 执行具体工作
7	高冠明	信息管理科	工程师	组员 / 执行具体工作
8	张华	统计室	统计员	组员 / 执行具体工作
9	杜展鹏	社保科	社保员	组员 / 执行具体工作
10	欧倩琦	社保科	社保员	组员 / 执行具体工作
11	周菲菲	胸腹放疗科	社保助理	组员 / 执行具体工作
12	刘金峰	感染科	社保助理	组员 / 执行具体工作

四、设立目标值

佛医保【2019】62 号文件公布编码准确率计算方式：该院疾病诊治编码准确率＝该院疾病诊治编码检查准确例数 ÷ 该院检查总例数 ×100%。依据《广东省病历书写与管理规范》、佛山市医保局和社保局文件要求，以及 2018 年全市排名第 1 名医院的编码正确率是 83.52%，再结合我院编码员编码水平，将编码社保病历编码正确率目标值设为90%（图 3-1）。

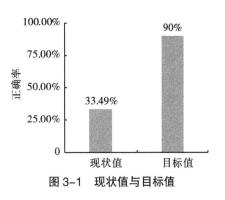

图 3-1　现状值与目标值

五、拟定计划

拟定计划见图 3-2。

管理项目	实施项目	负责人	2019 年											2020 年
			2月	3月	4月	5月	6月	7月	8月	9月	10月	11月	12月	1月
P（30%）	现状把握	陈绍永	▪▶											
	目标确定	曾勇		▪▶										
	原因分析	黄晓青			▪▶									
	对策拟定	刘金峰				▪▶								
D（40%）	对策实施	黄晓青陈绍永					▪▶							
C（10%）	效果确认	曾勇									▪▶			
A（20%）	标准化	曾勇刘金峰										▪▶		
	总结成果	黄晓青												▪▶

注：- - - - ▶ 计划执行时间，——▶ 实际执行时间。

图 3-2　甘特图

六、原因分析

1. 头脑风暴：小组成员进行头脑风暴，从 4 个方面分析影响病案编码准确率的原因，见图 3-3。

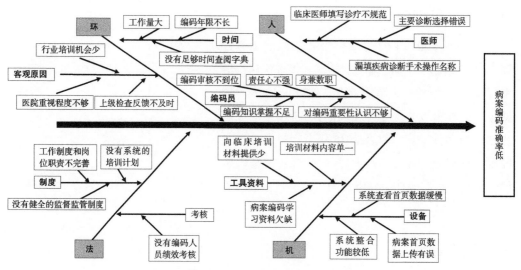

图 3-3　鱼骨图：病案编码准确率低的原因分析

2. 评选要因：在 CQI 小组成员进行头脑风暴后，针对影响编码正确率低的末端原因，组员按照 1 分不重要、3 分一般重要、5 分非常重要进行评分，有以下 8 个要因分数在 40 分以上。再通过问卷星发放调查问卷选择 3 个最能影响编码正确率低的原因，总结分析其中有效 110 份调查问卷后得出下列表格（表 3-3）。根据柏拉图（图 3-4），按照二八法则，找到占比 80% 的原因，将主要问题列入首先解决的计划。

表 3-3　编码正确率低的真因调查表

原因	频数	百分比
临床医师填写诊疗不规范	38	34.55%
编码员知识掌握不足	28	60.00%
编码审核不到位	24	81.82%
工作量大，阅读病历不认真	10	90.91%
欠缺基础医学知识	6	96.36%
与临床医师沟通不足	2	98.18%
病案首页数据上传有误	2	100.00%

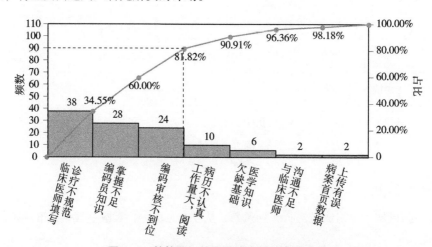

图 3-4　柏拉图：编码正确率低的真因分析

七、制定对策

依据《广东省病历书写与管理规范》、佛医保【2019 】62 号文件，CQI 小组充分讨论，运用 5W1H 制定对策（表 3-4）。

表 3-4　提高社保病案编码准确率对策制定—5W1H

编号	What	Why	How	Who	When	Where
1	临床医师填写诊疗不规范	1. 重视程度不高 2. 培训不足 3. 编码员与医师沟通不够	1. 加强诊疗信息重要性的宣讲 2. 到临床科室进行培训 3. 编码员与医师电话、微信沟通，及时下发质控通知	黄晓青	2019 年 3 ~ 11 月	临床科室、质管部
2	编码员知识掌握不足	1. 参加学习、培训不够 2. 没有考核	1. 积极参加业务学习培训 2. 把省内专家请来授课 3. 组织科室内业务学习 4. 建立有效考核制度	黄晓青	2019 年 2 ~ 12 月	质管部
3	编码审核不到位	1. 缺乏核查制度 2. 缺少专门核查人员	1. 资深编码员进行专项检查 2. 专人负责编码逻辑判断 3. 每日编码互查	黄晓青	2019 年 2 月 2020 年 1 月	质管部

八、执行阶段

1. 临床医师填写诊疗不规范

（1）加强住院医师培训：住院病案首页往往都是由住院医师负责填写，住院医师同时也是最熟悉患者情况的，加强住院医师病案首页填写的培训是提高编码正确率重要的基础步骤。在每年新员工岗前培训时，根据《住院病案首页数据填写质量规范（暂行）》《病历书写基本规范》对住院医师进行培训，同时宣传病案首页填写完整性、准确性对公立医院绩效考核和社保项目付费的重要性。对于病案首页漏填手术、主要诊断、主要手术选择错误较多的乳腺外科、产科、心血管内科，结合实际错误案例，多次到临床科室中培训，避免其再次出现相同的错误情况。全年共到临床科室培训 34 次，覆盖全院 95% 以上科室，其中心内科培训次数共有 4 次之多。在我院季度检查项目"病案首页质量"中，2018年第 4 季度有 39 个科室扣分，平均得分 3.2 分（总分共 5 分），经过全年培训后，到 2019年第 4 季度只有 18 个科室扣分，平均得分 4.3 分（图 3-5）。

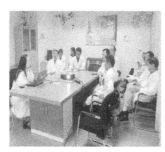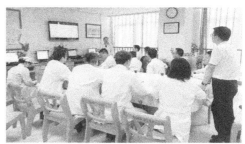

图 3-5　到临床科室培训交流

（2）建立编码员与临床医师的沟通机制：编码员与临床医师之间有效的双向沟通不仅有利于编码员了解患者的诊治情况，而且有利于临床医师理解编码知识，对不完善的诊断能查漏补缺。让编码员加入所负责临床科室的医师微信群中，在编码过程中，发现错误、漏填或是不懂的病历及时与住院医师沟通反馈，从而减少编码错误的情况。

2. 编码员知识掌握不足

（1）积极参加业务学习培训班：编码员需要阅读病历，了解患者的全部诊疗信息之后，将诊断与手术操作翻译成国际 ICD 编码。这就要求编码员不但有较强的临床知识储备，而且要及时学习编码相关的最新知识，积极参加省内外、线上线下的培训讲座。

（2）请专家前来授课培训：2019 年 11 月 29 日质管部举办"佛山市病案首页质量管理沙龙"，邀请专家来授课，介绍病案首页在疾病诊断相关分组（diagnosis related groups，DRG）评价中的应用、提高病案编码正确率的策略，并在现场回答多家医院编码员提出的疑难病历编码问题，会议共有将近 120 人参加。

（3）组织科室内业务学习：每月组织病案室编码员进行业务知识学习，即学习上级部门下发的文件细则、专家老师的讲座课件，以及编码员自己在工作过程中的总结归纳（图 3-6）。

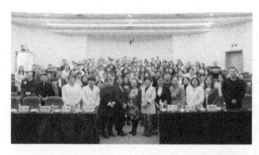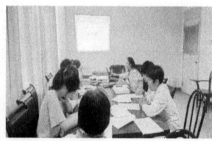

图 3-6　举办培训班、科室内业务学习

（4）建立有效考核制度：编码工作经验 3 年内的半年考核 1 次、工作经验 3 年以上的每年考核 1 次，要求得分 80 分以上，若不达标则取消其年度评优资格。

3. 编码审核不到位

（1）专人负责审核编码：每月编码组长在数据上传上级部门前，根据广东省数据直报系统公布的《病案首页质量核查体系》中关于编码相关的规则，核对当月病案首页疾病诊断与手术操作，如发现错误，及时要求所负责的编码员核查修改，对于常见的共性问题总结归纳后在每月的业务学习中向每一位编码员传达。

（2）专项病历核查：选择一名编码水平高、责任心强的资深编码员负责抽取已编码的病案进行专项审核，包括但不限于：疑难病历、多次手术病历、死亡病历、住院时间大于 30 天的病历。

（3）编码员互查病历：两人一组，每月随机抽取对方编码的 100 份病历，相互核查病案首页疾病手术编码、主诊断主手术选择是否正确，其他诊断、其他手术是否编码正确。

（4）改造电子病历系统：在电子病历系统中按照广东省医疗机构病案统计管理系统首页填报模块的结构进行升级改造，主要诊断与其他诊断后面添加填写附属诊断形态学编码的位置，并确保能将相应字段的数据上传到广东省卫健委等上级部门。

九、检查阶段

2020 年 2 月佛山市社保局公布 2019 年我院编码正确率为 87.07%，全市排名从第 17 名提升到第 2 名（图 3-7）。

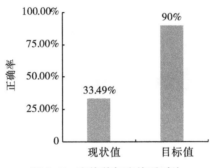

图 3-7　实施前与实施后对比

十、总结阶段

1. 经过此次 PDCA 活动，制定了 5 项制度：编码员专人审核编码制度、专项病历核查制度、编码员相互随机抽查病历制度、编码员外出培训和业务学习制度、编码员考核制度；修订了编码员岗位职责。

2. 存在问题及持续改进计划：从 2018 年编码正确率 33.49% 到 2019 年编码正确率 87.07%，尽管其有了非常大的进步，证明运用 PDCA 循环所制定的制度和进一步完善的岗位职责有助于提高社保病案编码正确率，但是与目标值还有差距，我们将进一步完善提高编码正确率的措施，与临床医师共同努力，提高社保病案编码正确率。

（佛山市第一人民医院质量管理部　曾勇、黄晓青及 CQI 小组成员）

案例 **4**

运用PDCA循环提高出院患者四级手术占比

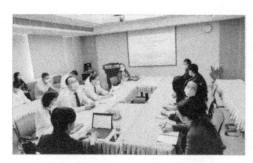 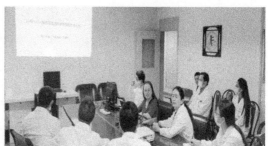

医院质管部质控办负责国家、省公立医院绩效考核指标的监控，医疗质量数据分析，等级医院评审持续改进及日常检查工作，病历质控，医院不良事件及负性事件分析管理，临床路径管理，单病种质量管理，住院事件大于30天及60天管理，手术安全核查，"三基"培训考核，佛山市质控中心的监管。

一、选题背景

1.《关于印发医疗机构手术分级管理办法（试行）的通知》（卫办医政发〔2012〕94号）提出医疗机构应当开展与其级别和诊疗科目相适应的手术。三级医院重点开展三、四级手术。

2.《关于印发控制公立医院医疗费用不合理增长的若干意见的通知》（国卫体改发〔2015〕89号）要求对手术类型构成比进行监测比较，通过四级手术占比，衡量医院住院患者中实施复杂难度大的手术的情况。

3. 出院患者四级手术比例＝出院患者四级手术台次数/同期出院患者手术台次数×100%。

分子：出院患者四级手术台次数是指出院患者住院期间实施四级手术和按照四级手术管理的介入诊疗人数之和。

分母：同期出院患者手术台次数是指出院患者手术（含介入手术）人数。同一次住院就诊期间患有同一疾病或不同疾病施行多次手术者，按1人统计。

4. 依据国家三级公立医院绩效考核要求出院患者四级手术逐步提高，2018年国家三级公立医院绩效考核成绩单显示我院出院患者四级手术占比为 16.87%，高于全国中位数 11.84%，但是远低于满分值 40%，所以需要分析原因，制定对策，不断提高手术技术和手术质量。

二、现状调查

2018 年我院出院患者四级手术占比为 16.87%，远低于国家满分值 40%（表 4-1）。

表 4-1 2018 年各科室出院患者四级手术占比统计

出院科室	出院患者四级手术占比（%）	出院科室	出院患者四级手术占比（%）
心外科	89.85	泌尿外一科	16.72
胸外科	80.48	咽喉头颈外科	15.28
血管及介入神经外科	78.35	胆道外科	14.2
脊柱骨外科	68.12	乳腺外一科	9.93
脊柱关节微创外科	64.75	耳外科	8.66
胃肠外一科	57.11	眼科	7.26
疼痛科	53.57	口腔医学中心	7.26
肿瘤及显微神经外科	45.87	泌尿外二科	6.74
胃肠外二科	45	乳腺外二科	4.83
微创及脊髓神经外科	44.27	创伤骨外科	2.19
肝脏外科	39.33	疝和腹壁外科	1.03
关节骨外科（新）	38.85	小儿外科	0.81
肿瘤妇科	37.5	整形美容二科	0.48
甲状腺外科	32.58	鼻专科	0.36
普通妇科	31.15	烧伤整形创面修复外科	0.31
功能神经外科	30.09	产科	0.09
计内妇科	22.92	整形美容一科	0
肛肠外科	20.79	耳内科	0

三、成立 CQI 小组

为提高四级手术占比，我院成立了由医院副院长担任督导，质控科科长担任组长，医务科、人事科、统计室、病案室、临床科室人员担任成员的跨部门 CQI 小组，各成员都有明确的分工（表4-2）。

表4-2　CQI 小组成员

序号	姓名	科室	职务	职责
1	章成国	医院办公室	副院长	督导
2	曾勇	质控科	科长	组长
3	刘冬生	统计室	副科长	统筹规划
4	张秀平	质控科	副科长	统筹规划
5	赵伟成	医务科	科长	统筹规划
6	吴振华	人事科	科长	统筹规划
7	彭伟彬	统计室	公卫医师	副组长
8	张华	统计室	统计师	统计
9	黄晓青	病案室	编码员	编码
10	叶国麟	乳腺外一科	科主任	监督反馈
11	邓斐文	肝脏外科	副主任医师	监督反馈
12	李志澄	胃肠外一科	主任医师	监督反馈
13	施思斯	鼻科	副主任医师	监督反馈

四、设定目标值

根据国家三级公立医院绩效考核结果，出院患者四级手术占比满分值为40%。因此，将医院出院患者四级手术占比目标值定为40%（图4-1）。

五、拟定计划

计划用2年的时间来完成预期的工作，其中P阶段计划用7个月、D阶段用9个月、C阶段用3个月、A阶段用5个月（图4-2）。

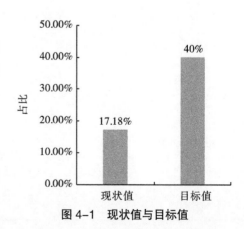

图 4-1　现状值与目标值

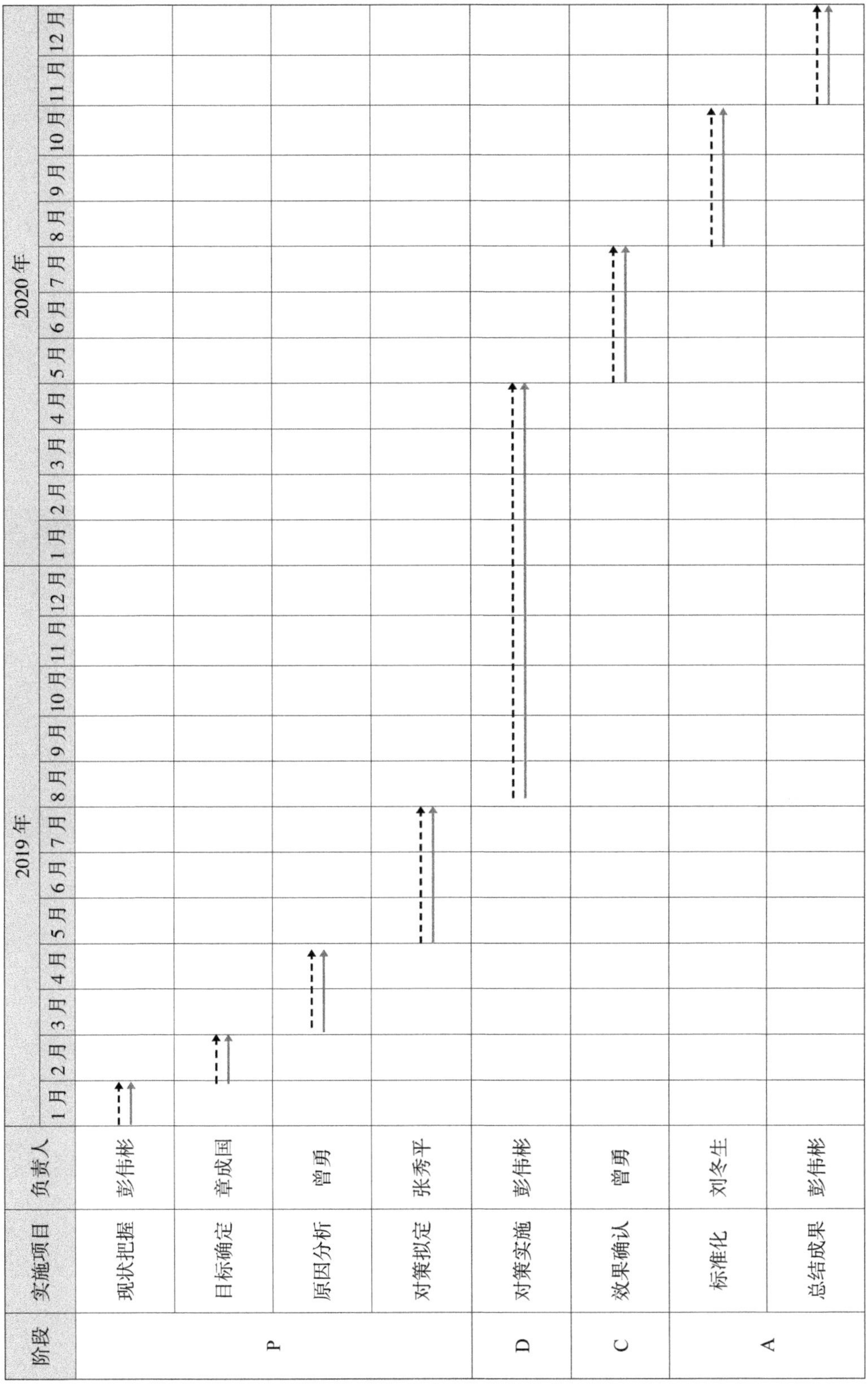

阶段	实施项目	负责人	2019 年												2020 年											
			1 月	2 月	3 月	4 月	5 月	6 月	7 月	8 月	9 月	10 月	11 月	12 月	1 月	2 月	3 月	4 月	5 月	6 月	7 月	8 月	9 月	10 月	11 月	12 月
P	现状把握	彭伟彬																									
	目标确定	章成国																									
	原因分析	曾勇																									
	对策拟定	张秀平																									
D	对策实施	彭伟彬																									
C	效果确认	曾勇																									
A	标准化	刘冬生																									
	总结成果	彭伟彬																									

注：------▶ 计划执行时间，──────▶ 实际执行时间。

图 4-2　甘特图

六、分析原因

从人员、硬件设施、制度、环境4个方面进行头脑风暴分析，将分析的原因绘制成鱼骨图，认为问题主要原因集中于5个方面：①培训制度不完善；②医师不知晓目录中的四级手术有哪些；③手术分级目录落后于实际需求；④绩效机制不完善；⑤分级诊疗制度不够完善（图4-3）。

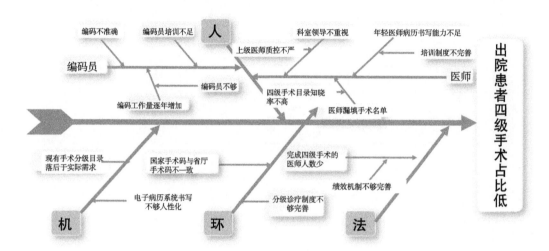

图4-3 鱼骨图

按照频数计算出每个主要原因所占的累计百分比（表4-3），绘制了柏拉图（图4-4）。按照二八法则，将培训制度不完善、医师不知晓目录中的四级手术有哪些、手术分级目录落后于实际需求确定为要整改的要因。

表4-3 四级手术占比低原因调查表

项目	频数	累计百分比（%）
培训制度不完善	421	40.25
医师不知晓目录中的四级手术有哪些	331	71.89
手术分级目录落后于实际需求	143	85.56
绩效机制不完善	121	97.13
分级诊疗制度不够完善	30	100.00

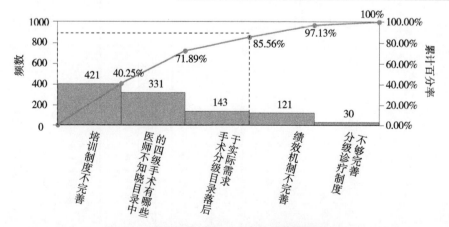

图4-4 柏拉图：四级手术占比低的真因分析

七、制定对策

运用 5W1H 制定了持续改进对策（表 4-4）。

表 4-4　提高出院患者四级手术占比对策——5W1H

编号	What	Why	How	Who	When	Where
1	培训制度不完善	1. 缺少病历书写规范及手术分级管理规定培训	定期培训医师病历书写规范及手术分级管理规定	质控科科长、医务科科长	2019 年 8 月、2020 年 8 月	各科室
		2. 电子病历系统临床术语不完善，导致医师无法正确填写	规范临床术语，创建手术名称术语字典供临床科室使用	医务科科长、临床科室主任	2019 年 3 月	质控科信息科
		3. 问题反馈制度不完善	建立临床与职能科室之间高效密切的问题反馈机制	质控科、统计室、病案室、临床科室主任	2019 年 3 月	质控科
2	医师不知晓目录中的四级手术有哪些	1. 四级手术目录未传达到位，部分医师不清楚哪些专科手术纳入国家四级目录	通过 OA 公布国家四级手术目录，让科主任早交班时对医师进行培训，在无法增加四级手术量的情况下，将低级别手术的治疗分流至医联体其他单位	医务科	2019 年 2 月	质控科
		2. 临床未能知晓科室四级手术执行情况	定期统计术科病种及手术情况，反馈给临床科室，持续改进	医务科、质控科、统计室	2019 年 2 月	质控科
		3. 鼓励开展四级手术的力度不够	季度考核增加四级手术占比权重	院领导、各科室主任	2019 年 3 月	各科室
		4. 缺少高层次临床专业人才，现有医师专业水平未能有进一步的提升	加强术科医师高层次人才引进，鼓励在职医师发展新技术	人事科、医务科	2019 年 2 月	人事科
3	手术分级目录落后于实际需求	1. 国家级、省级手术目录未能及时更新	向国家、省厅反馈我院未在目录中的四级手术，建议其新增	小组成员	2019 年 2 月	质控科
		2. 广东省版手术码与国家临床版手术码需要映射上传，导致考核成绩偏低	向省建议使用国家临床版编码，保持省与国家口径一致	统计室、病案室	2019 年 2 月	质控科

八、执行阶段

1. 针对培训制度不完善

（1）加强临床医师电子病历操作及书写规范的培训，每年召开医务人员专项培训 5 次，培训 934 人次。建立质管部与临床科室的密切反馈机制，通过 OA、微信等途径反馈问题，并持续改进。

（2）规范临床术语，创建手术名称术语字典供临床科室使用，召开协调会，通过临床医师、编码员、信息科工程师讨论，匹配手术操作编码与临床手术名称。

（3）建立临床与职能科室之间高效密切的问题反馈机制，通过OA、微信群、院内短号的方式进行沟通，建立每月、每季、每半年的持续反馈频率。

2. 针对医师不知晓目录中的四级手术有哪些

（1）通过OA公布国家四级手术目录，让科主任早交班时对医师进行培训，在无法增加四级手术量的情况下，将低级别手术的治疗分流至医联体其他单位。

（2）强化医院手术分级管理制度，定期对医师能力进行评价及手术资质准入审核，对四级手术的准入每年重新评价，设立退出及准入机制，激励医师持续提高自身技术水平。

（3）通过院领导办公会决定，调整院内季度绩效考核指标权重，将四级手术占比由原来的3分提高到4分。

（4）每年对各科室病种、手术进行统计，监测术科科室的病种排名并对手术进行持续监控，督促科室严格落实三级公立医院定位（表4-5）。

表4-5　定期统计监测科室收治病种及手术

出院科室	ICD-10	病种及手术	例数	平均住院日	平均费用	顺位	占比（%）	累计占比（%）	出院人数
鼻专科	J35.2　J35.3	腺样体肥大	844	1.67	11 598	1	39.3	39.3	2148
鼻专科	J32	慢性鼻窦炎	675	4.8	16 899	2	31.4	70.7	
鼻专科	J34.2	鼻中隔偏曲	209	4.67	16 247	3	9.7	80.4	
鼻专科	R04	鼻出血	64	3.73	6297	4	3.0	83.4	
鼻专科	J34.1	鼻和鼻窦囊肿	55	2.64	9144	5	2.6	86.0	
鼻专科	J31	慢性鼻炎	37	3.24	12 791	6	1.7	87.7	
鼻专科	S02.2	鼻骨骨折	29	5.24	12 062	7	1.4	89.1	
鼻专科	D14.0	鼻良性肿瘤	21	3.43	12 790	8	1.0	90.0	
鼻专科	D18.0	血管瘤	20	3.65	9435	9	0.9	91.0	
鼻专科	C11	鼻咽恶性肿瘤	15	10.4	24 190	10	0.7	91.7	
创伤骨外科	Z47.0	取除骨折内固定装置	51	6.04	5796	1	10.0	10.0	509
创伤骨外科	S52	尺骨和桡骨骨折	49	8.69	13 719	2	9.6	19.6	
创伤骨外科	S72	股骨骨折	43	14.74	45 845	3	8.4	28.1	
创伤骨外科	S82.1-S82.4	胫腓骨骨折	29	15.67	34 988	4	5.7	33.8	
创伤骨外科	S42.2-S42.4	肱骨骨折	25	12.93	19 945	5	4.9	38.7	
创伤骨外科	S81	小腿部位开放性伤口	25	9	6006	5	4.9	43.6	
创伤骨外科	S56	前臂肌肉和肌腱损伤	23	4.65	5689	6	4.5	48.1	

续表

出院科室	ICD-10	疾病名称	例数	平均住院日	平均费用	顺位	占比（%）	累计占比（%）	出院人数
创伤骨外科	S42.000	锁骨骨折	23	10.57	20 498	6	4.5	52.7	
创伤骨外科	S82.5-S82.8	踝骨骨折	22	12.39	23 841	7	4.3	57.0	
创伤骨外科	S82.0	髌骨骨折	15	11.2	13 069	8	2.9	59.9	
胆道外科	K80	胆石症	1330	9.38	20 076	1	54.0	54.0	2465
胆道外科	K35	急性阑尾炎	191	4.04	13 632	2	7.7	61.7	
胆道外科	C22.1 C24.0	胆管癌	107	19.2	38 329	3	4.3	66.0	
胆道外科	K83.0	胆管炎	104	9.35	12 734	4	4.2	70.3	
胆道外科	K85	急性胰腺炎	97	9.55	15 887	5	3.9	74.2	
胆道外科	C22.9 C22.0	肝恶性肿瘤	72	12.1	25 399	6	2.9	77.1	
胆道外科	K56	肠梗阻	58	8.19	14 331	7	2.4	79.5	
胆道外科	K81	胆囊炎	46	6.67	7921	8	1.9	81.3	
胆道外科	C24.10	法特壶部恶性肿瘤	32	22.91	59 141	9	1.3	82.6	
胆道外科	C25	胰恶性肿瘤	31	17.9	36 220	10	1.3	83.9	
肝脏外科	C22	肝和肝内胆管恶性肿瘤	794	11.88	28 862	1	34.7	34.7	2287
肝脏外科	K80	胆石症	224	11.2	23 327	2	9.8	44.5	
肝脏外科	K35	急性阑尾炎	169	3.92	12 275	3	7.4	51.9	
肝脏外科	K56	麻痹性肠梗阻和不伴有疝的肠梗阻	98	9.06	15 183	4	4.3	56.2	
肝脏外科	K75.0	肝脓肿	75	11.07	14 759	5	3.3	59.5	
肝脏外科	C25	胰恶性肿瘤	66	20.15	42 020	6	2.9	62.4	
肝脏外科	K85	急性胰腺炎	63	10.27	18 785	7	2.8	65.1	
肝脏外科	K76.8	肝囊肿	56	9.06	16 887	8	2.4	67.6	
肝脏外科	C78.7	肝部继发性恶性肿瘤	48	12.35	30 264	9	2.1	69.7	
肝脏外科	Z51.901	对症治疗	35	5.97	4179	10	1.5	71.2	

（5）设立高层次人才引进"伯乐奖"，落实"质量建院，科技兴院，人才强院"的发展战略，提升医院临床专业技术水平，提高可执行四级手术医师数量，严格落实三级公立医院定位。同时，每年制订医师外出学习计划，进一步拓宽医务人员的专业视野，提高医务人员的诊疗技术水平。

3.针对手术分级目录落后于实际需求

（1）向省厅反映编码版本问题，省厅同时也在收集各家医院意见，2021年起全省启用国家临床版编码，与国家三级公立医院绩效考核口径一致。积极主动向国家反映四级手术条目新增建议，2020 年 7 月 10 日收集各临床科室反馈意见，共反馈 334 条，进一步缩小手术分级目录与实际需求的差距。

（2）密切关注国家四级手术目录更新情况，动态调整四级手术统计范围，紧跟国家相关政策及要求，并通过持续反馈机制将调整情况发送给相关科室，进一步提高四级手术占比。

九、检查阶段

所有项目实施后，2020 年对全院出院患者四级手术占比进行统计，相比 2018 年及 2019 年有所提高，但离满分值还有很大差距（图 4-5）。

十、总结阶段

1. 完善 3 项制度，召开相关培训会议 5 次，参与人数 934 人，与 36 个科室沟通反馈。

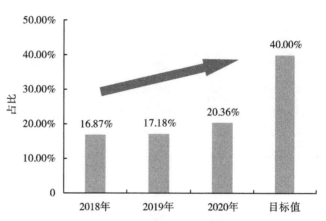

图 4-5　PDCA 项目实施前后四级手术占比对比

2. 针对问题的根本原因寻求最佳的解决办法：通过近 2 年的持续改进，医院通过季度绩效考核评价对四级手术的重视程度越来越高，定期对临床医师电子病历操作及书写规范进行培训，及时高效快捷反馈问题，病历质量得到明显提高。进一步完善季度考核评价机制，定期进行科主任目标考核及科室目标考核，严格执行手术分级管理制度，定期对医师手术准入进行评价，四级手术占比明显提高。实施引进来和走出去战略，先后有骨关节外科、小儿神经外科等高层次人才加入，可开展髋膝关节置换及翻修手术，特别是严重膝关节内外翻畸形的治疗，以及脊髓栓系松解术，填补了我院儿童、新生儿神经系统先天性畸形治疗的空白。同时，安排多个科室医师外出进修，如心脏外科医师前往中国医学科学院阜外心血管病医院进修，学习心脏瓣膜手术及搭桥手术。脊柱骨外科医师前往北京大学第三医院学习脊柱肿瘤分离术、脊柱翻修术等，使得医师诊疗水平总体明显提高，直接通过四级手术占比的变化反映出我院总体诊疗水平得到了明显提高。

3. 存在问题及持续改进计划：虽然四级手术占比管理取得了明显的成效，但仍存在一些不足之处，总体离国家满分值还有很大的差距，医师诊疗技术水平需要进一步提高，可执行四级手术医师数无法在短时间内大量增加。对于以上不足之处，将纳入下一个 PDCA 循环进行持续改进。

（佛山市第一人民医院质量管理部　曾勇、彭伟彬及 CQI 小组成员）

案例 **5**

运用 PDCA 循环提高日间手术占比

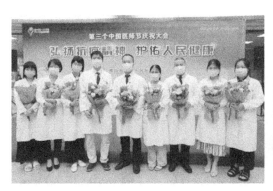 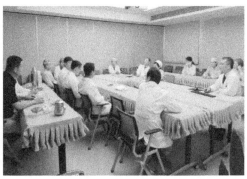

医务部业务涵盖了医疗质量、医疗纠纷、依法执业、医疗保障和应急管理、五大中心、医疗技术临床应用、分级诊疗、对口帮扶、医学伦理委员会和人体器官获取组织（Organ Procurement Organization, OPO）的管理以及众多的医政事务管理等范围。是佛山市最大的医务管理部门，亦是硕士研究生招收单位。我科现为广东省医学会医学伦理委员会常务委员，广东省医院管理协会医务管理专业委员会常务委员，广东省医院管理协会医院维权与工作自律委员会委员，广东省医学会疼痛学分会青年委员，佛山市医学会医事法学分会主任委员，佛山市医学会麻醉学分会常务委员。2019 年牵头成立了佛山市医学会医事法学会并多次举办市级医疗质量安全培训并在市内外相应的行业取得良好的反响，工作成效显著，多次获上级部门表彰。近 3 年，医务部获得 3 项医院管理课题的科研立项。我科的《运用 PDCA 循环提高日间手术占比》荣获 2019 年佛山市医疗质量管理 PDCA 竞赛第 1 名。

一、选题背景

国家卫生健康委发文要求具备条件的大型三甲医院选择部分中小型手术推行日间手术，以提高工作效率、缓解住院难问题。我院计划用 3 ~ 5 年的时间，初步建立日间手术体系。我国已有北京、天津、上海、四川、江苏等 18 个省（自治区、直辖市）开展日间手术，2020 年之前，日间手术占择期手术的比例将达 20% ~ 30%。2016 年国家卫生计生委发布《关于印发开展三级医院日间手术试点工作方案的通知》（国卫医函〔2016〕306 号）。日间手术是 2018 年医改工作的重点之一，也是医疗质量检查重点之一。

日间手术可以实现三方共赢：缩短患者住院时间，降低费用；加快医院床位周转，高效利用医疗资源；减少社保支出，使更多患者得到及时救治。

二、现状调查

2017 年第 4 季度数据统计，我院日间手术 706 台，全院同期手术 12 847 台，日间手术占比 6%，与国家卫生健康委文件《开展三级医院日间手术试点工作方案》要求达到 10%，差距较大，需要改进。

三、成立 CQI 小组

为提高日间手术占比，成立了业务副院长任督导员，医务部主任组长，相关科室人员（质控、信息、日间、手术等）为成员的跨部门 CQI 小组，各成员均有明确的分工（表 5-1）。

表 5-1 运用 PDCA 循环提高日间手术占比 CQI 小组成员

序号	姓名	科室	职务 / 职称	组内职务	分工
1	张 *	院办	副院长	指导员	督导
2	胡 * 怀	医务部	科长	指导员	督导
3	赵 * 成	医务部	副科长	组长	组织
4	陈 * 强	医务部（兼）	副主任技师	副组长 / 秘书	协调 / 沟通 / 资料收集
5	张 * 梅	手术室	护士长	成员	方案修订 / 执行实施
6	刘 * 珍	日间手术中心	主任	成员	方案修订 / 执行实施
7	高 * 兴	质量管理部	副主任医师	成员	方案修订 / 执行实施
8	朱 * 成	绩效办	主任	成员	方案修订 / 执行实施
9	黄 *	信息管理科	副科长	成员	方案修订 / 执行实施
10	朱 * 伟	乳腺外科	副主任医师	成员	方案修订 / 执行实施
11	李 * 杰	日间手术中心	副主任医师	成员	方案修订 / 执行实施
12	黎 * 佳	耳鼻喉科	副主任医师	成员	方案修订 / 执行实施

四、设定目标值

依据《关于印发开展三级医院日间手术试点工作方案的通知》（国卫医函〔2016〕306 号）要求（达到 10%），将我院日间手术占比的目标值设为 10%（图 5-1）。

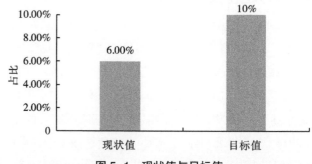

图 5-1 现状值与目标值

五、拟定计划

拟定计划见图 5-2。

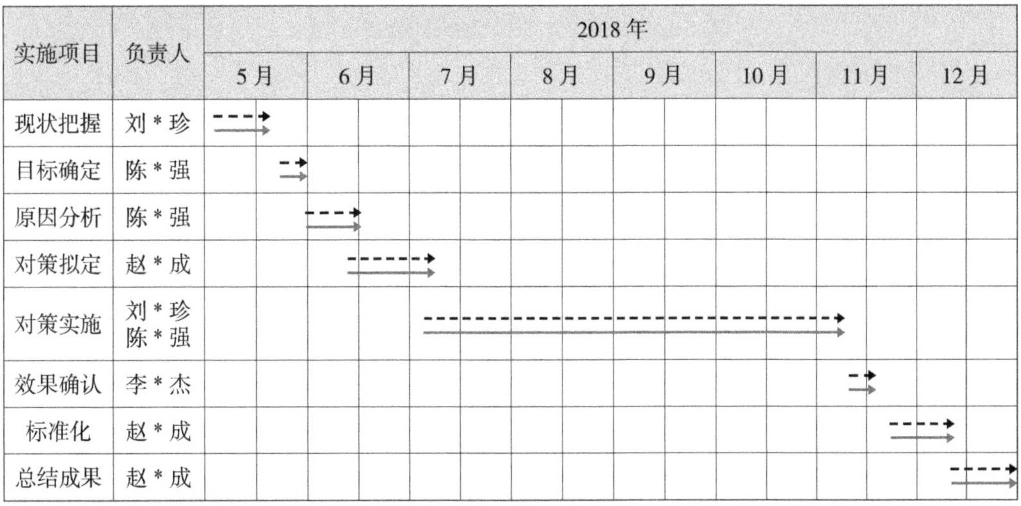

实施项目	负责人	2018 年							
		5 月	6 月	7 月	8 月	9 月	10 月	11 月	12 月
现状把握	刘 * 珍	----→							
目标确定	陈 * 强		-→						
原因分析	陈 * 强		----→						
对策拟定	赵 * 成		----→						
对策实施	刘 * 珍 陈 * 强			--------------→					
效果确认	李 * 杰							-→	
标准化	赵 * 成							----→	
总结成果	赵 * 成								----→

注：- - - - - →计划执行时间，————→实际执行时间。

图 5-2　甘特图

六、原因分析

1. 头脑风暴：小组成员进行头脑风暴，从 5 个方面分析影响日间手术占比较低的原因，找到可能的原因如下（图 5-3）。

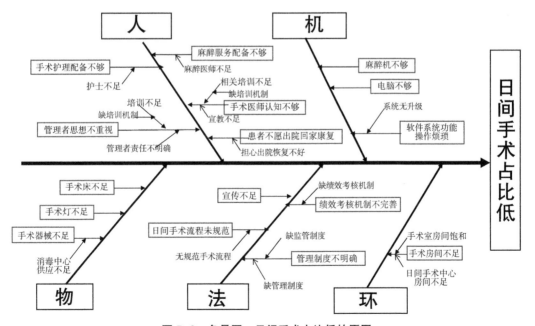

图 5-3　鱼骨图：日间手术占比低的原因

2. 评选要因：经组员投票，筛选出 21 个末端因素作为调查项目，有 10 名组员评分，并根据二八原则，确定要因（表 5-2）。

表 5-2 日间手术占比低的要因分析打分

日间手术占比低		组员打分									总分	选定
中要因	小要因	赵伟成	陈活强	张兰梅	刘洪珍	朱乐伟	高润兴	黄健	黎景佳	李世杰		
人员	外科医师人手不足	5	5	5	5	3	3	5	5	3	39	√
	麻醉医师人手不足	1	1	3	5	3	1	1	3	1	19	
	手术护士人手不足	1	1	5	3	1	1	3	1	1	17	
	管理者思想不重视	3	5	5	5	3	3	5	3	5	37	√
设备	麻醉机不够	1	1	3	3	1	1	3	1	3	17	
	电脑不够	1	3	1	3	1	1	3	3	1	17	
	软件系统功能落后	1	3	1	3	5	1	3	5	1	23	
管理	无规范手术流程	5	5	5	5	5	5	3	5	5	43	√
	无管理办法	5	5	5	5	5	3	5	5	5	43	√
管理	无绩效考核细则	3	3	5	5	5	3	5	3	5	37	√
	宣传不足	3	3	1	1	5	1	5	3	1	23	
物料	手术灯不足	1	1	3	3	1	1	1	1	1	13	
	手术床不足	1	1	1	1	1	1	1	1	1	9	
	消毒中心手术器械供应不足	3	3	1	3	1	3	1	1	1	17	
环境	日间手术中心房间不足	5	5	3	5	5	5	3	5	5	41	√
	手术室房间饱和	3	3	1	5	3	1	1	1	1	19	

注：组员按照 1 分不重要、3 分一般重要、5 分非常重要进行评分，一共 9 名组员参与打分，最高总分为 45 分，依照八二法则，分数 36 分以上为要因。

3.确定真因：CQI 成员到日间手术中心、外科病房现场做的真因验证调查结果见表 5-3。

根据柏拉图（图 5-4），按照二八法则，找到占比 80% 的原因，将主要问题列入首先解决的计划。

表 5-3　日间手术占比不足真因验证调查表

要因	频数	累计百分比
外科医师宣教不足	26	26.00%
无规范手术流程	21	47.00%
无管理办法	19	66.00%
无绩效考核细则	16	82.00%
管理者思想不重视	11	93.00%
日间手术中心房间不足	7	100.00%
合计	100	100.00%

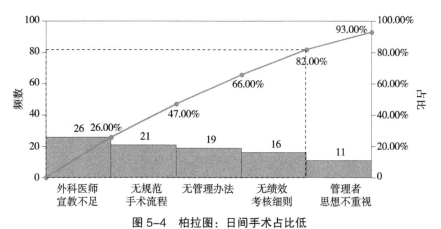

图 5-4　柏拉图：日间手术占比低

七、制定对策

解决日间手术占比低的问题，小组讨论后，运用 5W1H 制定了持续改进对策（表 5-4）。

表 5-4　日间手术占比对策制定——5W1H

编号	What	Why	How	Who	When	Where
1	外科医师宣教不足	未进行系统培训	建立培训机制，医务部组织外科医师学习，每年不少于 1 次，相关重点科室要定期培训	刘*珍	2018 年 9 月 30 日	医院
2	无规范手术流程	未制定日间手术管理流程	完善流程，包括检查、预约、手术、随访等	李*杰	2018 年 9 月 15 日	临床科室
3	无管理办法	未统一日间手术相关管理标准	医院发文统一管理标准。包括手术、医师、麻醉、患者、病历等	赵*成	2018 年 8 月 31 日	医院
4	无绩效考核细则	医院未制定日间手术绩效考核细则	制定绩效考核细则，列入科室和个人绩效考量	朱*成	2018 年 10 月 15 日	人事部

八、执行阶段

1.组织外科医师培训:建立外科培训机制并执行(图5-5)加强科室宣传(图5-6)。组织召开了5次协调会,组织了1次全体外科医师培训,针对日间手术病种、流程、临床路径及准入条件进行了相关培训。

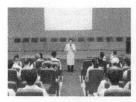 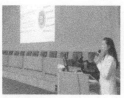 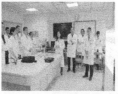 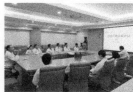

图5-5 完善相应的培训　　　　　图5-6 医务部、日间手术中心及相关科室宣传

2.规范手术流程:重新梳理日间手术流程,为更加规范开展日间手术,在日间手术中心开设麻醉评估门诊,加强围手术期管理(图5-7,图5-8)。

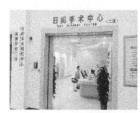 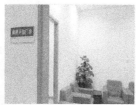 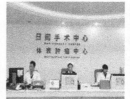 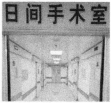

图5-7 设置麻醉评估门诊　　　　　图5-8 改善日间手术中心就医流程和环境

3.出台医院管理办法。

4.出台绩效考核细则。

九、检查阶段

日间手术占比由原来的6.0%上升到15.6%(注:2018年12月日间手术数量为794台,同期全院总手术数量为5089台),各月情况见图5-11,平均值10.2%,超过目标值的10.0%。(图5-9)

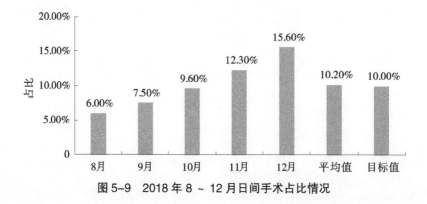

图5-9 2018年8～12月日间手术占比情况

十、总结阶段

1. 建立及修订制度及职责：管理办法 1 项、绩效方案 1 份、流程 1 份（图 5-10）。

2. 以国家卫健委发布的《关于印发开展三级医院日间手术试点工作方案的通知》和我院《日间手术管理办法》《日间手术绩效奖励方案》等为依据，CQI 小组经过 10 余次小组会议，针对问题的根本原因寻求最佳的解决办法，实施了 4 项措施，申请到佛山市卫生健康局科研项目 1 项，开设了麻醉评估门诊，部门之间、科室同事之间在

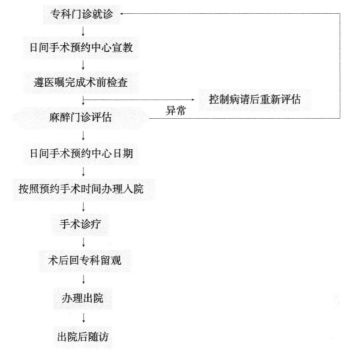

图 5-10　日间手术实施流程

参加活动的过程中，加强了沟通，解决了问题，减少了冲突和摩擦，增强了凝聚力。

3. PDCA 项目开展后，日间手术各项指标变化情况见表 5-5，日间手术占比由原来的 6.0%，逐月提高，最高达 15.6%，平均 10.2%，高于目标值的 10.0%，达成目标。

表 5-5　PDCA 项目指标开展前后对比

日间手术指标	开展前	开展后	效果
科室数量（个）	3	13	↑
病种数量（个）	8	54	↑
平均住院日（天）	8.18	8.05	↓
住院费用（元）（肛瘘）	6146.13	3951.69	↓
例数（例）	2878	4357	↑
门诊手术占比（%）	47.72	44.66	↓

4. 存在问题及持续改进计划：经调查发现门诊手术占比由 47.72% 降低至 44.66%，可能存在病种准入把关不严的问题，进入下一个 PDCA 循环；下一步工作重点，加强病种准入审核和报备。

（佛山市第一人民医院医务部　赵伟成、陈活强及 CQI 小组成员）

运用 PDCA 循环提高佛山市器官捐献率

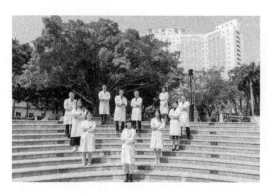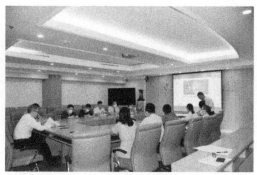

2013 年医务部下设器官获取组织（Organ Procurement Organizations, OPO）办公室负责所属 OPO 服务区域的器官捐献宣传、推动、协调等工作。《运用 PDCA 循环提高佛山市器官捐献率》是 2019 年佛山市卫生健康局立项课题，现在已是发表文章结题阶段。

一、选题背景

　　2010 年 3 月 2 日中国红十字会总会和国家卫健委在天津召开"全国人体器官捐献试点工作启动会"，部署在全国 10 个省（自治区、直辖市）启动人体器官捐献试点工作，意味着我国器官捐献工作启动。为适应国际规范，我国于 2013 年正式启动中国公民逝世后器官捐献工作。2015 年 1 月 1 日起，国家全面停止使用死囚器官捐献，我国以公民死亡后的器官捐献作为器官移植的唯一来源，意味着公民死亡后的器官捐献率将决定器官移植工作的成败。

　　2016 年我国已跻身为全球移植第二大国，捐献例数仅次于美国，但器官捐献每百万人口（per million population，PMP）仅为 2.1，远低于欧美国家水平。数据显示 1989—2015 年西班牙器官捐献 PMP 从 14.3 上升至 39.7，自 1998 年稳定在 30.0 以上，在欧洲的排名也从中低水平跃升至最高，并连续 22 年居于世界第一水平；克罗地亚的捐献率仅次于西班牙，其 PMP 从 2006 年的 16.5 大幅上升至 2015 年的 39.0；2016 年美国等待器官移植者约 16 万，捐献器官近 1.6 万个，全年共成功完成 3.3 万余台器官移植手术，虽然供需矛盾仍未彻底解决，但近 10 年来，其器官捐献 PMP 持续稳定在 25.0 以上并呈逐步上升趋势，排名位于世界先列；英国的该数据从 2006 年的 10.3 上升到了 2015 年的 20.2；意大利的 PMP 自 2006 年至今一直维持在 20.0 以上的高位。

公民对器官捐献的认知和支持程度是决定一个国家器官捐献开展水平最重要的因素，也是器官捐献的源头。中国人体器官供需比为 1∶30，远远无法满足患者需求。与此同时，我国每年需要器官移植的人超过 150 万，同时每年以 10 万人以上的速度递增。在这些众多的等待者中，每年只有几千人有幸接受器官移植。

二、现状调查

佛山市第一人民医院是佛山市唯一一家拥有器官获取移植资质的医院，2011 年 7 月申请成为器官捐献移植试点医院以来，在全市范围内开展器官捐献工作，2013 年 9 月广东省卫生计生委《关于做好人体捐献器官获取与分配管理工作的通知》对全省器官获取组织划分了服务区域，指定了佛山市和肇庆市为佛山市第一人民医院器官获取组织的负责区域，我院在佛山市医疗机构获取的捐献案例原则上反映了我市的捐献情况，所获取的脏器根据中国器官分配与共享系统原则，优先用于我市器官移植等待者，截至 2018 年 5 月，我院共实现捐献案例 125 例，获取大器官（心脏、肝脏、肾脏等）共 383 个，其中用于佛山市器官移植手术共 231 个（表 6-1，表 6-2，图 6-1）。

表 6-1　佛山市第一人民医院 2011 年 9 月—2018 年 5 月器官捐献获取情况

捐献	肝脏	肾脏	心脏	肺脏	胰脏	角膜
125 例	119 个	243 个	16 个	4 个	1 个	137 片
	大器官 383 个					

表 6-2　佛山市第一人民医院 2011 年 9 月—2018 年 5 月器官使用情况

心脏（例）	肝脏（例）	肾脏（例）	总数
11 例	77 例	143 例	231 例

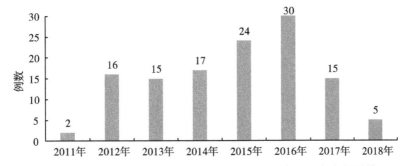

图 6-1　佛山市第一人民医院 2011 年 9 月—2018 年 5 月每年捐献情况

目前，佛山市器官捐献 PMP 不足 2.0，低于广东省及全国水平，目标要达到全国 PMP 4.16。佛山市每年等待器官移植患者约 250 人，且以 1.5 倍的速度在递增，每年仅有 25% 的患者能在佛山等到适合的捐献器官，约有 15% 的患者在等待过程中死去，60% 的患者可能会花费更高的医疗费用在异地进行移植或在无尽的等待中，因此为了提高佛山市器官捐献率，我院成立了佛山市器官捐献率质量持续改进小组。

三、成立 CQI 小组

CQI 小组成员见表 6-3。

表 6-3　CQI 小组成员列表

序号	姓名	科室	职务 / 职称	组内职务	分工
1	梁 * 姬	医务部	主管护师	组长	组织
2	赵 * 成	医务部	科长	指导员	分析现状及原因
3	王 * 建	院办	院长	指导员	项目指导
4	章 * 国	院办	副院长	指导员	项目指导
5	胡 * 怀	医务部	顾问	组员	分析现状及原因
6	李 * 生	OPO 办公室	科主任	组员	分析现状及原因
7	胡 *	眼科	主治医师	组员	分析现状及原因制定措施
8	陈 * 强	院办	副主任技师	组员	分析现状及原因制定措施
9	杨 * 婷	医务部	主管技师	组员	分析现状及原因制定措施
10	陈 * 海	OPO 办公室	护师	秘书	措施执行
11	袁 *	医务部	副主任医师	组员	分析现状及原因
12	叶 * 明	医务部	主治医师	组员	措施执行
13	陈 * 伟	肝脏外科	科主任	组员	措施执行
14	誉 * 鸥	ICU	科副主任	组员	措施执行

四、设定目标值

设定目标值达到全国 PMP 4.16（图 6-2）。

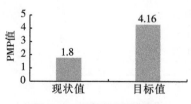

图 6-2　现状值和目标值

五、拟定计划

拟定计划见图 6-3。

步骤	负责人	2019 年								
时间		4 月	5 月	6 月	7 月	8 月	9 月	10 月	11 月	12 月
查找问题	陈志海	→								
成立小组	胡小怀	→								
明确现状	赵伟成		→							
目标设定	梁丽姬		→							
原因分析	李庆生			→						
对策拟定	梁丽姬 陈活强			→						
实施阶段	赵伟成 梁丽姬				→					
效果确认	梁丽姬								→	
标准化	赵伟成 梁丽姬									→

注： - - - → 计划执行时间， ——→ 实际执行时间。

图 6-3　任务进度——甘特图

六、原因分析

1. 头脑风暴：小组成员进行头脑风暴，从 5 个方面分析影响佛山市器官捐献率低的原因，找到可能的 41 个原因（图 6-4）。

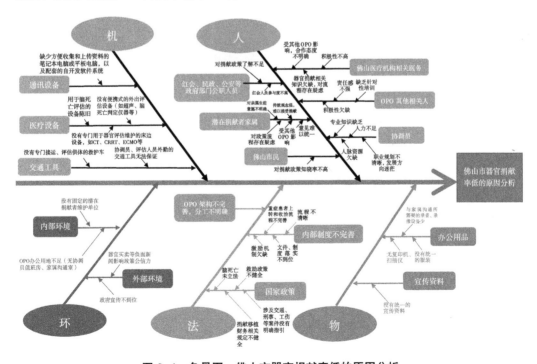

图 6-4　鱼骨图：佛山市器官捐献率低的原因分析

2.评选要因：经组员投票，筛选出 41 个末端因素作为调查项目，有 10 名组员评分，并根据二八原则，确定要因。

3.确定真因：CQI 成员到医院各核心部门、市内各医疗机构重点科室现场调研，结合既往案例的分析做的真因验证调查表结果见表 6-4。

根据柏拉图（图 6-5），按照二八法则，找到占比 80% 的原因，将主要问题列入首先解决的计划。

表 6-4　佛山市器官捐献率低真因验证调查表

要因	频数	累计百分比
政府对器官捐献宣传不到位	35	20.00%
捐献移植财务相关规定不健全	32	38.29%
协调员职业规划不清晰，职业发展方向迷茫	27	53.71%
协调员专业知识缺乏	24	67.43%
院外相关医务人员积极性不高	22	80.00%
OPO 其他人员责任感不强	12	86.86%
OPO 其他人员缺乏针对性培训	10	92.57%
捐献者家庭人道主义救助政策不健全	8	97.14%
脑死亡未立法	5	100.00%
合计	175	100.00%

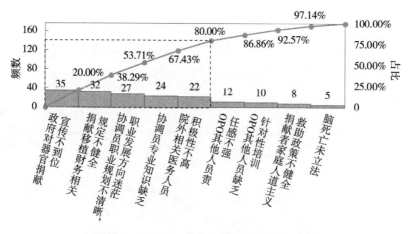

图 6-5　柏拉图：佛山市器官捐献率低原因

七、制定对策

针对器官捐献率低，经小组讨论后，运用 5W1H 制定了持续改进对策（表 6-5）。

表 6-5 器官捐献率低对策制定——5W1H 表

编号	What	Why	How	Who	When	Where
1	政府对器官捐献宣传不到位	1.政府有关部门重视此项工作不够 2.政府及公众层面的宣传不够 3.组织有关部门与医院沟通不够	1.加强与红会的交流,充分利用红十字会的职能 2.加强与媒体的合作,加大器官捐献以及我院移植技术的宣传力度 3.继续与佛山科学技术学院青协合作,维护"器官捐献佛山工作站"微信公众号,利用新媒体做好群众宣导工作 4.定期每半年召开一次多方协调会	梁*姬	2019.10.31	佛山市
2	捐献移植财务相关规定不健全	1.国家层面还没有明确的器官捐献与移植财务规定 2.院内没有明确制度及规定	1.制定院内财务制度及规定 2.加强与财务部的沟通,认真分析近年器官捐献移植基金的收支情况 3.学习借鉴国内外先进经验,结合现有法律法规和我院实际,修订完善捐献移植基金相关规定	梁*姬	2019.11.30	医院
3	协调员职业规划不清晰,职业发展方向迷茫	1.文件要求医院协调员必须是医师或护士,而协调员工作繁忙会因此荒废专业 2.国家层面没有为协调员设置专门的职称考试等发展方向	1.根据国家器官捐献和移植五大体系重新修订 OPO 架构和职责 2.与人力资源部沟通做好协调员的岗位设置 3.争取医院层面给予协调员岗位和待遇上的保障 4.做好协调员的心理疏导	赵*成	2019.10.30	医院
4	协调员专业知识缺乏	1.我院协调员为临床护理转岗,对重症医学、神经科等专业不了解 2.协调员外出学习机会少	1.根据国家器官捐献和移植五大体系重新修订 OPO 架构和职责 2.做好协调员队伍的培训计划	梁*姬	2019.10.30	医院
5	院外相关医务人员积极性不高	1.没有相关的激励措施 2.没有非移植医院器官捐献相关工作人员的职责	学习借鉴国内外先进经验,结合现有法律法规和我院实际,制定相关的激励政策	赵*成	2019.11.30	佛山市

八.执行阶段

1.针对政府对器官捐献宣传不到位

(1)针对典型器官捐献案例进行报道,打开与佛山市红十字会、文明办等政府部门的合作关系,同时通过媒体加强正向等宣传。

(2)2019 年 3 月组织参加"佛山市 50 公里徒步活动",把正面健康的形象与器官捐献知识结合起来,沿着 50 公里的美丽佛山徒步路线一路分享。2019 年 5 月组织参加广东省器官(遗体)捐献者缅怀纪念活动,感恩捐献者的馈赠,使器官捐献工作进入正面的良性循环。

（3）与佛山科学技术学院青年志愿者协会建立了合作关系，成立了器官捐献宣传小队，拟定了培训和工作计划，通过大学生的正能量辐射到社会。2019年按原计划分别对组员进行2次培训；借社区义诊活动宣传器官捐献知识2次。

（4）召开大型培训班及针对性的小型座谈会，主要对相关医护人员进行国家政策的宣导。加强市内医务人员相关专业知识的培训，普及器官捐献相关知识和政策。佛山市红十字会与佛山市卫生健康局联合举办"佛山市器官捐献知识培训班"，培训全市各区红十字会、卫生健康局医政管理负责人、二级以上医院主管医疗业务副院长、医务科负责人、相关专业（神经内外科、重症医学科、急诊科等）科室负责人共计130余人，我们组建了佛山市器官捐献移植交流微信群，加强了市内相关专业人员的互动与交流，收效良好。按计划每季度拜访市内二级以上医疗机构潜在器官捐献者重点科室（如重症医学科、急诊科、神经内外科等），针对科室情况进行培训，2019年全年共计培训56场次；利用市内重症医学、神经内科、神经外科年会的学术交流，进行植入器官捐献相关专业知识培训以及案例分享，营造器官捐献学术氛围。

2. 针对捐献移植财务相关规定不健全

（1）制定了《佛山市第一人民医院器官捐献移植基金管理规定》。

（2）多次与财务部同事沟通，学习财务基本知识以及与财务相关的法律法规。

（3）认真分析近年器官捐献移植基金的收支情况。

（4）学习借鉴国内外先进经验，向院领导建言献策。

3. 针对协调员职业规划不清晰，执业发展方向迷茫

（1）重组OPO架构，明确协调员的归属，指引协调员岗位发展（图6-6）。

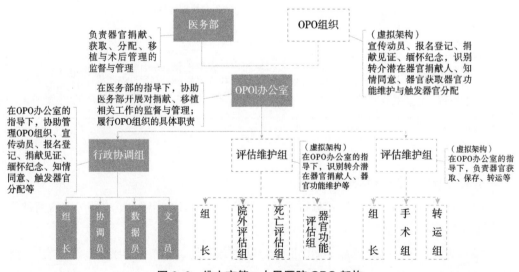

图6-6 佛山市第一人民医院OPO架构

（2）修订 OPO 岗位职责，根据人力资源部的要求，给予协调员配套的岗位设置和待遇。

（3）医院、科室层面定期给予协调员心理疏导。

4. 针对协调员专业知识缺乏

（1）根据中国人体器官捐献与移植工作体系重新梳理我院工作架构、OPO 架构和职责，确定协调员的知识体系，范围覆盖专业知识、业务能力、沟通技巧、心理疏导等。

（2）制订协调员培训计划，加强 OPO 人员专业技能培训，2019 年派出 OPO 及相关人员外出学习共计 13 人，其中管理人员 5 人、协调员 3 人、评估维护人员 5 人，培训后及时组织传达和学习相关内容。

5. 针对院外相关医务人员积极性不高

（1）修订管理架构 2 个，岗位、职责各 1 份，成立工作委员会（人体器官捐献与移植工作管理委员会）1 个。改进和完善潜在器官捐献者的转运、评估、维护及获取器官等 OPO 内部相关流程，重新拟定了脑死亡判定相关制度、流程及职责等。

（2）组织学习 2019 年 5 月中华医学会器官移植学分会发表的《尸体器官捐献供体及器官评估和维护规范》，完善器官捐献者评估维护的临床路径。在器官捐献者评估和维护方面，OPO 针对个案多次与相关科室沟通、学习共计 14 次，组织全员讨论 3 次，为移植安全提供了更有效的保障（图 6-7）。

（3）梳理市内医疗机构潜在器官捐献者信息的上报流程。2019

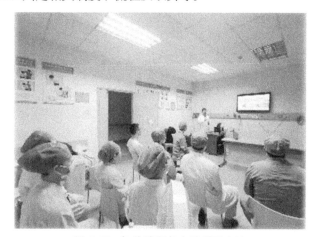

图 6-7　与外院医务人员学习交流

年佛山市一 OPO 与智享生科研究咨询有限公司签署合作协议，把潜在器官捐献者信息收集和上报系统植入到佛山市一 OPO 管理的"器官捐献佛山工作站"微信公众号，全年共计注册账号 63 人，上报潜在器官捐献信息共计 131 条。

九、检查阶段

实施前佛山市器官捐献 PMP 不足 2.0，低于广东省及全国水平。实施 PDCA 后，2019 年 7 月至 2019 年 12 月，我院共实现捐献案例 15 例，换算到年度 PMP 为 3.68，进步很大，证明措施很有成效，虽然没有达到目标值 4.16，但可以通过巩固有效措施，通过下一个 PDCA 循环继续解决存在问题（图 6-8）。

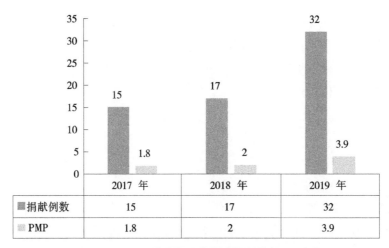

	2017 年	2018 年	2019 年
捐献例数	15	17	32
PMP	1.8	2	3.9

图 6-8　PDCA 前后佛山市器官捐献例数及 PMP

十、总结阶段

我国器官捐献工作起步较晚，作为新生事物，无论是公众对器官捐献的接受程度，还是器官捐献和移植工作的分配体系、监管体系的完备程度，都与现实需求存在巨大差距。公民对器官捐献的认知和支持程度是决定一个国家器官捐献开展水平最重要的因素，也是器官捐献的源头。我国公民逝世后器官捐献意愿率仅为 16.57%，远低于欧美国家，中国人体器官供需比为 1∶30（美国为 1∶4、英国为 1∶3），远远无法满足患者需求。科学分析捐献率不高的原因，针对性地解决问题，是提高捐献率的关键之一，器官捐献得到有效提高，从而推动器官移植技术发展，最终造福晚期器官功能衰竭患者。

我院将 PDCA 循环应用到器官捐献工作中，运用科学管理工具掌握佛山市器官捐献率低的现状，并分析其中原因及进一步找出主要原因与真正原因，针对真正原因拟定对策和措施，建立一个规范的器官捐献工作推进模式，普及器官捐献相关知识和政策，加强市内医务人员脑死亡相关知识的培训，完善市内医疗机构潜在器官捐献者信息的上报流程、转运及获取器官的相关流程等，从而提高器官捐献成功率，保证器官质量，进而提高器官移植成功率，实现器官捐献的人数及 PMP 的提升，造福于佛山市广大晚期脏器功能衰竭患者。

通过 PDCA 对新形成的制度进行巩固，对实施过程中发现的争议问题进行调整及完善，并加以肯定，总结成文，制定标准。使新的提高器官捐献成功率制度、保证器官质量制度、提高器官移植成功率制度得以标准化，并在平时工作中严格执行，达到所设标准。

（佛山市第一人民医院医务部　赵伟成、梁丽姬及 CQI 小组成员）

案例 **7**

运用 PDCA 循环降低神经外科 I 类切口手术
部位感染发生率

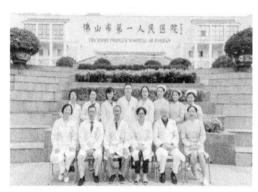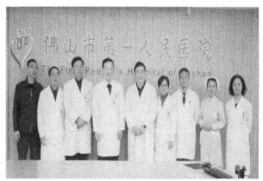

医院感染管理科成立于 1989 年 10 月，工作范围包括医院感染管理、传染病疫情上报、佛山市医院感染管理质量控制中心工作等。新冠疫情期间，感染管理科从建章立制、优化布局流程、开展培训、组织演练、加强督导等方面开展工作，在我院收治新冠肺炎危重症患者 25 例的情况下，实现无一例医务人员、患者和陪护发生新冠病毒院内感染，收治的新冠肺炎患者无一例发生院内感染，均治愈出院。2020 年感染管理科被广东省女医师协会医院感染与抗感染专业委员会授予"南粤感控巾帼—抗击新冠肺炎优秀团队"荣誉称号。

一、选题背景

根据外科手术切口部位的微生物污染情况，可将外科手术切口分为：I 类（清洁手术切口）、II 类（清洁－污染手术切口）、III 类（污染手术切口）及 IV 类（感染手术切口）共四类。I 类手术切口，是指手术操作范围内皮肤组织无炎症及损伤，未进入人体自然腔道的手术切口。根据机体感染部位，将发生在手术切口浅层、切口周围深层组织及涉及切口周围器官及腔隙的感染称为手术部位感染。一直以来，手术部位感染的预防和控制都是医务人员的重要工作组成部分。国内研究报道，神经外科清洁手术感染率为 2.6% ~ 5%，我国颅脑手术后颅内感染发生率为 2.6%，病死率高达 21%。

二、现状调查

2000 年出版的《医院感染管理规范（试行）》中规定 500 张病床以上的医院，Ⅰ类切口手术部位感染率应低于 0.5%；《医院管理评价指南（2008 版）》规定三级医院清洁手术切口感染率 ≤ 1.5%。国内研究报道，神经外科清洁手术感染率为 2.6% ~ 5%。我院 2017 年杏林院感系统目标性监测发现神经外科Ⅰ类切口手术部位感染发生率为 7.87%（表 7-1），高于以上水平，为降低手术部位感染发生率，我们开展了此 PDCA 项目。

表 7-1　我院神经外科Ⅰ类切口手术部位感染率现状调查

病区	Ⅰ类切口手术患者人数	Ⅰ类切口手术例数	Ⅰ类切口手术部位感染例数	Ⅰ类切口手术部位感染率（%）
肿瘤及显微神经外科	161	177	20	11.3
微创及脊髓神经外科	192	210	11	5.24
功能神经外科	90	102	3	2.94
血管及介入神经外科	165	193	7	3.63

三、成立 CQI 小组

成立了由副院长章成国担任组长，神经外科主任王辉、崔连旭担任副组长，感染管理科李轶男科长担任秘书，医务科、护理部、神经外科医护人员等担任成员的跨部门 CQI 小组，各成员都有明确的分工（表 7-2）。

表 7-2　CQI 小组成员

序号	人员姓名	部门	职务	成员	分工
1	章成国	院　办	副院长	组　长	指导
2	王辉	肿瘤及显微神经外科	主　任	副组长	指导、实施
3	崔连旭	微创与脊髓神经外科	主　任	副组长	指导、实施
4	李轶男	感染管理科	科　长	秘　书	防控措施指导、过程追踪、数据每月反馈
5	赵伟成	医务部	副科长	组　员	协调
6	苏敏谊	护理部	副主任	组　员	协调
7	左亚沙	感染管理科	主任护师	组　员	术中相关院感防控措施指导
8	何睿瑜	肿瘤及显微神经外科	副主任医师	组　员	手术及患者管理
9	赵庆顺	微创与脊髓神经外科	副主任	组　员	手术及患者管理
10	骆秀梅	神经外一科	护士长	组　员	术前准备、术后防控措施指导
11	邝杏娥	神经外二科	护士长	组　员	术前准备、术后防控措施指导
12	王汉兵	麻醉科	主　任	组　员	手术室及术中麻醉管理

续表

序号	人员姓名	部门	职务	成员	分工
13	张兰梅	手术室	护士长	组员	手术室管理
14	刘婕婷	手术室	护士长	组员	手术室管理
15	周之昊	药学部	主管药师	组员	术前预防用药指导
16	吴振华	设备科	科长	组员	器械、设备采购与管理
17	黄强	机电工程科	科长	组员	手术室空气净化系统管理
18	李焕平	消毒供应中心	护士长	组员	植入物及器械消毒灭菌管理
19	吴奎海	微生物实验	组长	组员	微生物检验及采样相关指导
20	陆琼芳	总务科	护士长	组员	指导环境表面清洁消毒

四、设定目标值

国内研究报道，神经外科清洁手术感染率为 2.6% ~ 5%。我科追求医疗高质量，经全科医护和 PDCA 小组讨论将目标值定在 2.6%（图 7-1）。

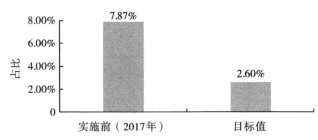

图 7-1　神经外科 I 类切口手术部位感染发生率现状及目标值

五、拟定计划

计划用 11 个月的时间来完成预期的工作（图 7-2）。

管理项目	实施项目	负责人	2018 年										
			2 月	3 月	4 月	5 月	6 月	7 月	8 月	9 月	10 月	11 月	12 月
P（30%）	现状把握	全体人员	➡										
	目标确定	全体人员		➡									
	原因分析	全体人员			┅➡								
	对策拟定	全体人员			┅┅➡								
D（40%）	对策实施	全体人员					┅┅┅┅┅┅┅➡						
C（10%）	效果确认	组长及督导									┅➡		
A（20%）	标准化	全体人员											┅➡
	总结成果	全体人员											┅➡

注：┅┅➡ 计划执行时间，—➡ 实际执行时间。

图 7-2　甘特图

六、分析原因

1.绘制鱼骨图（图 7-3），从人、机、物、法、环境 5 个方面进行头脑风暴分析，认为问题主要原因集中于 8 个方面：①手术难度大且时间长；②出血量大；③引流管留置时间长；④植入物放置；⑤显微镜镜头污染；⑥患者术前存在感染危险因素；⑦备皮不正确；⑧手术技巧欠熟练。

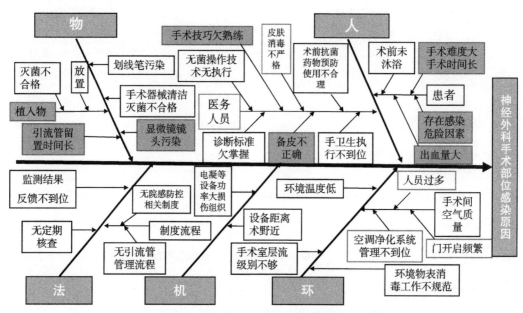

图 7-3 鱼骨图：神经外科Ⅰ类切口手术部位感染原因分析

2. 由 PDCA 小组成员进行投票，从所有原因中选择 5 个要因，对各个原因的频数进行统计（表 7-3）。

表 7-3 原因频数统计表

因素	频数	百分率（%）	累积百分率（%）
手术难度大且时间长	29.00	17.58	17.58
出血量大	23.00	13.94	31.52
引流管留置时间长	20.00	12.12	43.64
植入物放置	15.00	9.09	52.73
显微镜镜头污染	14.00	8.48	61.21
患者术前存在感染危险因素	12.00	7.27	68.48
备皮不正确	10.00	6.06	74.55
手术技巧欠熟练	9.00	5.45	80.00
画线笔染菌多	6.00	3.64	83.64

续表

因素	频数	百分率（%）	累积百分率（%）
设备距离术区近	5.00	3.03	86.67
皮肤消毒不严格	4.00	2.42	89.09
手卫生执行不到位	3.00	1.82	90.91
术前抗菌药物预防使用不合理	3.00	1.82	92.73
空调洁净系统管理不到位	2.00	1.21	93.94
患者术前未淋浴	2.00	1.21	95.15
院感诊断标准欠掌握	2.00	1.21	96.36
无菌操作原则未执行	1.00	0.61	96.97
环境物表消毒工作不规范	1.00	0.61	97.58
植入物未达到灭菌要求	1.00	0.61	98.19
手术室门开启频繁	1.00	0.61	98.79
手术室环境温度低	1.00	0.61	99.39
手术器械清洗灭菌不合格	1.00	0.61	100.00
无院感防控相关制度	0	0	100.00
无引流管管理流程	0	0	100.00
手术室人多	0	0	100.00
手术室层流级别不够	0	0	100.00
没有定期核查	0	0	100.00
监测结果反馈不到位	0	0	100.00
电凝等设备功率大损伤组织	0	0	100.00

3. 真因确定：对 2018 年 1 月到 4 月神经外科手术患者中的 10 名 I 类切口手术部位感染患者进行查验，存在该因素为 1，不存在该因素为 0，对频数进行统计（表 7-4）。

表 7-4　I 类切口手术部位感染原因调查

原因	频数	百分率（%）	累计百分率（%）
显微镜镜头污染	10	24.39	24.39
备皮不正确	9	21.95	46.34
手术难度大且时间长	8	19.51	65.86
引流管留置时间长	6	14.63	80.49
植入物放置	4	9.76	90.24
出血量大	2	4.88	95.12
术前存在感染危险因素	1	2.44	97.56
手术技巧不熟悉	1	2.44	100.00

4. 制作柏拉图（图 7-4）：确定真因为显微镜镜头污染、备皮不正确、手术难度大且时间长、引流管留置时间长。

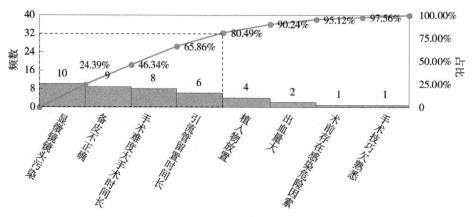

图 7-4　柏拉图：神经外科Ⅰ类切口手术部位感染原因分析

七、制定对策

CQI 小组充分讨论，运用 5W1H 制定对策（表 7-5）。

表 7-5　降低Ⅰ类切口手术部位感染率对策制定——5W1H

序号	What	Why	Who	how	Where	When
1	显微镜镜头污染	显微镜表面难以保证清洁消毒效果	吴振华 崔连旭	购置无菌显微镜套并保证供应	设备科	2018 年全年
2	备皮不正确	由工勤人员备皮，手法欠规范	崔连旭 邝杏娥	1. 医师或护士备皮 2. 正确备皮	病房	2018 年全年
3	手术难度大且时间长	神经外科专科特点	王辉 崔连旭	加强医师专业知识、技能培训	神经外科办公室手术室	2019 年全年
4	引流管留置时间长	神经外科患者术后恢复所需时间长	赵庆顺 何睿瑜	降低引流管使用率与使用时间	手术室、病房	2020 年全年

八、执行阶段

1. 针对显微镜镜头污染：购置无菌显微镜套并保证供应（图 7-5）。

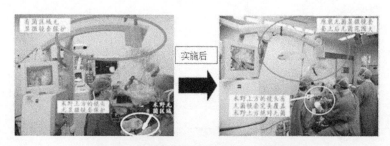

图 7-5　使用无菌显微镜套扩大无菌范围

2. 针对备皮不正确：①医师或护士备皮并流程正确（图 7-6）；②毛发不影响手术操作时不需去除；③确需去除手术部位毛发时，使用不损伤皮肤的方法。

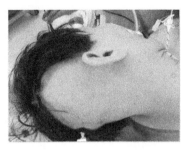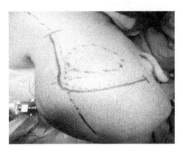

图 7-6　正确备皮

3. 加强专业知识、技能培训（图 7-7）：①掌握手术技巧，针对手术的无菌操作、手术技巧、手术入路等内容每周一次 1 小时的培训，共培训 50 人，培训后全科医师的无菌操作及手术技术均得到了较大的提高；②尽可能减少植入物放置：放置植入物须经科主任、主管医师及带组医师共同讨论。

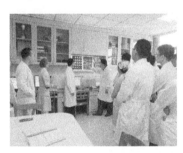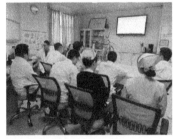

图 7-7　加强医护专业知识及技能的培训学习

4. 降低引流管使用率与使用时间

（1）尽可能减少引流管（含测压管）使用，引流管行皮下隧道放入。

（2）采用密闭式引流袋。

（3）严密缝合，减少渗漏机会。

（4）有条件的患者考虑使用防感染引流管（强生抗感染引流管）。

（5）加强引流管的管理：①每天评估，病情允许时尽早拔除；②脑内、硬膜下或者硬膜外引流物应 48 小时内拔除；③腰大池引流以及脑室外引流管留置时间不宜超过 2 ~ 3周；④维护过程执行无菌操作原则。

九、检查阶段

所有项目实施后，2018 年神经外科 I 类切口手术部位感染率由 7.87% 下降至 4.65%，已有明显下降，但距目标值还有距离（图 7-8）。

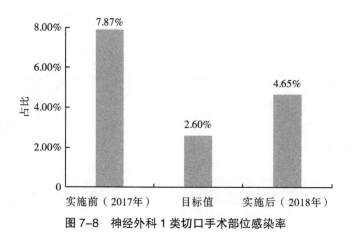

图 7-8　神经外科 1 类切口手术部位感染率

十、总结阶段

通过近 1 年的持续改进，各项制度均得到了落实，神经外科Ⅰ类切口手术部位感染率明显下降。

1. 制定了《神经外科术后引流管管理流程》，包括脑室引流管、脑内引流管、硬膜下引流管、硬膜外引流管。

2. 修订了《手术部位医院感染预防管理制度》，以巩固项目成果。

3. 神经外科制订了医师手术技巧培训计划。

下一步工作计划：制定Ⅰ类切口手术部位感染防控的集束化措施，全院推行，以点带面，降低全院的Ⅰ类切口手术部位感染率；培养全院医务工作者手术部位感染防控的意识，并落实到行动上；针对肿瘤及显微神经外科Ⅰ类切口手术部位感染率高开展下一个 PDCA 循环。

（佛山市第一人民医院感染管理科　章成国、李轶男及 CQI 小组成员）

运用 PDCA 循环改进护理项目开展不足的问题

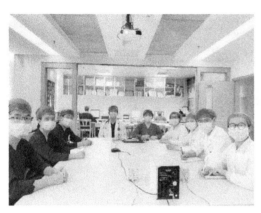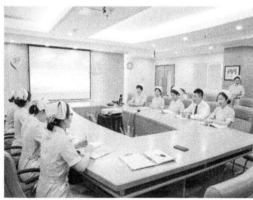

　　我院临床护理是广东省临床重点专科，同时也是佛山市国家级临床护理重点专科培育项目、佛山市高水平临床重点专科、佛山市临床护理质量控制中心挂靠单位。2018 年成为复旦大学循证护理中心全国证据应用基地之一，2019 年成为粤港澳护理研究及知识转移联盟成员，作为快速康复项目牵头单位，同时牵头广东省护士协会卓越护理领导力医院联盟。医院目前拥有 14 个省级以上专科护士实践基地／四大临床护理中心，重症医学科是专科护士实践基地之一。本次由护理部牵头，联合 ICU、社保科、计算机中心等多科合作，运用 PDCA 提升护理项目数量与质量，在提高患者护理质量、减少住院费用、缩短住院时间等方面有积极意义。

一、选题背景

　　1.疾病诊断相关分组（diagnosis related groups，DRGs）是根据疾病诊断、年龄、并发症、治疗方式、病症严重程度及转归等因素，将患者分入若干诊断组进行管理的体系（根据临床相似性和资源消耗相似性分成一定数目的疾病组）。

　　2.国务院深化医药卫生体制改革 2017 年工作重点任务中提出《国务院办公厅关于进一步深化基本医疗保险支付方式改革的指导意见》，对住院医疗服务，实施 DRGs 付费模式。而佛山市社保支付改革从 2018 年 1 月 1 日开始实施按病组分值付费方式。该预付制模式在控制医疗费用不合理支出、规范诊疗行为、提升患者就医体验、激励医院加强内部管理等方面突显出一定的优势。

3. 多项研究结果表明 DRGs 模式下的医院运营减少了患者的住院费用和天数，但是护理小时数和患者的住院天数呈负相关，每增加 1 小时的护理时数可以减少患者住院天数的 0.485 天，基于这个原因，增加护理干预，如早期康复的实施，加强监测及护理评估，减少并发症的发生，缩短住院时间，减少住院费用有积极的意义。

4. 由护理人员为主导推动的早期康复、评估及监测项目为切入点，增加护理时数，可改善患者结局，在临床上解决了患者许多存在或潜在问题，缩短住院时间及减少并发症发生，从而减少医疗费用，控制不合理支出。

5. 在开展护理项目过程中，其护理效益充分体现护理专业的独立性，以及护理亚专科发展方向，同时也体现护理价值所在。

二、现状调查

2019 年 1 月，以 ICU 为例，对全科 2018 年全年开展的护理项目收费进行了现场检查，对护理单元开展的护理项目收费管理现状进行了摸底调查，调查结果如下（表 8-1）。联合计算机中心通过 His 系统提取护理项目收费的数据和现场检查发现，其早期康复项目、评估项目、监测项目等开展不足。早期康复项目根据专科特点开展率仅为 50%，中医技术开展率仅为 6%，血流动力学监测及评估项目根据专科特点开展分别为 70% 和 77%。

表 8-1 护理项目开展现状调查情况

调查时间：2018 年 11 月 1—7 日

调查项目	调查例数	执行例数	执行率（%）	调查对象	调查地点	调查方法	调查人
机械辅助排痰	140	105	75	住院患者	ICU 病房	医嘱回顾	马洁葵
压力抗血栓治疗	140	77	55	住院患者	ICU 病房	医嘱回顾	马洁葵
体位膈肌起搏治疗	140	63	45	住院患者	ICU 病房	医嘱回顾	马洁葵
超声波治疗（腹部排气）	140	35	25	住院患者	ICU 病房	医嘱回顾	马洁葵
耳穴压豆	140	8	5.7	住院患者	ICU 病房	医嘱回顾	聂惠敏
穴位贴敷	140	7	5	住院患者	ICU 病房	医嘱回顾	聂惠敏
运动疗法	140	11	7.8	住院患者	ICU 病房	医嘱回顾	聂惠敏
中心静脉测压	210	181	86.2	住院患者	ICU 病房	医嘱回顾	马杏婵
持续有创血压监测	210	120	57.1	住院患者	ICU 病房	医嘱回顾	马杏婵
有创血流动力学监测	210	140	66.7	住院患者	ICU 病房	医嘱回顾	马杏婵
疼痛评估	210	150	71.4	住院患者	ICU 病房	护理记录回顾	陈丽婵

续表

调查项目	调查例数	执行例数	执行率（%）	调查对象	调查地点	调查方法	调查人
坠床风险评估	210	169	80.5	住院患者	ICU 病房	护理记录回顾	陈丽婵
压疮风险评估	210	185	88	住院患者	ICU 病房	护理记录回顾	陈丽婵
谵妄评估	210	120	57.1	住院患者	ICU 病房	护理记录回顾	马杏婵
DVT 评估	210	185	88	住院患者	ICU 病房	护理记录回顾	聂惠敏

三、成立 CQI 小组

成立了由副院长担任指导、护理部主任担任组长、社保科科长和计算机中心工作人员、临床科室护士的跨部门 CQI 小组，各成员都有明确的分工（表 8-2）。

表 8-2　CQI 小组成员

序号	姓名	科室	职务	组内分工
1	姜骏	医院办公室	副院长	指导
2	张莉	护理部	主任	组长
3	李杏崧	重症医学科	护士长	副组长、对策实施
4	周铨	社保科	科长	数据统计
5	周立新	重症医学科	主任	督导员
6	肖健香	计算机中心	护士长	数据统计
7	陈惠瑶	重症医学科	护士长	目标设定
8	罗少颜	重症医学科	主管护师	对策实施
9	占世荣	重症医学科	护士长	对策实施
10	马洁葵	重症医学科	护理组长	对策实施
11	聂惠敏	重症医学科	护理组长	对策实施
12	陈丽婵	重症医学科	护师	照片采集
13	马杏婵	重症医学科	主管护师	总结

四、设定目标值

参照 2019 年医院工作计划中的医院运营收益提高 8% 的目标，结合社保 DRGs 付费的合理控费、减少耗占比等情况，我科增加护理项目开展，从而提升护理项目效益，将目标设定为提升 5%，达到 1962.22 万元（图 8-1）。

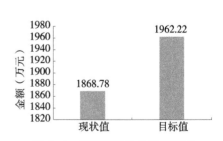

图 8-1　护理项目收益目标设定

五、拟定计划

计划用 12 个月的时间来完成预期的效益，用甘特图呈现（图 8-2），其中 P 阶段计划用 2 个月、D 阶段用 7 个月、C 阶段和 A 阶段各用 1 个月，最后计算出每个阶段用时率（阶段用时率 = 每个阶段用时 / 总计划时间）。

实施项目	负责人	2019 年											
		1月	2月	3月	4月	5月	6月	7月	8月	9月	10月	11月	12月
现状把握	陈惠瑶	▸											
目标确定	周立新		▸										
原因分析	马洁葵			▸									
对策拟定	聂慧敏			▸									
对策实施	李杏崧				▸						▸		
效果确认	陈惠瑶										▸		
标准化	占世荣											▸	
总结成果	马杏婵												▸

注：------▸ 计划执行时间，——▸ 实际执行时间。

图 8-2 甘特图

六、分析原因

1. 绘制鱼骨图（图 8-3），从人、机、物、法、环 5 个方面进行头脑风暴分析。

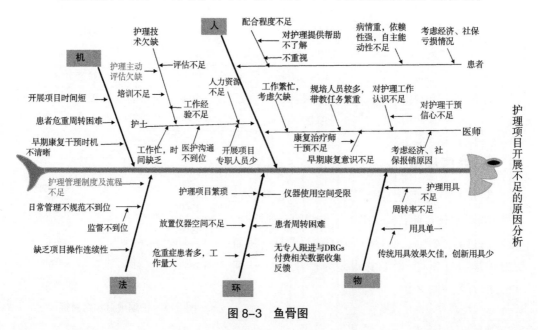

图 8-3 鱼骨图

2. 按照频次计算出每个主要原因所占累计百分比，绘制了柏拉图（图 8-4）。根据柏拉图，按照二八法则，找到占比 80% 的原因，将主要问题列入首先解决的计划。

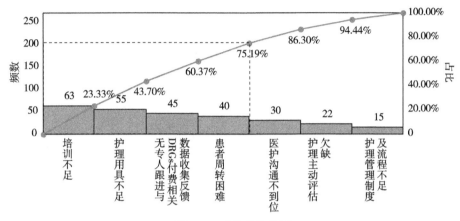

图 8-4　改善前柏拉图

七、制定对策

根据《国务院办公厅关于进一步深化基本医疗保险支付方式改革的指导意见》，通过 CQI 小组充分讨论，运用 5W1H 制定了持续改进对策（表 8-3）。

表 8-3　提升护理项目效益对策制定——5W1H

序号	What	Why	Who	Where	When	How
1	培训不足	护理人员参与性不高；培训方法单一	李杏崧	ICU	2019 年 6 月	1. 安排护理人员参加专科护士培训、中医技术培训、康复技术培训等，有目的选择目标医院进行临床实践，加强与实践医院的联系，随时请教指导 2. 成立各个项目专业小组，如血流动力学监测、康复、院感防控、疼痛管理、营养管理等小组，让学有所成人员作为科室指导老师，在时间、培训机会、绩效奖励等方面科室给予充分支持 3. 从部分人培训逐步过渡到全科人员培训，鼓励临床实践，有适应证者尽快开展，如血流动力学不稳定、使用大剂量血管活性药物建议尽快留置有创血压监测等
2	护理用具不足	护理用具投入费用不足够；护理用具使用无计划	陈惠瑶	ICU	2019 年 6 月	1. 充分利用原有护理用具，加大使用周转率，有计划安排患者执行项目，做好登记 2. 鼓励患者家属参与到患者的管理中，配合提供个人的一些护理用具，如手握球、弹力袜、多功能轮椅等 3. 发挥科室护士的集体智慧，利用现有耗材改良成为一些康复工具，如将约束带作为患者自主牵拉下肢运动器材等 4. 有计划申请购买护理用具，逐步增加投入 5. 组成发明小组，设计利于临床护理操作的工具，申请专利，如便于有创动脉穿刺的治疗车、便于体外膜肺氧合外出转运的移动车、便于使用约束带的约束康复球等

续表

序号	What	Why	Who	Where	When	How
3	无专人跟进与DRGs付费相关数据收集反馈	无设立专班或负责人	聂惠敏	ICU	2019年7月	1. 每个床位设立治疗数据收集本，收集如呼吸机使用时间、连续性肾替代治疗时间等，及时向医师反馈，做好使用评估，组长每天检查收集数据登记本，提醒管床医师 2. 护理组长参与到病历首页填写的质控中，提醒首页填写中存在的问题，及时纠偏，防止错误、漏填、少填、不匹配等问题 3. 护理部组织全院科室学习关于护理人员配合DRGs付费的相关知识，并将经验推向全院
4	患者周转困难	危重状态患者住院时间较长，影响科室运营指标，导致普通病房不愿意接收	马洁葵	ICU	2019年8月	1. 护理部在充分调研基础上，以ICU为试点，设立以护理为主导的双向转诊联络员，设立专班专人跟进患者的上下转诊问题，主动与各医院沟通，甚至到现场了解当地医院情况，互相合作 2. 对进入病区经评估可能存在慢性危重状态的患者，尽早与家属沟通，有心理预期，病情稳定需要转到社区医院，当病情出现加重，可以转回 3. 护理部组织有转诊需求的部门，参与双向转诊项目，同时申报登峰计划，向全市推广

八、执行阶段

1. 针对培训不足：我科成立各个项目专业小组，如血流动力学监测（图8-5）、康复、院感防控、疼痛管理、营养管理等小组，让每个专业小组组长带领小组成员在临床实践过程中，形成操作指引，并制定管理制度，提交护理核心组讨论确认实施，全科培训学习（图8-6），共同掌握，让学有所成人员作为科室指导老师，在时间、培训机会、绩效奖励等方面科室给予充分支持。

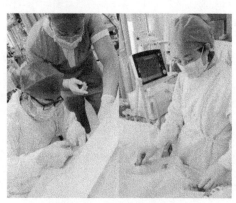 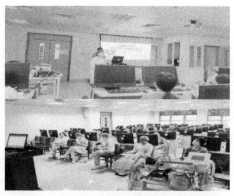

图8-5　血流动力学小组　　　　图8-6　早期康复小组全科培训学习

2. 针对护理用具不足：充分利用原有护理用具，加大使用周转率，有计划安排患者执行项目，做好登记。组成发明小组，设计利于临床护理操作的工具，申请专利，如便于有创动脉穿刺的治疗车、便于体外膜肺氧合外出转运的移动车、便于使用约束带的约束康复球等。

3. 针对无专人跟进与 DRGs 付费相关数据收集反馈

我科在每个床位设立治疗数据收集本，收集如呼吸机使用时间、连续性肾替代治疗时间等，及时向医师反馈，做好使用评估，组长每天检查数据登记本，提醒管床医师。护理组长参与到病历首页填写的质控中，提醒首页填写中存在的问题，及时纠偏。

4. 针对患者周转困难：设立以护理为主导的双向转诊联络员，设立专班专人跟进患者的上下转诊问题，主动与各医院沟通，甚至到现场了解当地医院情况，互相合作。评估慢性危重的患者，提早与家属沟通，有心理预期，病情稳定需要转到社区医院。

5. 在改进护理项目开展不足方面，我们还成立了护理绩效组织构架（图 8-7），同时把实施方法列出并向全院推动。

（1）每天安排组长跟进医师查房情况，共同查房，有问题现场及时沟通，现场解决，达成共识，讨论可以开展的护理项目，发挥专科护士作用，设立康复治疗班，专人负责评估全科患者，针对病情进展开展相关项目。

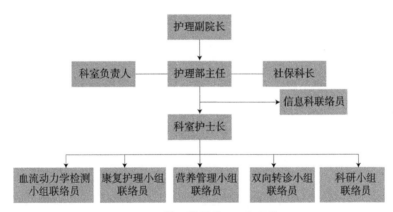

图 8-7　护理绩效管理组织架构

（2）护理部组织全院护士长及护理骨干学习，把关于如双向转诊、DRGs 付费配合工作、专业小组如何开展工作等经验推向全院实施。

九、检查阶段

所有项目实施后，2019 年 10 月再次对全科护理效益进行现场检查及分析，通过 His 系统提取护理项目收费的数据和现场检查、数据统计，发现护理效益大幅度提升；而相关指标，如平均住院日、双向转诊均有较大提升，在医院社保科反馈各科室的社保运营方面，亏损下降（图 8-8 ~ 图 8-11）。

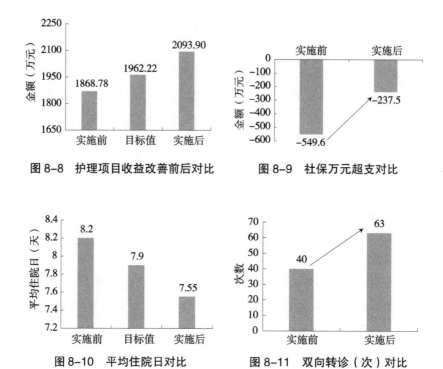

图 8-8　护理项目收益改善前后对比　　　图 8-9　社保万元超支对比

图 8-10　平均住院日对比　　　图 8-11　双向转诊（次）对比

十、总结阶段

1.制定科室护理绩效管理组织架构；梳理、修订了相关管理制度 3 个、岗位职责 2 个，应急处置预案 2 个，各项制度均得到了落实；规范了护理人员对可执行项目的开展、准入、培训。

2.科研立项及新技术：佛山市卫生健康局立项 6 项，广东省卫健委立项 1 项；SCI 收录论文 1 篇，护理专利技术 2 项，医院护理新技术 6 项，相关论文 10 余篇。

3.CQI 小组针对根本原因制定最佳方案，并严格执行。护理人员培训频次，由原来每季度的固定培训 1 ~ 3 次，改为每月固定培训 1 ~ 2 次；原来以理论培训为主改为理论＋观看视频＋临床实操，且以技术骨干为主导的培训方式。加强护理用具方面，增加全胸振荡仪 2 台、循环加压泵 3 台、B 超治疗仪 2 台、轮椅 5 台、相关适宜中医技术，成立专门的康复治疗小组，并设立治疗班，专人跟进护理评估项目、康复治疗项目、监测项目等，护理项目的开展逐步增加，从而使护理项目收益由原来的 1868.78 万元增加至 2093.90 万元，增加了 12.1%。

4.存在问题及持续改进计划：虽然护理绩效管理取得了一定的成效，但仍存在一些不足之处，如某些时间段因工作繁忙，突发事件或外部任务增加，导致护理执行项目未能及时评估实施。培训进展较慢，尤其是中医技术执行项目，未取得资质。对于以上不足之处，将纳入下一个 PDCA 循环进行持续改进。

（佛山市第一人民医院护理部　张莉、李杏崧及 CQI 小组成员）

运用 PDCA 循环通过"一床式"管理降低
工作日空床率

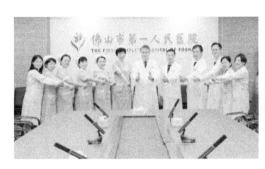
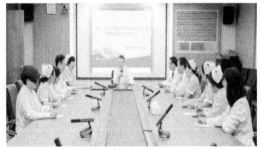

我院 2015 年 9 月 7 日正式成立床位管理中心，隶属门诊部管理，主要负责推进医院"一床式"管理改革工作。"一床式"管理工作是 2018 年、2019 年度医院重点改革创新工作。经过前期调研、筹备，2018 年 1 月开始第一批设立点实施（术科 9 个专科），2018 年 9 月推进肿瘤中心试点实施，2019 年 11 月 30 日全院 53 个科室、33 个病区全面实施，纳入调配床位共 2136 张。

目前床位管理中心在 1、2 号楼均设置业务办理点，业务范畴包括：空床统一调配管理、入院患者床位预约、入院床位安排、入院前健康教育、入院准备服务（检查预约）、候床患者管理、输血直免服务、入院患者新冠肺炎核酸检测预约等。

一、选题背景

随着社会经济的发展及人口老龄化进程的加快，人民群众健康需求不断提升并呈现多层次、多元化的特点，卫生资源的不足与浪费并存的矛盾更加突出，大型公立医院"看病难、住院难"问题成为社会关注热点。根据《国务院办公厅关于加强三级公立医院绩效考核工作的意见（2019）》《改善医疗服务行动计划》《全国护理事业发展规划（2016—2020 年）》《关于促进护理服务业改革与发展的指导意见》等国家政策的出台，深化医药卫生体制改革，给医院的发展带来了前所未有的机遇，也让医院面临着严峻的挑战。全国卫生工作会议提出，"严格控制大型公立医院建设标准、规模和设备配备，控制大型公立医院单体规模扩张，严禁公立医院举债建设"。新医改的考核要求倒逼各级医院必须调整医院运行结构，提高医院整体工作质量和效率效益。如何最大限度地利用现有的医疗资源，让有限的医疗资源得到更加合理的分配和使用，解决患者"看病难、住院难"问题，同时提高医院的运营管理能力，成为当前医疗卫生工作中亟待解决的重要问题。

医院床位是医疗卫生资源中十分重要的"硬件资源"之一。床位统一调配是提高床位利用率，解决患者住院难，提高医疗服务质量，充分利用医院资源的有效手段之一。国内已有多所大型综合性医院实施床位统一调配管理，均取得了良好的经济、社会效益。

根据《三级综合医院评审标准实施细则（2011年版）》，保证床位使用率在93%，我院2016—2017年平均床位使用率为94.97%，但存在一边空床一边加床的情况，病床资源调配不均、未能充分利用，亟待解决，经医院研究将"一床式"管理改革纳入PDCA循环加以解决，我们首先进行了现状调查。

二、现状调查

1. 对肿瘤中心片区（7个专科6个病区）2018年上半年病床使用情况进行调研摸底，存在各科室病床使用率高低不一，病区之间存在一边加床、一边空床的情况，空床率较高，病床资源浪费现象普遍。考虑五一（5天）、春节（7天）长假期的特殊性，排除此两个长假期间的空床日，统计结果见表9-1。

表9-1　2018年上半年肿瘤中心病床空床日、走廊加床占用日数统计

科室	编制床位数	工作日总床日数	病房总空床日数	五一、春节假期空床日	工作日空床日	工作日空床率（%）	走廊加床占用床日数	走廊加床率（%）
肿瘤中心	395	66 755	6572	3070	3502	5.85	2537	3.8

2. 效益分析：按2018年住院患者平均每床日费用1894.46元计算，肿瘤中心片区2018年上半年工作日空床3502天，医院少收入约663.4万元；再者由于走廊床位不能收取床位费，如按三人房以上床位费用59元/天计算，走廊加床2537天，医院少收入15万。2018年上半年肿瘤中心由病床资源所产生的浪费，合计少收入678.4万元（表9-2，图9-1～图9-3）。

表9-2　2018年上半年肿瘤中心病床资源浪费效益分析

项目	平均每床日费用(元)	2018年上半年（张）	2018年上半年经济效益浪费（万元）
病房空床	1894.46	3502	663.44
走廊加床	59	2537	14.97
合计			678.41

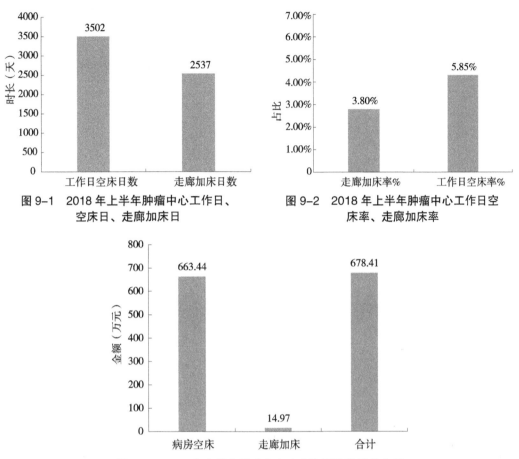

图 9-1   2018 年上半年肿瘤中心工作日、空床日、走廊加床日

图 9-2   2018 年上半年肿瘤中心工作日空床率、走廊加床率

图 9-3   2018 年上半年肿瘤中心病床资源浪费效益分析

三、成立 CQI 小组

为顺利推进 "一床式" 管理改革工作，成立了由副院长担任督导员，护理部主任、床位管理（床管）中心主任担任组长，医务部、人力资源部、信息管理科、财务科等职能部门相关负责人及临床科室主任、护士长、专科护士为成员的跨部门 CQI 小组，各成员都有明确的分工（表 9-3）。

表 9-3   CQI 小组成员

序号	姓名	科室及职务	职责与分工
1	陈国强	副院长	指导员 / 督导
2	张莉	护理部主任	组长 / 制定方案、指导实施
3	陈书人	门诊部主任、床位管理中心主任	组长 / 制定方案、指导实施

续表

序号	姓名	科室及职务	职责与分工
4	邝杏娥	床位管理中心护士长	副组长 / 方案执行
5	梁小春	床位管理中心专科护士	秘书 / 文案整理
6	向霞	护理部副主任	组员 / 执行具体工作
7	苏敏谊	护理部副主任	组员 / 执行具体工作
8	李棠煊	医务科副科长	组员 / 执行具体工作
9	黄健怡	床管中心专科护士	组员 / 执行具体工作
10	邓永泰	信息管理科工程师	组员 / 执行具体工作
11	李忠艳	门诊部干事	组员 / 执行具体工作
12	黄荣	肿瘤中心片区大科主任	组员 / 执行具体工作
13	何少丽	肿瘤中心科护士长	组员 / 执行具体工作
14	邓伟英	胃肠肿瘤内科护士长	组员 / 执行具体工作
15	许玉霞	鼻咽喉头颈外科护士长	组员 / 执行具体工作
16	袁超龙	财务科核算办组长	组员 / 执行具体工作

四、设定目标值

推动"一床式"管理工作是 2018—2019 年医院重点工作，通过床位统一管理，实现资源共享，减少床位资源浪费，属于医院指令性改革项目。根据《三级综合医院评审标准实施细则（2011 年版）》，保证床位使用率在 93%，并结合我院 2016—2017 年平均床位使用率为 94.97%，设定我院工作日空床率目标值为 5%（图 9-4）。

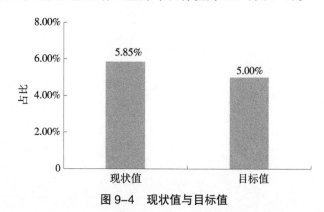

图 9-4　现状值与目标值

五、拟定计划

拟定计划见图 9-5。

管理项目	实施项目	负责人	2018 年				2019 年							
			9月	10月	11月	12月	1月	2月	3月	4月	5月	6月	7月	8月
P（30%）	调查现状	李忠艳 黄健怡	┅► ──											
	确定目标	张 莉 陈书人		┅► ──										
	原因分析	梁小春 李忠艳			┅► ──									
	对策拟定	陈书人 邝杏娥				┅─► ──								
D（40%）	对策实施	许玉霞 邓伟英					┅─────────────► ──────────►							
C（10%）	效果确认	黄健怡 邓永泰										┅► ──		
A（20%）	总结成果	向 霞 邝杏娥											┅─► ──	

注：┅► 计划执行时间，── 实际执行时间。

图 9-5 甘特图

六、分析原因

1. 头脑风暴：小组成员进行头脑风暴，从 4 个方面分析空床多、病床资源浪费的原因（图 9-6）。

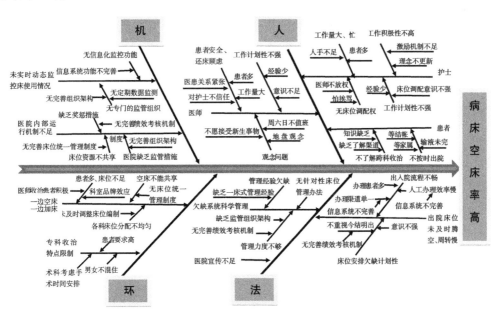

图 9-6 鱼骨图：病床资源浪费原因分析

2.评选要因：把末端因素作为调查项目对22名工作人员进行问卷调查，并统计归类最后确定真因（表9-4）。

根据柏拉图（图9-7），按照二八法则，找到占比80%的原因，将以下4项确定为要整改的真因：①无完善的组织架构；②无完善床位统一管理制度；③无完善的绩效考核机制；④床位管理信息系统功能不完善。

表9-4 床位资源浪费原因调查表

项目	频数	百分比（%）	累计百分比（%）
无完善组织架构	20	21.3	21.3
无完善床位统一管理制度	19	20.2	41.5
无完善绩效考核机制	18	19.1	60.6
信息系统功能不完善	17	18.1	78.7
未及时调整床位编制	7	7.4	86.1
工作计划性足强	6	6.4	92.5
办理出院流程不完善	5	5.3	97.8
责任心不强	1	1.1	98.9
宣传不足	1	1.1	100
合计	94	100	100

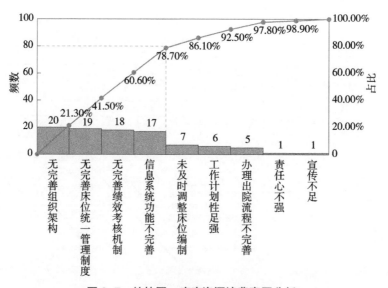

图9-7 柏拉图：病床资源浪费真因分析

七、制定对策

CQI 小组充分讨论，运用 5W1H 制定了对策（表 9-5）。

表 9-5　5W1H 对策表

What	Why	how	Where	When	Who
无完善的组织架构	医院未成立，无专门部门跟进	建立医院层面的组织架构	全院	2019 年1 ~ 2 月	陈国强、张莉等
无完善床位统一管理制度	因没有开展这一工作，故没有建立有关制度，无明确职责	制定"一床式"管理制度及实施方法，并明确有关职责	全院	2019 年1 ~ 2 月	陈书人、邝杏娥
无完善的绩效考核机制	因没有开展这项工作，故也未纳入医院绩效考核方案	建立绩效考核方案和指标	床管中心	2019 年3 ~ 5 月	向霞、袁超龙等
床位管理信息系统功能不完善	因医院无此项工作要求，故信息科也没有设计有针对性的软件程序，也无法支撑此项工作	提出信息平台开发需求；系统程序开发	床管中心信息管理科	2019 年4 ~ 6 月	邓永泰、梁小春、黄健怡等

八、执行阶段

1.建立完善的组织架构：我院探索新的床位管理模式，推行"一床式"管理改革：一是成立项目领导小组；二是成立床位管理中心；三是建立起"一床式"管理模式执行架构；四是面向全院搭建"一床式管理"平台，对全院床位实行统一管理，整合与盘活病床资源，实现"一个帮助、两个减少"的目标：帮助临床科室合理安排住院患者病床管理，减少临床科室空床率，减少患者入院或手术等候时间，以保障患者医疗安全，提高医疗护理质量，创新医院内部运行管理机制，推动医院精细化管理，提升患者就医体验（图 9-8，图 9-9）。

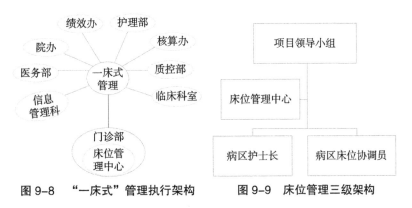

图 9-8　"一床式"管理执行架构　　图 9-9　床位管理三级架构

2. 完善床位统一管理制度：①制定"一张床综合管理体系"实施办法：2次修订。②完善择期患者入院标准操作流程（standard operation procedure，SOP）指引：共66项。③完善入院准备预约流程指引。④收集专科疾病优先安排分类标准及修订临床科室专科收治注意事项：共41个专科。⑤完善空床调配制度及跨科收治细则：开展跨区跨科业务，病区11个、科室16个；挖掘跨科收治新模式，肛肠外科日间手术，跨到耳鼻喉病区；专人负责、多方沟通、调配空床；违规情况登记反馈。⑥制定出入院管理规定，优化出院流程：落实今结明出工作，实现结构化收治。

3. 完善的绩效考核机制

（1）设立科室及病区考核指标：①科室指标，床位使用率、今结明出率、走廊加床率；②病区指标，床位使用率、走廊加床率、空床率。

（2）制定绩效奖励方案：①跨科奖励，对有跨科收治的科室和病区给予奖励；②今结明出奖励，每季度对临床科室今结明出率 ≥ 50% 前10名的科室给予奖励。

（3）护理垂直管理：护理作为独立学科，单独核算。

4. 完善床位管理信息系统功能：①统一预约信息平台；是不是建立了床位协调平台？②阶段性收治整理信息系统存在问题和需求，反馈相关负责人员，跟进落实，不断完善。

九、检查阶段

2019年7—9月措施实施后，CQI小组成员对病床资源使用情况进行调查，对成效进行总结，结果如下（表9-6 ~ 表9-8）。

表9-6　2019年上半年肿瘤中心病床空床日、走廊加床占用日数情况

科室	编制床位数	工作日总床日数	病房总空床日数	五一、春节假期空床日	工作日空床日	工作日空床率	走廊加床占用床日数	走廊加床率
肿瘤中心	395	66 755	5785	3070	2715	4.07%	1687	2.5%

表9-7　2019年上半年肿瘤中心空床日、空床率与2018年同比

科室	2019年上半年工作日空床日数	2018年上半年工作日空床日数	同比增减	增减率	2019上半年空床率	2018上半年空床率	同比增减	改善幅度
肿瘤中心	2715	3502	− 787	−22.47%	4.07%	5.85%	− 1.78%	30.4%

表 9-8 2019 年上半年肿瘤中心病房空床、走廊加床减少浪费效益分析

项目	平均每床日费用（元）	2019年上半年	2019年上半年经济效益浪费（万元）	2018年上半年	2018年上半年经济效益浪费（万元）	减少空床日/走廊加床日	减少浪费（万元）
病房空床	1894.46	2715	514.35	3502	663.44	787	149.09
走廊加床	59	1687	9.95	2537	14.97	850	5.02
合计			524.3		678.41		154.11

统计数据显示，肿瘤中心片区 2019 年上半年空床日数同比减少 787 天，空床率同比减少 1.78%，空床率改善幅度达到 30.4%；走廊加床日数同比减少 850 天，改善幅度为 33.5%。从经济效益分析，为医院减少浪费 154.11 万元，改善幅度 22.72%（图 9-10 ~ 图 9-14）。

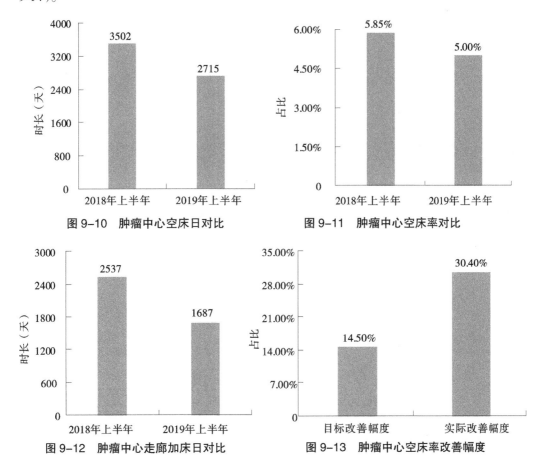

图 9-10 肿瘤中心空床日对比

图 9-11 肿瘤中心空床率对比

图 9-12 肿瘤中心走廊加床日对比

图 9-13 肿瘤中心空床率改善幅度

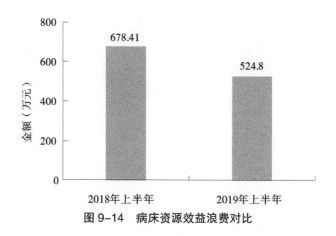

图 9-14　病床资源效益浪费对比

十、总结阶段

通过一年多的"一床式"管理实践，完善了择期患者入院 SOP 流程指引 66 项，修订了肿瘤中心片区"一床式"管理规定，通过肿瘤中心动员会议和临床访谈，深入临床，抓瓶颈问题，提出切实解决方案，稳步推进"一床式"管理实践工作。"一床式"管理工作的开展，创新了管理及收治新模式，让全院床位资源得到盘活，缓解了床位紧缺与长期浪费的矛盾，缓解了忙闲不均的现象，改善了病区的就医环境及确保了患者医疗质量及安全，体现了护理作为独立学科的价值，体现了以成为本核心的绩效管理，大大地促进了学（专）科建设发展及团队合作协助的精神。

虽然"一床式"管理取得了初步的成效，但仍存在一些不足之处，如 12 点后的空床及周六日空床仍未能得到充分利用、部分医师不按原则收治患者、患者候床时间长、预约方式单一等，对于以上不足之处，将纳入下一个 PDCA 循环进行持续改进。

（佛山市第一人民医院门诊部、护理部　张莉、陈书人、邝杏娥及 CQI 小组成员）

运用 PDCA 循环促进心力衰竭平均住院日达标

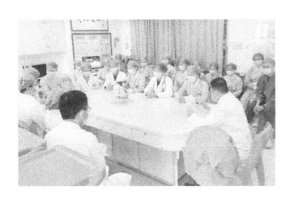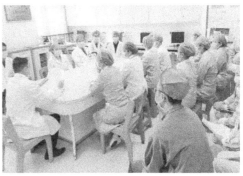

佛山市第一人民医院心血管内科是广东省临床重点专科和佛山市重点专科、中山大学和广东医学院硕士培养基地、美国心脏病学会教育基地之一、为中国 20 家"全球心血管预防交流网络帝国理工合作中心"之一，被评为卫生部第一批优质护理服务示范病房及"行动控制血压，携手预防卒中"示范基地。目前科室人员 81 人，其中医师 22 名，护士 57 名，文员 2 名，具有高级职称 17 名，中级职称 7 名。医师队伍中，博士研究生学历者 4 名，硕士研究生学历者 8 名。心血管内科承担着佛山地区心血管疾病的诊断、治疗、科研和教学重任。

一、选题背景

心力衰竭是全世界老龄化国家共同面临的严峻问题，我国心力衰竭患者数量超千万，患者不仅面临死亡威胁，还饱受睡不好、动不了等各种困扰，生活质量严重下降，需经常住院治疗，经济负担沉重。如何使心力衰竭患者住院期间得到最有效的治疗，提高患者生存质量，同时减轻患者经济负担，缩短平均住院日，是医护工作者每天都要面临的问题。

心力衰竭作为国家卫健委单病种质量管理控制的病种之一，其平均住院日也是三级公立医院绩效考核的一项监测指标，要求逐步降低。

平均住院日是评价医院工作效率和效益、医疗质量和技术水平的综合指标，它全面地反映医院的医、护、技力量和医院的管理水平。在确保医院服务质量的前提下，有效缩短平均住院日能使医院在实现资源成本最小化的同时，减少患者的直接和间接费用，达到医院综合效益的最大化。而我院自 2016—2019 年 4 年平均住院日为 8.84 天，为达到三级公立医院绩效考核指标逐步降低的要求，我科将这一问题纳入 PDCA 循环加以改进。

二、现状调查

从 2016 年 1 月至 2020 年 1 月，对全院的心力衰竭患者住院病历进行了现场检查。平均住院日为 8.84 天。调查结果如下（表 10-1 ~ 表 10-4，图 10-1）。

表 10-1　2016 年心力衰竭患者住院病历现场调查

序号	病案号	姓名	年龄	入院日期	出院日期	天数
1	1019613	陈广华	Y83	2016-01-06	2016-01-14	8
2	1027387	梁美旺	Y84	2016-03-18	2016-03-31	13
3	1033755	袁志荣	Y69	2016-06-20	2016-06-24	4
4	1040755	冯娇	Y90	2016-09-20	2016-09-30	10
95	**********	****	***	*************	************	**
					平均	9.18 天

表 10-2　2017 年心力衰竭患者住院病历现场调查

序号	病案号	次数	姓名	年龄	入院日期	出院日期	天数
1	1056058	4	罗用带	Y80	2017-05-24	2017-05-27	3
2	1069722	8	苏结贞	Y86	2017-03-18	2017-03-29	11
3	1079985	4	孔凤甜	Y82	2017-12-06	2017-12-14	8
4	1082770	8	招甜	Y74	2017-05-02	2017-05-16	14
131	**********	*	****	***	*************	************	**
						平均	8.25 天

表 10-3　2018 年心力衰竭患者住院病历现场调查

序号	病案号	次数	姓名	年龄	入院日期	出院日期	天数
1	1001357	9	郑万浮	Y74	2018-10-10	2018-10-29	19
2	1003291	28	潘便安	Y72	2018-06-22	2018-06-26	4
3	1003961	31	冯银崧	Y76	2017-12-25	2018-01-03	9
646	**********	*	****	***	*************	************	**
						平均	9.15 天

表 10-4 2019 年心力衰竭患者住院病历现场调查

序号	病案号	次数	姓名	年龄	入院日期	出院日期	天数
1	1849638	1	冼奖光	Y62	2019-12-03	2019-12-09	6
2	1851050	1	赵素珍	Y80	2019-12-12	2019-12-18	6
3	1851125	1	黄锡辉	Y65	2019-12-12	2019-12-20	8
530	**********	*	****	***	*************	************	**
						平均	8.78 天

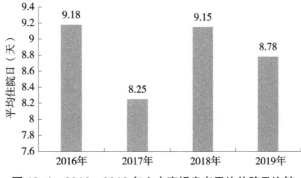

图 10-1 2016—2019 年心力衰竭患者平均住院日比较

三、成立 CQI 小组

成立了由杨希立科主任担任组长，护理部、CCU（心脏重症监护室）、呼吸内科、ICU、药学部、质控科、康复科等科室的负责人担任成员的跨部门 CQI 小组，各成员都有明确的分工（表 10-5）。

表 10-5 CQI 小组成员

序号	姓名	科室	职务	职责与分工
1	杨希立	心内科	行政科主任	组长
2	许兆延	心内科	主任助理	副组长 / 方案执行
3	陈美容	心内科	护理部副主任	项目沟通协调
4	黄慧	心内科	心内科病房护士长	项目执行
5	王雪珍	CCU 护士长	CCU 护士长	督查
6	钟荣花	心内科	主任秘书	秘书 / 文案
7	岑锦明	心内科	病历质控员	组员 / 执行具体工作
8	肖佳	心内科	护士	组员 / 执行具体工作
9	胡健宇	心内科	护士	组员 / 执行具体工作
10	陈渺	心内科	护士	组员 / 执行具体工作

序号	姓名	科室	职务	职责与分工
11	张红雨	药学部	副主任	组员 / 执行具体工作
12	刘震	康复科	副主任医师	组员 / 执行具体工作
13	强新华	ICU	副主任	组员 / 执行具体工作
14	刘冬生	质控科	科长	组员 / 执行具体工作
15	李敏菁	呼吸科	科主任	组员 / 执行具体工作

四、设定目标值

国家卫健委发布的《急性左心衰竭临床路径（2019 年版）》中：根据病情轻重及复杂程度，标准住院日一般 7～14 天，结合我院近 4 年的平均住院日情况以及达标要求，目标值定为 8.20 天（图 10-2）。

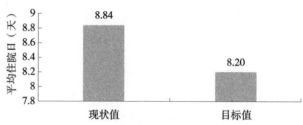

图 11-2　心力衰竭患者平均住院日目标值

五、拟定计划

计划用 11 个月的时间来完成预期的工作，其中 P 阶段计划用 4 个月，D 阶段用 5 个月，C 阶段和 A 阶段各用 1 个月，最后计算出每个阶段的用时率（阶段用时率 = 每个阶段用时 / 总计划时间）（图 10-3）。

实施项目	负责人	2020 年											
		1 月	2 月	3 月	4 月	5 月	6 月	7 月	8 月	9 月	10 月	11 月	12 月
现状把握	杨希立等	↗											
目标确定	许兆延等		↗										
原因分析	陈美容等			↗									
对策拟定	黄慧等				↗								
对策实施	岑锦明等					↗							
效果确认	胡健宇等										↗		
标准化	陈渺等										↗		
总结成果	杨希立等												↗

注：------▶ 计划执行时间，——▶ 实际执行时间。

图 10-3　甘特图

六、分析原因

绘制鱼骨图，从人员、硬件设施、制度、环境 4 个方面进行头脑风暴分析，认为问题主要原因集中于 7 个方面：①诊断不明确；②选择治疗的方案不合理；③基础疾病多，病情复杂；④患者拒绝出院；⑤入院后的检查项目等候时间长；⑥健康教育，心脏康复；⑦会诊制度、转科制度、联合会诊制度流程不顺畅（图 10-4）。

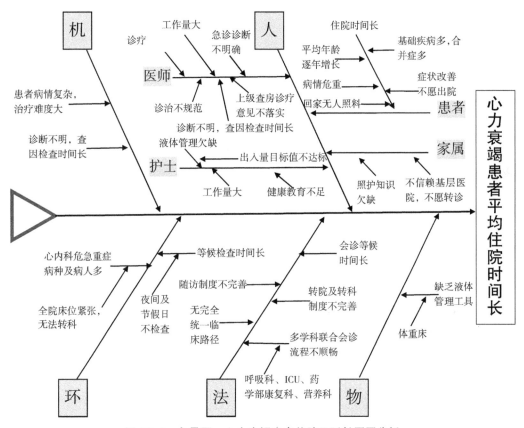

图 10-4　鱼骨图：心力衰竭患者住院日延长原因分析

按照频次计算出每个主要原因所占累计百分比（表 10-6），绘制了柏拉图（图 10-5）。按照二八法则，将基础疾病多、病情复杂，原发疾病诊断不明确，选择治疗的方案不合理三项确定为要整改的要因。

表 10-6　心力衰竭患者住院延长原因调查表

项目	频数	累计百分比
基础疾病多、病情复杂	563	34.4%
原发疾病诊断不明确	489	64.3%
选择治疗的方案不合理	266	80.6%
会诊、转科、联合会诊制度流程不顺畅	100	86.7%
健康教育、心脏康复没有落实	95	92.5%
入院后检查预约时间长	79	97.4%
患者拒绝出院	35	99.5%
其他原因	8	100%

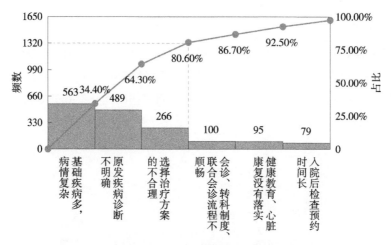

图 10-5　柏拉图：心力衰竭患者住院延长的真因分析

七、制定对策

根据三大要整改的要因，CQI 小组制定相应对策（表 10-7）。

表 10-7　降低心力衰竭患者平均住院日对策制定——5W1H

编号	What	Why	How	Where	When	Who
1	诊断不明确	诊断不明确，住院期间需进一步检查，请相关科室会诊导致住院时间延长	在调查病历结果的基础上，提高急、门诊就诊时的诊断率，明确诊断再入院	病区	2020 年 1 月	许兆延李文锋
2	选择治疗的方案不合理	由于诊断不明确及用药不合理，导致治疗效果欠佳，治疗方案调整，导致住院时间进一步延长	首先尽快完善诊断，讨论制定出完善的治疗方案，从而减少住院时间	病区	2020 年 1 月	李炜杰
3	基础疾病多，病情复杂、拒绝出院	心内科高龄患者、并发症较多，住院期间同时需治疗并发症	制定治疗策略时，围绕第一诊断，主要诊断治愈后，基础疾病稳定后出院或转相关科室、医院	病区	2020 年 1 月	肖佳

八、执行阶段

1.针对诊断不明确

（1）尽量提高急、门诊就诊时的诊断率，相关检查项目在院前完善，明确诊断再入院。

（2）制定入院责任制，每月对收治患者入院诊断进行科内讲评，评估是否有入院指征、入院前是否已明确诊断、相关检查项目是否院前已完善，责任到收入院的医师。

（3）科主任每周一主持大查房，要求入院 3 天内应明确诊断，对入院 3 天内未能明确诊断的病例，进行讨论、分析原因、尽早采取相关措施明确诊断。

（4）入院后切实落实三级查房制度，提高低年资医师的专业水平，获取患者更翔实的病史采集及体格检查资料，需要会诊的请医务科抓紧协调，每天交班要说明需要会诊的患者是否按时来会诊，要记录所有需会诊患者从发出会诊到来会诊的时间，定期汇总分析，对未能按时完成会诊任务的医师，主管医师负责跟进（图 10-6）。

（5）科室申请更快捷的床边 NT-proBNP 检测仪器及床边心电图机，避免延误诊断，提高与心脏超声医师合作效率，尽早提供患者心脏结构和功能变化资料，开展 6 分钟步行试验，尽早评估患者心力衰竭程度（图 10-7，图 10-8）。

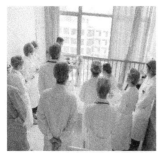
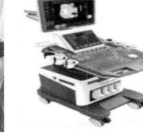
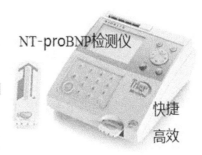

图 10-6　严格三级查房，严谨带教　　图 10-7　提高与心脏超声医师合作效率　　图 10-8　快捷的床边 NT-proBNP 检测仪器及床边心电图机

2. 针对选择治疗的方案不合理

（1）首先尽快完善诊断，讨论制定出完善的治疗方案：个体优化抗心力衰竭治疗方案（疑难危重病例科内讨论制度）。选择正确的治疗方案，或科室依据目前最新心力衰竭指南及循证医学的证据制定合理的临床路径，以减少治疗方案的错误。

（2）病因分类和诱因祛除

1）入院 24 小时内完善床边心电图、心脏 B 超、NT-BNP、BCA、生化、血糖、甲功、肝肾血脂功能；纠正电解质，控制心律失常，必要时抗感染。科室内床边配备心电图机，手持简易心脏彩超机，14 楼开设心脏 B 超室，加快心脏专科检查所需时间。

2）考虑缺血性心脏病尽早安排相关检查（CAG 或心脏 CTA）。

3）容量状态评估与管理：记 24 小时出入水量，每日监测体重，限制水的摄入，优化利尿剂的使用（图 10-9 ~ 图 10-12）。

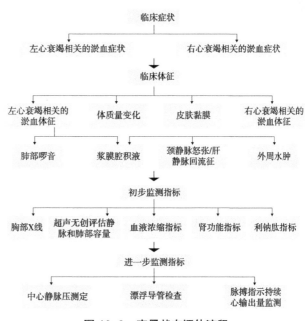

图 10-9　容量状态评估流程

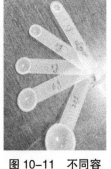
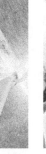

图 10-10　24 小
时出入水量、每
日监测体重

图 10-11　不同容
量盐勺

图 10-12　床边健康指导

3. 针对基础疾病多，病情复杂、拒绝出院

（1）组织多学科联合会诊（图 10-13），积极处理并发症。

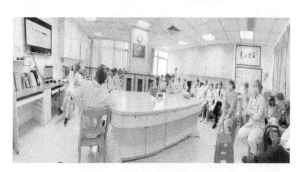

图 10-13　多学科联合会诊

（2）优化双向转诊制度，终末期心力衰竭症状控制后转诊基层医院继续治疗，如生命体征稳定，无水钠潴留，BNP 明显下降（如 <1000 ng/L），心率 < 75 次 / 分，无明显气促表现等，均可转下级医院进一步行心脏康复治疗，争取每月转下级医院 3 ~ 5 人。

（3）如合并慢性肾病需要长期透析，或肿瘤相关疾病患者，控制好心脏基础疾病后，转相应并发症科室进一步治疗。

（4）对于严重顽固性心力衰竭，超出本院诊疗能力的及早联系上级医院，转院治疗。

（5）做好心力衰竭患者自我管理与教育工作。

九、检查阶段

所有项目实施后，2021 年 2 月再次对全院心力衰竭患者病历检查，根据数据统计，实施对策后导致心力衰竭患者住院时间延长三大真因占比明显降低（图 10-14），平均住院日降至 8.6 天，达到了三级公立医院绩效考核指标要求逐步降低，但未达到设定目标值（图 10-15）。

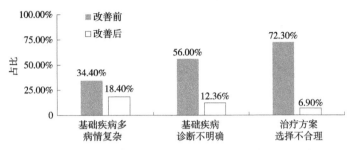

图 10-14　实施前后心力衰竭患者住院时间真因占比对照

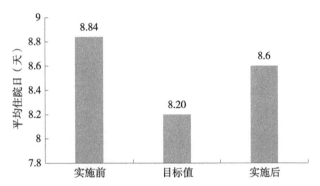

图 10-15　实施后心力衰竭患者平均住院日（天）

十、总结阶段

虽然达到了三级公立医院绩效考核中心力衰竭患者平均住院日逐步降低的要求，但未达到目标值，需持续质量改进。

1. 每月第一周早交班后，进行心力衰竭病历审核，根据发现的问题持续改善心力衰竭患者治疗质量，减少住院天数。

2. 修订心力衰竭临床路径，以减少心力衰竭患者住院时间为目标，同质化执行落实。

3. 医院配置床边 NT-proBNP 检测仪器及床边心电图机，避免延误诊断，提高与心脏超声医师合作效率。

4. 科室开展 6 分钟步行试验，尽早评估患者心力衰竭程度。

5. 14 楼开设心脏 B 超室，加快心脏专科检查所需时间。

6. 科室开展容量状态评估与管理：记 24 小时出入水量，每日监测体重，限制水的摄入，优化利尿剂的使用。

7. 科室开展心力衰竭患者自我管理与教育。

8. 与下级医院建立转诊关系，协调争取每月转下级医院 3 ~ 5 人。

虽然经过我科不断努力使心力衰竭患者平均住院日有所下降，但还有改进的空间，我们需继续综合改进，不断提高医疗质量及慢性病管理能力，达到预期目标。

（佛山市第一人民医院心血管内科　杨希立、许兆延及 CQI 小组成员）

运用 **PDCA** 循环降低呼吸机相关性肺炎发生率

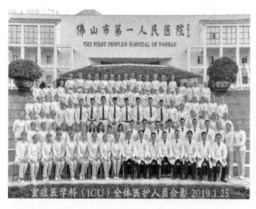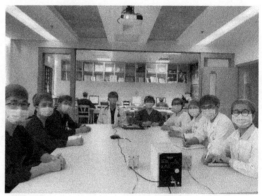

佛山市第一人民医院重症医学科开放床位 40 张，总面积达 3100 多平方米，是全国规模最大的现代化封闭式综合性 ICU 之一。近年来，在 2003 年重症非典、2008 年汶川地震救治、2009 年危甲型 H1N1 流感和小儿手足口病、2017 年 H7N9 禽流感、2020－2021 年危重症新冠肺炎、民警英雄吴主刚抢救、印度患者登革热国际救援等突发公共事件中，出色完成各项救治任务。同时，科室连续多年获得"华南区医院专科声誉排行榜"的提名，是华南区唯一一家上榜的地级市医院专科，2019 年获评广东省最强重症医学科，是集医、教、研、学于一体的临床科室。

一、选题背景

呼吸机相关性肺炎（ventilator associated pneumonia，VAP）是指在气管插管或切开机械通气至少 48 h 后，或人工气管拔管 48 h 内新发生的肺实质感染，是机械通气患者的并发症，最常见的医院内获得性肺炎类型之一，不仅会延长患者住院时间，增加住院费用，还会增加致残率和病死率，严重威胁患者生命安全。根据卫生部《三级综合医院评审实施细则》要求，呼吸机相关性肺炎是重症医学科的质量安全指标之一，需定期评价，提出持续改进的具体措施。据我院院感科数据显示，2019 年第一季度我院 ICU 的 VAP 发病率为 20.25‰，处于较高水平，因此我们将降低呼吸机相关性肺炎发生率作为院感持续质量改进项目，以期降低 VAP 的发生率，减少患者住院费用，降低平均住院日，减少致残率和病死率。

二、现状调查

2019 年 4 月至 2019 年 6 月，使用问卷星对我科 138 名医护人员进行 VAP 防控知识考核，并对 VAP 防控现状进行横断面调查（239 例），调查前先对调查者进行规范化培训，保证调查结果的同质化，调查对象为 ICU 的医护人员，其中医师 25 人，护士 113 人；调查内容包括多重耐药菌感染患者隔离、遵从浅镇静原则、抗菌药使用、口腔护理、气囊压力监测、肺部早期康复活动、唤醒、手卫生，结果如下（表 11-1）。

表 11-1　现状调查——VAP 防控措施落实情况

调查时间：2019 年 4 月 1—30 日

调查项目	调查例数	执行率（%）	达标率（%）	调查对象	调查地点	调查方法	调查人
多重耐药菌感染患者隔离	139	84.93	78.33	当班医护人员	ICU 病房	现场观察	聂惠敏
遵从浅镇静原则	243	85.7	74.6	当班医护人员	ICU 病房	现场观察	强新华
口腔护理	276	93.6	89.36	当班护士	ICU 病房	现场观察	莫韶妹
气囊压力监测	189	96.7	88.73	当班护士	ICU 病房	气囊测压仪检测	陈惠瑶
肺部早期康复活动	239	89.7	83.75	当班医护人员	ICU 病房	现场观察	黄朗斯
手卫生	239	92.5	95	当班医护人员	ICU 病房	现场观察	聂惠敏
唤醒	239	94	89.88	当班医护人员	ICU 病房	现场观察	罗莲英
抗菌药物使用	62	合理使用率（%） 88		医师	ICU 病房	病例回顾	温伟标

三、成立 CQI 小组

为降低 VAP 的发生率，减少患者住院费用，降低平均住院日，减少致残率和病死率，成立了由科主任为组长，相关科室人员（重症医学科、药学部、院感科）为成员的跨部门 CQI 小组，各成员均有明确的分工（表 11-2）。

表 11-2　降低呼吸机相关性肺炎 CQI 小组成员

姓名	科室	职务	成员分工
周立新	重症医学科	主任	组长
王妍	药学部	主任	督导
李轶男	院感科	科长	督导

续表

姓名	科室	职务	成员分工
誉铁鸥	重症医学科	组长（医师）	督导
李杏崧	重症医学科	ICU护士长	培训、数据收集
莫韶妹	重症医学科	ICU护士长	培训、数据收集
陈惠瑶	重症医学科	护理组长	秘书、幻灯制作
温伟标	重症医学科	院感医师	实施、指导
强新华	重症医学科	医疗组长	实施、指导
聂惠敏	重症医学科	护理组长（院感护士）	实施
冼燕珊	重症医学科	呼吸治疗师	实施
罗莲英	重症医学科	院感护士	实施
黄朗斯	重症医学科	院感护士	实施
陈丽婵	重症医学科	护士	实施、数据收集
曹泳文	重症医学科	医师	数据统计
马杏婵	重症医学科	护士	数据统计

四、设定目标值

国内研究数据报道 VAP 发病率为 1.3‰ ~ 20.2‰，病死率为 13% ~ 25.2%，国外研究数据报道 VAP 发病率为 1.3‰ ~ 28.9‰，病死率为 21.2% ~ 43.2%。我院院感科根据 VAP 实践指南制定我院重症医学科 VAP 发生率 < 20‰，根据国内外数据结合医院感染科指令性整改目标及我科近年 VAP 的发生率，设定目标值为 15‰（图 11-1）。

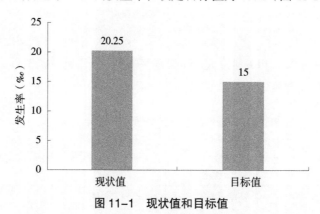

图 11-1　现状值和目标值

五、拟定计划

拟定计划见图 11-2。

实施项目	计划日程：2019 年 4 月—2020 年 3 月												负责人	实施地点
	4 月	5 月	6 月	7 月	8 月	9 月	10 月	11 月	12 月	1 月	2 月	3 月		
现状把握	┅➤												周立新	ICU
目标确定		┅➤											李杏崧	ICU
原因分析			┅➤										温伟标	ICU
对策拟定				┅➤									陈惠瑶	ICU
对策实施					┅━━━━➤								聂惠敏	ICU
													莫韶妹	ICU
效果确认										┅➤			强新华	ICU
标准化											┅➤		马杏婵	ICU
													黄朗斯	ICU
总结成果												┅➤	陈丽婵	ICU

注：┅┅➤ 计划执行时间，━━━➤ 实际执行时间。

图 11-2 小组活动甘特图

六、分析原因

1. 头脑风暴：小组成员从人、机、物、法、环 5 个方面进行头脑风暴分析影响 VAP 发生的原因（图 11-3）。

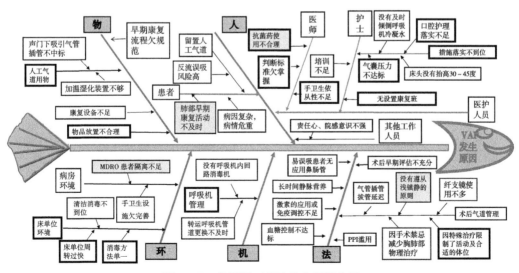

图 11-3 鱼骨图：VAP 发生原因分析

2.评选要因:把末端因素作为调查项目对科内所有人员进行问卷调查,并统计归类最后确定真因(表 11-3);根据柏拉图(图 11-4),按照二八法则,找到占比80%的原因,将主要问题列入首先解决的项目。

表 11–3　VAP 发生真因验证调查表

原因	频数	累计百分比
抗菌药物使用不合理	54	21.51%
没有遵从浅镇静原则	50	41.43%
MDRO 患者隔离不足	49	60.96%
肺部早期康复活动不及时	48	80.08%
口腔护理	15	86.06%
气囊压力监测	13	91.24%
唤醒	12	96.02%
手卫生	10	100%

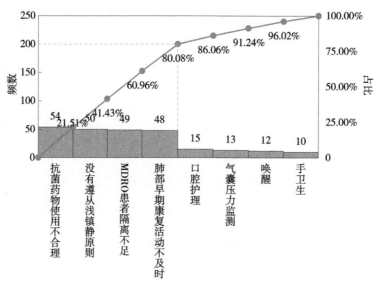

图 11-4　柏拉图:VAP 发生真因分析

七、制定对策

依据相关指南和制度,CQI 小组充分讨论,运用 5W1H 制定对策(表 11-4)。

表 11–4　降低 VAP 发生率对策制定——5W1H

编号	What	Why	How	Who	When	Where
1	抗菌药物使用不合理	1. 抗菌药物使用培训不足 2. 医师掌握抗菌药物使用原则不够规范	1. 组织学习术后抗菌药物使用原则及相关规范 2. 交班点评术后用药合理性,三级查房重点检查 3. 根据患者感染风险及指标及时进行抗菌药物调整	誉铁鸥 聂惠敏	2019.8	ICU

续表

编号	What	Why	How	Who	When	Where
2	没有遵从浅镇静原则	1. 医师护士对镇静原则不掌握 2. 没有评估患者镇静需求、未设定镇静目标	1. 组织学习镇静相关指南，掌握镇静原则 2. 评估意识状态及镇静需求 3. 合理制定镇静方案、列出镇静目标 4. 根据镇静目标及时调整镇静深度，保持唤醒	强新华 莫韶妹	2019.8	ICU
3	MDRO患者隔离不足	1. 感控科无设定危机值预警提示 2. MDRO 患者隔离措施不规范	1. 开通 MDRO 危机值预警 2. 接到报告，系统提醒及时开隔离医嘱 3. 严格按照规范进行床边隔离 4. 有条件进行分区、单间隔离	温伟标 黄朗斯	2019.9	ICU
4	肺部早期康复活动不及时	1. 对肺部早期康复认识不足 2. 康复设施少 3. 早期康复活动监督力度不够	1. 成立早期康复活动小组，人人练习，让每人学会评估早期康复活动指征 2. 增添早期康复设施 3. 每天安排 1 个康复班，与主管医师确认可进行早期康复活动患者，尽早进行早期活动 4. 每班管床护士指导患者进行 1 组踝泵运动，并记录活动情况 5. 设立早期康复活动执行进行核对确认 6. 制定个性化的耐力训练治疗方案	曹泳文 陈惠瑶	2019.10—12	ICU

八、执行阶段

1. 根据规范合理使用抗菌药物：①组织学习术后抗菌药物使用原则及相关规范；②交班点评术后用药合理性，三级查房重点检查（图 11-5）；③根据患者感染风险及指标及时进行抗菌药物调整。

2. 根据目标评分镇静：①组织学习镇静相关指南，掌握镇静原则；②评估意识状态及镇静需求；③合理制定镇静方案、列出镇静目标；④根据镇静目标及时调整镇静深度，保持唤醒（图 11-6）。

3. MDRO 患者加强床边隔离：① MDRO 危机值预警；②开出隔离医嘱；③严格按照规范进行床边隔离；④有条件进行分区、单间隔离（图 11-7）。

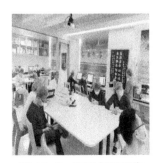

图 11-5　交班点评用药

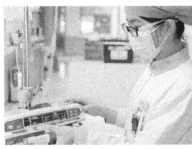

图 11-6　根据镇静目标及时调整镇静深度

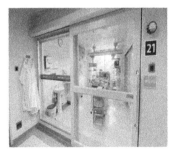

图 11-7　MDRO 患者分区、单间隔离

4.规范早期康复流程，严格落实早期康复活动治疗：①成立早期康复活动小组，人人练习，让每个人学会评估早期康复活动指征；②增添早期康复设施；③每天安排1个康复班，与主管医师确认可进行早期康复活动的患者（图11-8），尽早进行早期活动；④每班管床护士指导患者进行1组踝泵运动，并记录活动情况；⑤设立早期康复活动执行确认表；⑥制定个性化的耐力训练治疗方案（图11-9）。

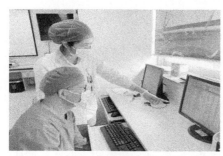 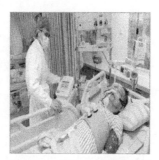

图11-8　康复治疗班与医师沟通制定康复计划　　　图11-9　进行早期康复训练

九、检查阶段

1.通过落实改进措施，重新对存在的问题进行调查，结果见表11-5。

表11-5　VAP防控措施改进后情况检查

调查项目	调查时间		调查例数		执行率（%）		达标率（%）		调查对象	调查地点	调查方法	调查人
	改善前	改善后	改善前	改善后	改善前	改善后	改善前	改善后				
遵从浅镇静原则	2019年4月1～30日	2020年1月2～2月2日	243	216	85.7	94.6	74.6	88.88	医师	ICU病房	病例回顾	强新华
MDRO患者隔离			139	132	84.93	96	78.33	94	当班医护人员	ICU病房	现场观察	聂惠敏
肺部早期康复活动			239	338	89.7	98.26	83.75	92.0	当班医护人员	ICU病房	现场观察	黄朗斯
抗菌药物使用			62	76	合理使用率（%）				当班医护人员	ICU病房	现场观察	温伟标
					抗菌药使用		改善后					
					88		95					

2. 项目实施后，抗菌药物合理使用率、镇静管理、MDRO、早期肺康复的执行率及正确执行率均较前改善（图 11-10 ~ 图 11-13）；项目实施前后的 VAP 发生率分别为20.25‰和8.40‰（图 11-14）。

3. 2019 年（上半年）较 2020 年（上半年）缩短住院天数 0.65（图 11-15），节省经济支出约 2 184 000 元。

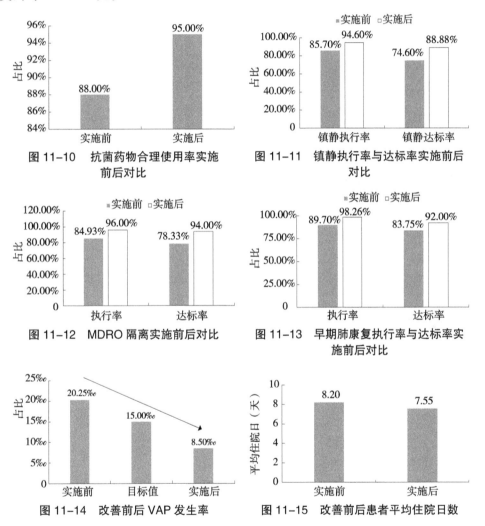

图 11-10　抗菌药物合理使用率实施前后对比

图 11-11　镇静执行率与达标率实施前后对比

图 11-12　MDRO 隔离实施前后对比

图 11-13　早期肺康复执行率与达标率实施前后对比

图 11-14　改善前后 VAP 发生率

图 11-15　改善前后患者平均住院日数

十、总结阶段

1. 通过科室组织学习抗菌药物使用原则及相关规范后，抗菌药物合理使用率由 88% 提升到 95%；医师能根据患者感染风险及指标及时进行抗菌药物的调整。

2. 通过学习镇静相关指南及专家共识，进一步规范镇静剂使用，设置合理镇静目标，医护能准确评估意识状态及镇静需求；每天可根据镇静目标及时调整镇静深度，保持合理镇静状态，根据患者情况实施唤醒。

3. 与感控科及检验科共同改进 MDRO 危机值预警提示功能，医师能及时开具隔离医嘱，护士能及时采取床边隔离措施，根据 MDRO 隔离规范，有效落实隔离措施。

4. 通过组织科室学习早期康复知识，并成立早期康复活动小组，提高了患者早期康复活动的执行率。完善了呼吸机相关性肺炎的预防管理制度及流程等：预防呼吸机相关性肺炎护理流程图、特殊口腔护理的操作流程、VAP 预防措施核查表、气囊测压流程、呼吸机相关性肺炎管理制度，同时还完善了早期康复运动流程及预防管理制度。

5. 科研成果及立项：佛山市卫健局立项 2 项、医院新技术 2 项、相关论文 2 篇。

6. 强化 VAP 防控措施的执行，加强督导：①护理组长常态化按标准每日自查；②科室使用杏林系统对院感指标进行实时监控，随时查看感染患者的相关资料；③科室每月对院感指标汇总，每季度进行持续质量改进分析。

7. 持续质量改进：改善后的 VAP 发生率为 8.4‰，超出目标值；下一步将进一步提高口腔护理的正确执行率，并完善相关流程，进入下一个 PDCA 循环进行持续改进。

（佛山市第一人民医院质量管理部　周立新、陈惠瑶、温伟标及 CQI 小组成员）

运用 PDCA 循环降低术后 PCA 镇痛不足率

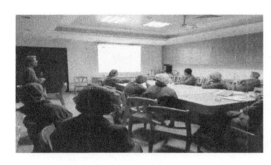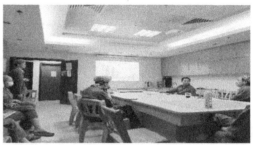

麻醉科包括麻醉手术室、疼痛科、内镜中心和日间手术中心，2021 年开设麻醉科门诊和加强麻醉后恢复室。现有麻醉医师 73 人，医护人员近 300 人。手术室 38 间，年麻醉手术量超 9 万台。近 10 年获国家自然科学基金 5 项，广东省自然科学基金 8 项，SCI 收录论文 25 篇。获佛山市科技进步奖 5 项。2019 年成立麻醉与围术期转化医学研究所，近三年获批科研经费超过 1000 万元。承担武汉大学、广东医科大学、徐州医科大学以及遵义医科大学硕士研究生导师资格，是南方医科大学博士后联合培养基地。麻醉科是广东省重点临床医学专科，佛山市"十三五"高水平重点专科，2018 年、2019 年连续两年上榜复旦大学华南地区麻醉学专科声誉排行榜。

一、选题背景

手术后疼痛是机体受到手术（组织）损伤后的一种反应，包括生理、心理和行为等。疼痛会增加患者的氧耗量及心脑血管疾病不良事件发生率，而有效的手术后镇痛，不但能减轻患者的痛苦，有利于疾病的康复，而且具有巨大的社会和经济效益。

根据一份广东省 12 家医院术后镇痛现状的调查，手术后患者发生中重度疼痛（疼痛数字评分 ≥ 4 分）的比例不尽相同，静息时术后第一天平均有 10.6%（2.8% ~ 23.7%）存在中到重度疼痛。

二、现状调查

2019 年 3 月 1 日至 2019 年 3 月 31 日，麻醉科对术后使用 PCA 的 361 名患者进行术后镇痛随访，NRS 评分 ≥ 4 分共 49 例（其中 PCIA：36 例，PCEA：12 例，PCNA：1 例，

占比分别为 10.00%、3.30%、0.30%、共占 13.60%），调查结果如下（表 12-1，图 12-1）。

表 12-1　术后镇痛随访现状调查结果

镇痛类型	NRS ≥ 4 分例数	手术科室
PCIA	15	普外科
	10	骨科
	4	妇科
	5	胸外科
	1	产科
	1	烧伤科
PCEA	6	产科
	3	肝外科
	2	泌尿外科
	1	肛肠外科
PCNA	1	骨科

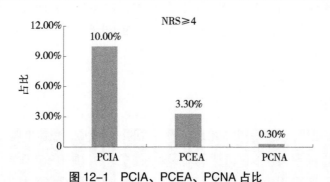

图 12-1　PCIA、PCEA、PCNA 占比

三、成立 CQI 小组

　　为了加强术后疼痛管理，降低患者术后镇痛不足率，成立了术后镇痛 CQI 小组，其中科主任任组长，质量控制主任任督导员，质控员为联络员，其他人员为组员，各成员均有明确的分工（表 12-2）。

表 12-2 CQI 小组成员

序号	姓名	职务	组内分工
1	王汉兵	科主任	组长、目标设定
2	欧伟明	质量控制主任	督导员
3	仲吉英	科副主任	副组长
4	梁桦	科副主任	对策实施
5	林森	住院总医师	对策实施
6	陈华艳	住院总医师	对策实施
7	叶丽	麻醉护士长	对策实施
8	伍辉萍	麻醉医师	对策实施
9	郑雪琴	教学秘书	对策实施
10	黄慧慧	麻醉护士	对策实施
11	罗昌辉	科室质控员	联络员、总结
12	张涛	麻醉医师	数据统计
13	戴鹏	麻醉医师	数据统计
14	贺俭	麻醉医师	数据统计
15	专职术后随访医师	规培医师	数据统计

四、设定目标值

根据一份广东省 12 家医院术后镇痛现状的调查，静息时术后第一天平均有 13.6% 存在中到重度疼痛。将目标值设置为 5%，以期我们能比广东省平均水平做得更好（图 12-2）。

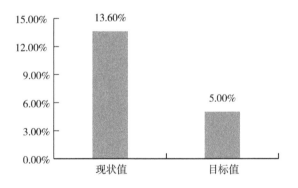

图 12-2 术后镇痛不足率目标值设定

五、拟定计划

拟定计划见图 12-3。

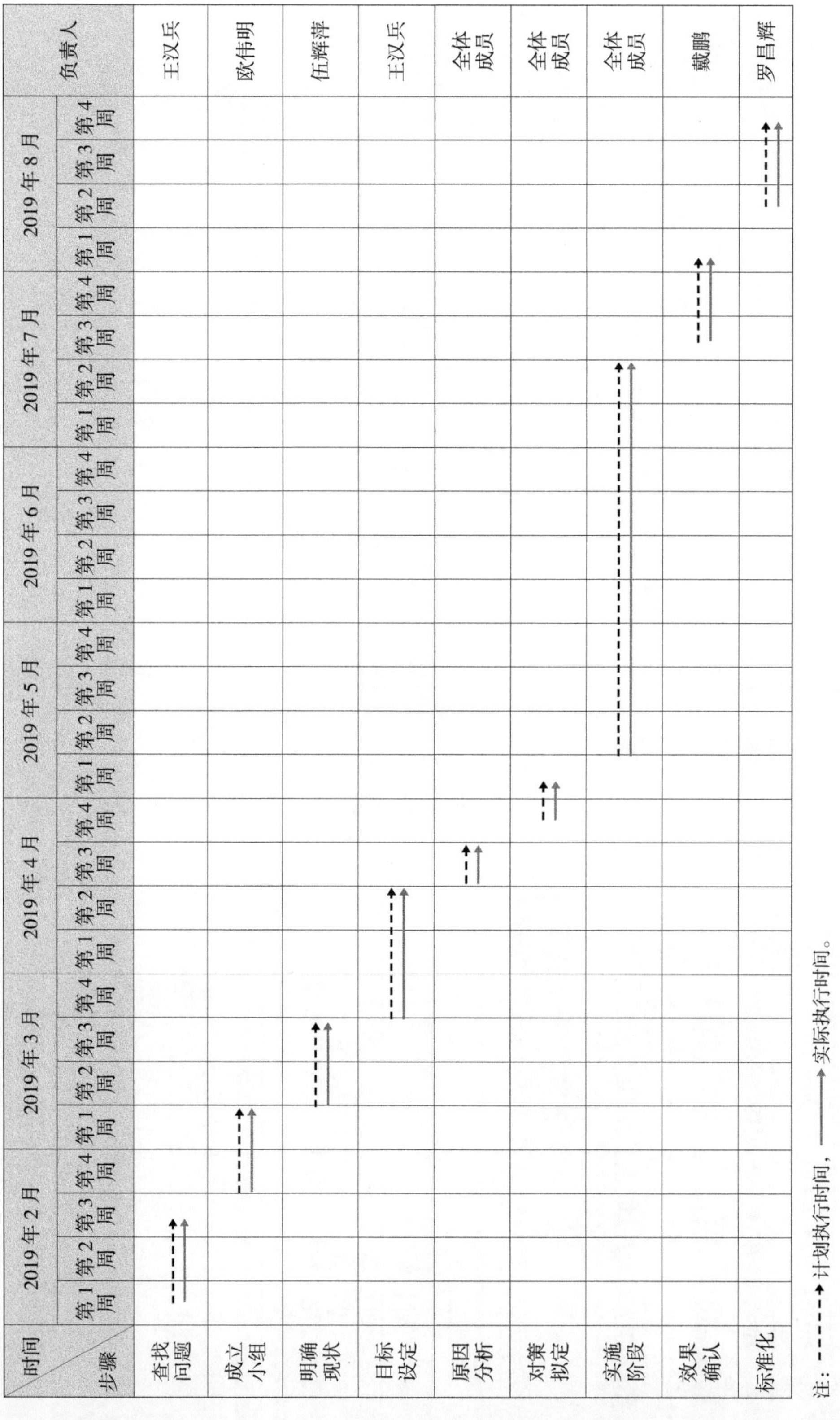

时间\步骤	2019 年 2 月				2019 年 3 月				2019 年 4 月				2019 年 5 月				2019 年 6 月				2019 年 7 月				2019 年 8 月			负责人
	第1周	第2周	第3周	第4周	第1周	第2周	第3周	第4周	第1周	第2周	第3周	第4周	第1周	第2周	第3周	第4周	第1周	第2周	第3周	第4周	第1周	第2周	第3周	第4周	第1周	第2周	第3周	第4周	
查找问题																													王汉兵
成立小组																													欧伟明
明确现状																													伍辉萍
目标设定																													王汉兵
原因分析																													全体成员
对策拟定																													全体成员
实施阶段																													全体成员
效果确认																													戴鹏
标准化																													罗昌辉

图 12-3　甘特图

注：------▶ 计划执行时间，──────▶ 实际执行时间。

1.头脑风暴：小组成员从4个方面进行头脑风暴分析影响术后镇痛不足的原因（图12-4）。

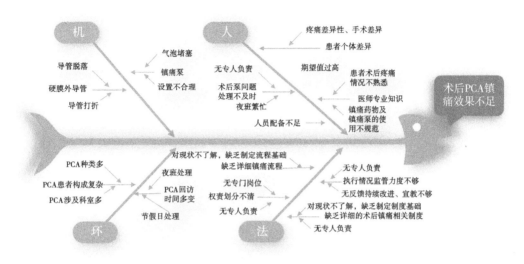

图 12-4　鱼骨图

2.评选要因：把末端因素作为调查项目对50名工作人员进行调查，统计PCA镇痛不足所有原因发生的频次和占比（表12-3）。

表 12-3　PCA 镇痛不足原因频次

PCA 镇痛不足原因	频次	占比	累计百分比
制度不完善	30	31.91%	31.91%
术后访视不到位	20	21.27%	53.18%
无具体镇痛流程	18	19.15%	72.33%
镇痛泵及导管问题	10	10.64%	82.97%
术后镇痛工作量过大	8	8.51%	91.48%
患者原因	6	6.38%	97.86%
医师专业知识不足	2	2.14%	100%

根据频次表制作柏拉图（图12-5），按照二八法则，找到占比80%的原因，将主要问题列入首先解决的计划。

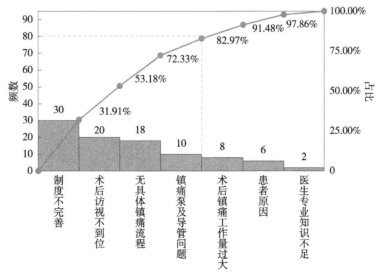

图 12-5　柏拉图：PCA 镇痛不足原因

六、制定对策

根据《成人手术后疼痛处理专家共识》《老年患者围手术期多模式镇痛低阿片方案中国专家共识》，CQI 小组充分讨论，运用 5W1H 制定了以下对策（表 12-4）。

表 12-4　降低术后 PCA 镇痛不足率对策——5W1H

编号	What	Why	How	Who	When	Where
1	制度不完善	1. 不够重视 2. 无专人负责	1. 科室加强重视，整体提升术后镇痛效果 2. 指定专人负责，根据调查反馈，制定流程 3. 修订完善麻醉科术后镇痛制度 4. 制定术后 PCA 随访制度、修订 PCA 随访人员工作职责	麻醉核心小组	2019 年 5 月	麻醉手术室
2	术后访视不到位	1. 不够重视 2. 工作太忙 3. 无专人负责	1. 加强术后管理工作，对相关人员进行培训 2. 指定专人、专岗负责术后镇痛随访工作，提高效率，保证质量	主麻医师	2019 年 5 月	麻醉手术室
3	无具体镇痛流程	1. 不够重视 2. 流程老化、不够细化 3. 无专人负责	1. 根据个体化不同，制定个性化术后镇痛方案 2. 加强镇痛流程建立，根据术后随访及科室实际情况，制定各种镇痛临床路径 3. 明确镇痛泵的配置流程	麻醉核心小组	2019 年 6 月前	麻醉手术室
4	镇痛及导管问题	1. 耗材本身问题 2. 没有根据实际情况进行改进	1. 引进优质耗材 2. 统一术后镇痛泵粘贴固定方法 3. 做好病房交接班，如有问题，及时联系麻醉科住院总医师 加强术后随访与相关不良事件汇总分析，制定对策，持续改进	主麻医师	2019 年 7 月前	麻醉手术室

七、执行阶段

1. 针对制度不完善：①科室加强重视，整体提升术后镇痛效果；②专人负责，根据调查反馈，制定流程；③修订完善麻醉科术后镇痛制度；④制定术后 PCA 随访制度，修订 PCA 随访人员工作职责。

2. 针对术后访视不到位，进行全方位层级培训：①组织科室所有麻醉医师及麻醉护士学习《成人手术后疼痛处理专家共识》《老年患者围手术期多模式镇痛低阿片方案中国专家共识》（图 12-6），学习所有重新修订的管理制度、文件及流程。重申术后镇痛管理职责，提升相关工作人员对术后镇痛管理重要性的认识，营造共同关注、共同参与、共同治理的良好氛围。②指定专人、专岗负责

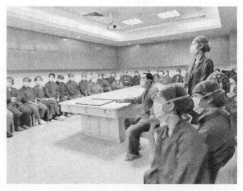

图 12-6　分层级组织学习

术后镇痛随访工作。增设术后 PCA 访视岗位，组织随访人员培训随访的具体内容及注意事项，质控住院总医师负责统筹，每月固定一名规培医师负责访视，访视结果第二天早交班汇报；每个月质控会议上进行术后镇痛汇总分析，发现问题，持续改进；每个季度在全科季度质控会上进行季度总结报告，对存在的问题和解决方法进行全科教育，全面提高术后镇痛效果。③组织科室相关工作人员进行培训，培训参与人员共 91 名，培训前平均分为 78，培训后平均分为 95。通过层级培训，大家对术后疼痛管理知识，术后镇痛随访职责、内容，相关不良事件有了充分的认识，解决术后疼痛问题的能力得到了大幅度提升!

3. 针对无具体镇痛流程：①根据患者个体化不同，制定相应的术后镇痛方案。②建立健全术后镇痛临床路径。根据不同专科术后疼痛特点，制定相应术后镇痛临床路径，如"骨科手术术后镇痛临床路径""产科术后镇痛临床路径""胃肠手术术后镇痛临床路径"等（图 12-7）。③明确镇痛泵的配置流程，杜绝交接班导致的失误。

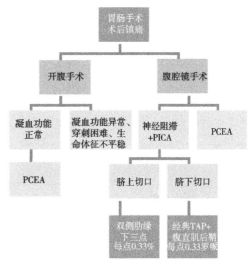

图 12-7　胃肠手术术后镇痛临床路径

4. 针对镇痛泵及导管问题：①引进加强型导管，避免特殊患者导管弯曲（图 12-8）；②按照统一粘贴方法进行固定，避免导管脱落（图 12-9）；③对硬膜外镇痛及静脉镇痛进行标识区分，硬膜外镇痛泵贴上红色标识；④做好镇痛泵病房交接班，告知病房护士，如镇痛泵有问题，及时联系麻醉科住院总医师。

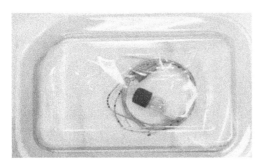

图 12-8　加强型导管

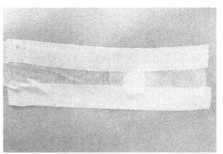

图 12-9　统一固定方法

八、检查阶段

实施对策后，CQI 小组随机抽取 2019 年 7 月的术后 PCA 镇痛数据进行检查，访视术后 PCA 753 例，其中 NRS ≥ 4 分 37 例，占比 4.91%（其中 PCIA：25 例，PCEA：9 例，PCNA：3 例，占比分别为 3.32%、1.19%、0.40%），相比改善前，由 10.60% 降低至 4.91%，达到预期目标，结果见表 12-5 及图 12-10。

表 12-5　实施对策后术后 PCA 镇痛不足率

镇痛类型	NRS ≥ 4 分例数	手术科室
PCIA	11	胃肠外科
	8	骨科
	2	胸外科
	4	烧伤科
PCEA	1	产科
	3	肝外科
	5	肛肠外科
PCNA	3	骨科

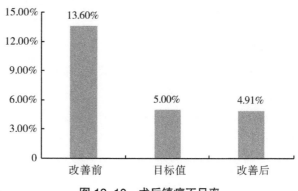

图 12-10　术后镇痛不足率

九、总结阶段

1. 制定、更新、完善《麻醉科核心制度汇编》手册 1 份。

2. 制定完善的术后镇痛随访制度。

3. 制定三项术后镇痛临床路径："骨科手术术后镇痛临床路径""产科术后镇痛临床路径""胃肠手术术后镇痛临床路径"。

4. 引进加强型硬膜外导管，改善硬膜外导管的粘贴方式。

5. 以《成人手术后疼痛处理专家共识》《老年患者围手术期多模式镇痛低阿片方案中国专家共识（2021 版）》及一份广东省 12 家医院术后镇痛多中心现状的调查为依据，CQI 小组针对问题的根本原因寻求最佳的解决办法，形成了术后 PCA 管理领导小组 - 科主任 - 质控管理员 - 使用人员管理机制，实施了 14 项措施改善了术后 PCA 管理相关问题，降低了术后 PCA 镇痛不足的发生率。与 2019 年 3 月对比，2019 年 7 月术后 PCA 镇痛不足率由 10.6% 降低至 4.91%，达到了预期目标。

6. 存在问题及持续改进计划：良好的术后镇痛可降低术后并发症的发生，促进患者快速康复，提高患者舒适度。但术后镇痛也存在一定的不良反应，如恶心、呕吐、头晕等，不良反应与药物、手术及患者本身均有关系。如何在尽可能减少术后疼痛的同时降低不良反应的发生，是我们接下来的工作重点。术后镇痛工作是麻醉科质控工作的重点项目，今后也将狠抓、硬抓、强抓，力求全面提高术后 PCA 满意度。

（佛山市第一人民医院麻醉科　王汉兵、仲吉英及其他 CQI 小组成员）

案例**13**

运用 PDCA 循环降低肝脏胰腺外科非计划
再次手术发生率

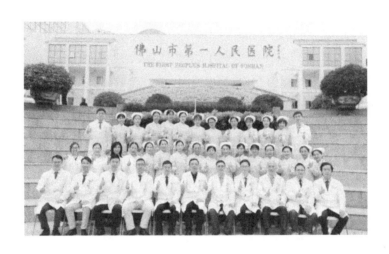

　　肝脏胰腺外科（普外）是广东省医学临床重点专科、广东省医学特色专科，也是佛山市和我院的临床重点专科。诊疗病种包括肝癌、肝脓肿、肝门区胆管癌、胰腺癌、重症胰腺炎、肝内外胆管结石及终末期肝病等各种疑难杂症。其包括肝移植、巨块型肝癌切除、高位胆管癌切除、胰十二指肠切除、复杂性肝胆管结石及肝脏离断联合门静脉结扎后二期肝切除术等在内的许多高难度手术。

一、选题背景

　　非计划再次手术是指源于首次手术的相关并发症或意外结果导致的重返手术。

　　非计划再次手术作为医疗安全质量管理重要指标之一，既是评价医疗质量的重返类指标，也是科室质控管理体系的重要内容。近年来已成为卫生政策研究的热点，应用于医院的医疗质量管理、绩效评价已经较为成熟。

　　非计划再次手术给患者带来了身体及精神上的痛苦，增加了住院时间和医疗费用，并且消耗额外的医疗资源，容易产生医疗纠纷。降低非计划再次手术发生率对医院、患者以及社会都具有重要意义，故将其纳入 PDCA 循环，持续改进。

二、现状调查

1. 肝脏胰腺外科 2016—2017 年度非计划再次手术例数见图 13-1。

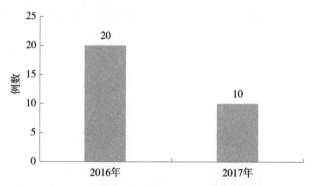

图 13-1　2016-2017 年非计划再次手术例数

2. 肝脏胰腺外科 2016—2017 年度手术原因分类，腹腔出血和切口感染是近年导致非计划再次手术的两大主要原因（图 13-2）。

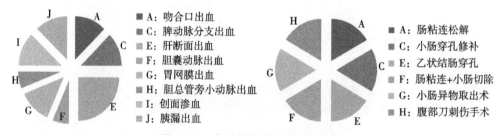

图 13-2　非计划再次手术原因分类

3. 肝脏胰腺外科 2016—2017 年度非计划再次手术发生率分别是 1.64%、0.80%（表 13-1）。

表 13-1　2016—2017 非计划再次手术发生率

年份	手术人数	非计划二次手术例数	非计划二次手术发生率
2016 年	1221	20	1.64%
2017 年	1256	10	0.80%

三、成立 QCI 小组

为了降低胰腺外科非计划再次手术发生率，我科成立了由科主任担任组长，医务科、质控科为主要成员，肝胰外科医师、护士为成员的跨部门 CQI 小组，各成员都有明确的分工（表 13-2）。

表 13-2　CQI 小组成员

序号	姓名	部门	职务	组内分工
1	陈焕伟	肝胰外科	科主任	组长 / 项目总协调者，审查全过程
2	甄作均	肝胰外科	名誉首席专家	主要成员 / 负责成果的评审工作，项目主要协调者
3	邓斐文	肝胰外科	医师	副组长 / 负责成果的评审工作，项目协调者
4	曾勇	质控科	科长	主要成员 / 对策执行情况和执行后的效果检查
5	赵伟成	医务科	科长	主要成员 / 政策指导
6	雷秋成	肝胰外科	医师	秘书 / 协助和执行实施、组织会议 / 方案修订
7	李巧云	肝胰外科	护士	秘书 / 协助和执行实施、组织会议 / 方案修订
8	王峰杰	肝胰外科	医师	成员 / 设计调查表，数据分析、收集数据
9	胡健垣	肝胰外科	医师	成员 / 资料收集 / 执行实施
10	麦结珍	肝胰外科	护长	成员 / 参与项目设计和反馈、资料收集 / 执行实施
11	宁燕文	肝胰外科	医师	成员 / 资料收集 / 执行实施

四、设定目标

国外文献报道，非计划再次手术发生率为 0.6% ~ 9.4%，国内学者指出，非计划再次手术发生率为 0.38% ~ 5.85%，国内文献报道肝胆胰腺外科非计划再次手术发生率为 0.71%，并结合我科实际情况确定目标值，即非计划再次手术发生率为 0.71%（图 13-3）。

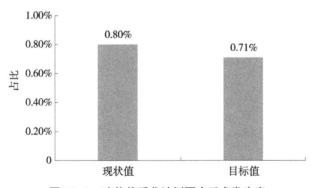

图 13-3　改善前后非计划再次手术发生率

五、拟定计划

计划用 10 个月的时间来完成预期工作，其中 P 阶段计划用 3 个月、D 阶段用 4 个月、C 阶段用 2 个月、A 阶段用 1 个月（图 13-4）。

实施项目	负责人	计划日程：2018 年									
		3 月	4 月	5 月	6 月	7 月	8 月	9 月	10 月	11 月	12 月
现状把握	陈焕伟、邓斐文	⇢									
目标确定	邓斐文、雷秋成	⇢									
原因分析	邓斐文、雷秋成			⇢							
对策拟定	邓斐文、胡健垣				⇢						
对策实施	王峰杰、符荣党					⇢		⇢			
效果确认	雷秋成、符荣党								⇢		
标准化	胡建垣等									⇢	
总结成果	陈焕伟等										⇢

注：┄┄➤ 计划执行时间，━━➤ 实际执行时间。

图 13-4　甘特图

六、分析原因

小组成员从 5 个方面进行头脑风暴分析查找非计划再次手术发生率高，未能避免非计划再次手术的原因，并绘制出鱼骨图（图 13-5）。找出 12 个末端因素，设计原因调查表，通过问卷星对相关科室相关人员进行现场调查再进行原因汇总（表 13-3，图 13-6）。CQI 小组成员根据问题的难易程度、重要性进行投票；根据二八法则确定此次 PDCA 首要改进的问题。

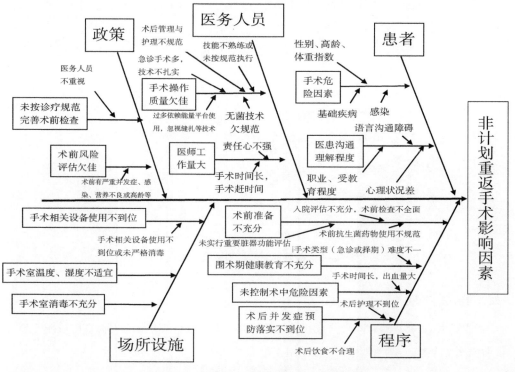

图 13-5　鱼骨图：非计划再次手术的原因

表 13-3　非计划再次手术原因分析

问题	频数	累计百分比
医师手术技术不扎实	80	32.92%
主刀医师未按规范执行	45	51.44%
手术时间长	36	66.26%
换药无菌技术欠规范	31	79.01%
术前风险评估欠佳	22	88.07%
术后管理、观察与护理不规范	13	93.42%
手术相关设备使用不到位或未严格消毒	7	96.30%
不同手术类型（急诊或择期）难度不一	4	97.94%
术前抗菌药物使用不规范	3	99.18%
围手术期健康教育不充分	1	99.59%
手术医师责任心不强	1	100.00%

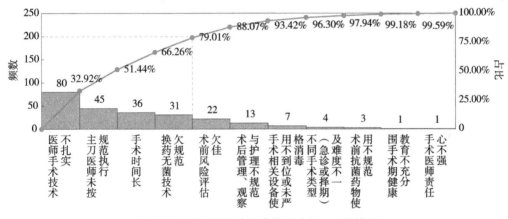

图 13-3　非计划再次手术真因分析——柏拉图

七、制定对策

依据我科实际情况，CQI 小组充分讨论，运用 5W1H 制定对策（表 13-4）。

表 13-4　降低肝脏胰腺外科非计划再次手术发生率对策制定——5W1H

编号	What	Why	How	Who	When	Where
1	医师手术技术不扎实	1. 术中能量平台器械的规范使用不规范 2. 过多依赖超声刀或吻合器使用后，忽视缝扎等基本技术	1. 加强术中能量平台器械的规范使用 2. 请有关专家讲解并作相关经验介绍 3. 超声刀或吻合器使用后，根据术中情况认真缝扎止血	陈焕伟 邓斐文 王峰杰	2018 年 5—6 月	医师办公室

续表

编号	What	Why	How	Who	When	Where
2	主刀医师未按规范执行	1. 未严格执行医院手术分级管理制度 2. 部分医师技术有待改进和熟练 3. 术前点评活动少 4. 未定期召开医疗质量分析会	1. 严格执行医院手术分级管理制度，杜绝越级做手术的现象 2. 鼓励医师外出学习，改变旧观念，接受新观念、新技术 3. 加强对科室各级医师的培训，开展术后点评活动，不断提高主刀医师的医疗技术水平 4. 定期召开医疗质量分析会	陈焕伟 甄作均 邓斐文	2018年4—5月	医师办公室
3	手术时间长	1. 手术医师组人员配备不合适 2. 急诊手术多，有部分值班医师未及时请示二值 3. 年轻医师缺乏定期培训及考核 4. 年轻医师经验少，技术有待提高 5. 择期手术多，肝胆胰手术时间长 6. 医师工作负荷量大，容易出现手术赶时间的问题	1. 科室组技术熟练成员与不太熟练的医师一组，保证手术质量及速度 2. 对于二级以上的急诊手术，需要请示二值医师 3. 年轻医师进行规范的手术技术培训 4. 对年轻医师进行定期培训及考核 5. 严格执行术前讨论制度和术后点评，提高业务水平 6. 请老专家讲解相关手术技巧及经验，以提高年轻医师阅历及相关技术 7. 术中尽量缩短手术时间，如手术时间过长，需术中追加抗菌药物 8. 手术过程中认真操作，反复止血，避免赶时间 9. 科室规定下午5点后不安排择期手术，以避免因医师劳累而引发相关手术并发症	陈焕伟 甄作均 邓斐文	2018年5—6月 2018年7—9月	医师办公室、外科会议室 医师办公室
4	术后换药无菌技术欠规范	1. 换药制度过时，未及时更新和落实 2. 手卫生制度落实欠规范，术后换药欠规范	1. 完善术后换药规范流程 2. 严格执行手卫生制度，落实无菌技术 3. 上级医师监管到位 4. 高危切口感染的开腹手术术中皮下埋置引流管，术后持续引流和（或）冲洗 5. 造口专科护士协助医师换药及伤口护理	麦结珍 宁燕文 雷秋成	2018年5—7月	医师办公室、外科会议室

八、执行阶段

1. 针对医师手术技术不扎实的问题：①加强术中能量平台器械的规范使用；②请有关专家讲解并做相关经验介绍；③超声刀或吻合器使用后，根据术中情况认真缝扎止血（图13-7）。

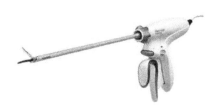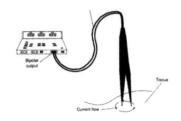

图 13-7　超声刀和双极电能量器械

2. 针对主刀医师未按规范执行的问题：①严格执行医院手术分级管理制度，杜绝越级做手术的现象；②鼓励医师外出学习，改变旧观念，接受新观念、新技术；③加强对科室各级医师的培训，开展术后点评活动，不断提高主刀医师的医疗技术水平；④定期召开医疗质量分析会（图 13-8）。

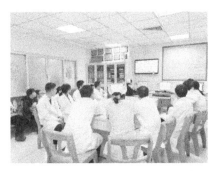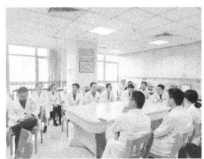

图 13-8　定期召开医疗质量分析会

3. 针对手术时间长的问题：①科室组技术熟练成员与不太熟练的医师一组，保证手术质量及速度；②对于二级以上的急诊手术，需要请示二值医师；③年轻医师进行规范的手术技术培训；④对年轻医师进行定期培训及考核；⑤严格执行术前讨论制度和术后点评，提高业务水平；⑥请老专家讲解相关手术技巧及经验，以提高年轻医师阅历及相关技术；⑦术中尽量缩短手术时间，如手术时间过长，需术中追加抗菌药物；⑧手术过程中认真操作，反复止血，避免赶时间；⑨科室规定下午 5 点后不安排择期手术，以避免因医师劳累而引发相关手术并发症。

4. 针对术后换药无菌技术欠规范的问题：①完善术后换药规范流程；②落实手卫生制度，严格执行手卫生，重视无菌操作原则；③上级医师监管到位；④高危切口感染的开腹手术术中皮下埋置引流管，术后持续引流和（或）冲洗；⑤造口专科护士协助医师换药及伤口护理。

九、总结阶段

2018 年 3 月实施对策后，2019 年 1 月 CQI 小组对 2018 年非计划再次手术发生率进行检查发现，2018 年科室手术人数 1412 例，非计划再次手术 7 例，非计划再次手术发生率有所下降，为 0.50%，分析原因：我科严格执行医院手术分级管理制度，加强对各级医师培训，不断提高主刀医师的医疗技术，定期召开医疗质量分析会，制定相关科室医疗制度，并严格落实执行（图 13-9）。

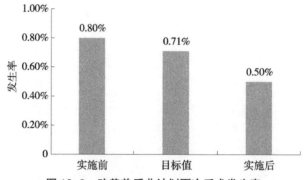

图 13-9　改善前后非计划再次手术发生率

1. 科室重视医师的成长，每月组织科内业务学习，定期考核年轻医师基本知识。定期组织年轻医师练习腹腔镜等基本功；组织全科成员观摩领域内专家做的手术，在线进行学术交流，取长补短，提高医师的技术。

2. 修订《科室非计划二次手术管理制度》和《外科换药操作规范》。

3. 存在问题及持续改进计划：针对 2018 年我科非计划再次手术发生的情况进行分析和总结，严格落实相关制度和流程，每月对科室手术并发症及死亡病例进行及时分析和讨论，分析根源，总结教训经验，科室主任进行督查和改进，持续降低非计划再次手术发生率。

（佛山市第一人民医院肝脏胰腺外科　陈焕伟、雷秋成及 CQI 小组成员）

运用 PDCA 循环降低普通妇科腹腔镜手术泌尿系统损伤发生率

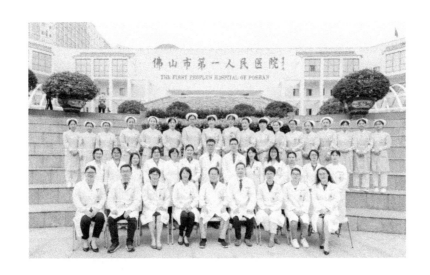

　　佛山市第一人民医院妇科是广东省临床重点专科。其腹腔镜技术处于国内领先和国际先进水平。我院妇科拥有一支手术操作技巧娴熟的妇科医师队伍，全面开展妇科各种良恶性疾病的开腹、阴式、宫腹腔镜手术，重视治疗手段对患者生活质量的影响，重视手术质量与安全的持续改进，取得了满意的疗效和良好的社会经济效益。本 CQI 小组集医疗、护理、普通妇科、泌尿外科为一体，共同探讨，积极预防，将腹腔镜手术泌尿系损伤发生率降至最低。

一、选题背景

　　妇科生殖系统在解剖上与泌尿系统关系密切，泌尿系统损伤是妇科腹腔镜手术严重并发症之一，处理不当有可能导致输尿管梗阻、肾积水及肾功能损伤。随着妇科腹腔镜技术的日益普及，手术适应证和范围不断扩大，泌尿系统的损伤发生率有增加的趋势。对此类手术并发症及早发现、及早诊断并进行及时治疗，可改善患者的预后，减少医疗纠纷的发生。

二、现状调查

Lee 等报道除外剖宫产后 27 677 例妇产科手术中泌尿系统损伤的发生率为 0.30%, 经腹手术的发生率为 0.44%, 腹腔镜手术的发生率为 0.14%; 贺子秋等报道的发生率分别为 0.21%、0.14%、0.25%。Hwang 等进一步报道了腹腔镜广泛全子宫切除术的泌尿系统损伤率高达 6.85%, 其中膀胱损伤发生率约 0.34%。

据病案室统计资料显示, 普通妇科 (2015 年 6 月 1 日至 2017 年 5 月 31 日) 腹腔镜手术约 3846 例, 发生泌尿系统损伤 7 例, 发生率约 0.18%, 其中 6 例泌尿系统损伤发生在 2016 年 6 月 1 日至 2017 年 5 月 31 日。腹腔镜广泛子宫切除术 94 例, 发生泌尿系统损伤 3 例, 发生率为 3.10% (表 14-1)。

表 14-1　普通妇科腹腔镜手术泌尿系统损伤

	2015 年 6 月至 2016 年 5 月			2016 年 6 月至 2017 年 5 月		
	手术例数	泌尿系统损伤例数	发生率（%）	手术例数	泌尿系统损伤例数	发生率（%）
广泛全子宫切除术	35	1	2.86	59	2	3.39
全子宫切除术	392	0	0	373	3	0.80
子宫肌瘤剔除术	318	0	0	336	1	0.30
其他腹腔镜手术	1117	0	0	1216	0	0
合计	1862	1	0.05	1984	6	0.30

三、成立 CQI 小组

为降低普通妇科腹腔镜手术泌尿系统损伤发生率, 成立了以尚慧玲主任为组长、韩玉斌主任为副组长、相关科室人员为成员的跨专业 CQI 小组, 各成员均有明确的分工 (表 14-2)。

表 14-2　CQI 小组成员与分工

序号	姓名	科室	职称	组内职务	分工
1	尚慧玲	普通妇科	主任医师	组长	督导
2	韩玉斌	普通妇科	主任医师	副组长	组织会议/方案修订
3	廖敏	普通妇科	副主任医师	成员	组织会议/方案修订
4	陈云卿	普通妇科	副主任医师	成员	组织会议/方案修订
5	马聪	普通妇科	副主任医师	成员	组织会议/方案修订
6	严鸣	普通妇科	副主任医师	成员	组织会议/方案修订
7	朱小红	普通妇科	副主任医师	成员	组织会议/方案修订
8	林哲	泌尿外科	主任医师	成员	资料收集/执行实施
9	莫金凤	普通妇科	副主任医师	成员	资料收集/执行实施
10	黎雪华	普通妇科	主治医师	成员	资料收集/执行实施
11	麦振声	普通妇科	主治医师	成员	资料收集/执行实施

续表

序号	姓名	科室	职称	组内职务	分工
12	陈彩江	普通妇科	主治医师	成员	资料收集 / 执行实施
13	赵艺敏	普通妇科	副主任护师	成员	会议记录 / 方案整理

四、设定目标值

根据国内外文献，妇科经腹腔镜手术泌尿系统损伤发生率约 0.14%，我院妇科腹腔镜培训中心为卫生部四级妇科内镜手术培训基地，腹腔镜技术在国内处于领先地位，因此设定普通妇科腹腔镜手术泌尿系统损伤发生率目标值为 0.12%（图 14-1）。

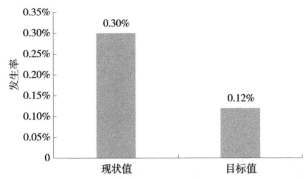

图 14-1　普通妇科腹腔镜手术泌尿系统损伤发生率目标值设定

五、拟定计划

拟定计划见图 14-2。

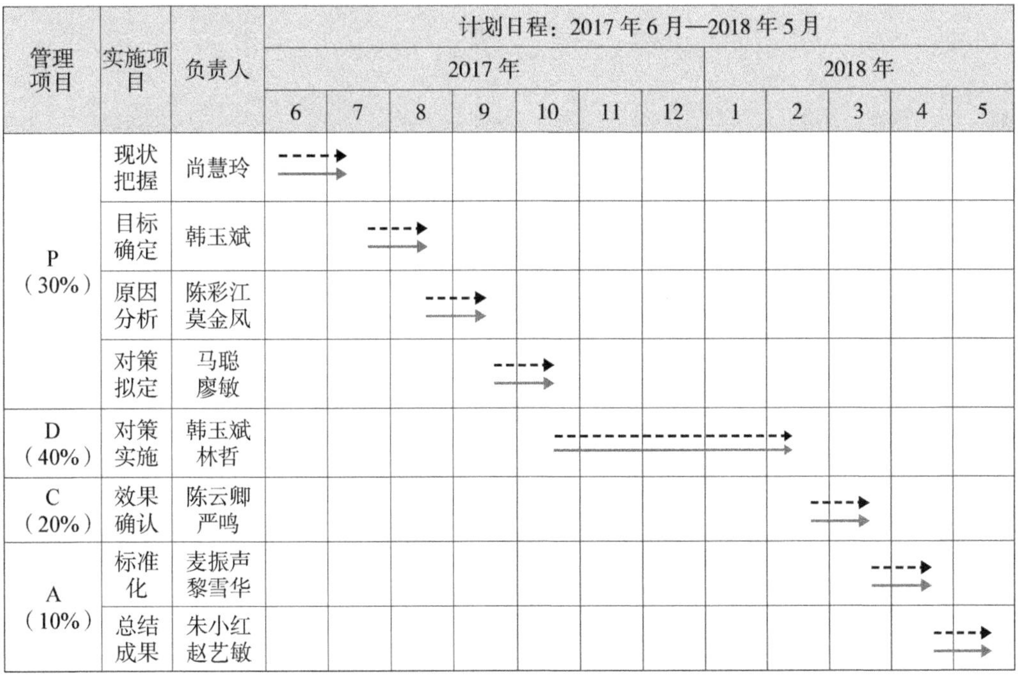

管理项目	实施项目	负责人	计划日程：2017 年 6 月—2018 年 5 月											
			2017 年							2018 年				
			6	7	8	9	10	11	12	1	2	3	4	5
P（30%）	现状把握	尚慧玲	┅►											
	目标确定	韩玉斌		┅►										
	原因分析	陈彩江 莫金凤			┅►									
	对策拟定	马聪 廖敏				┅►								
D（40%）	对策实施	韩玉斌 林哲					┅┅┅┅►							
C（20%）	效果确认	陈云卿 严鸣									┅►			
A（10%）	标准化	麦振声 黎雪华									┅►			
	总结成果	朱小红 赵艺敏											┅►	

注：┅┅► 计划执行时间，──► 实际执行时间。

图 14-2　甘特图

六、原因分析

1.头脑风暴：小组成员从 5 个方面进行头脑风暴分析妇科腹腔镜手术发生泌尿系统损伤的原因（图 14-3）。

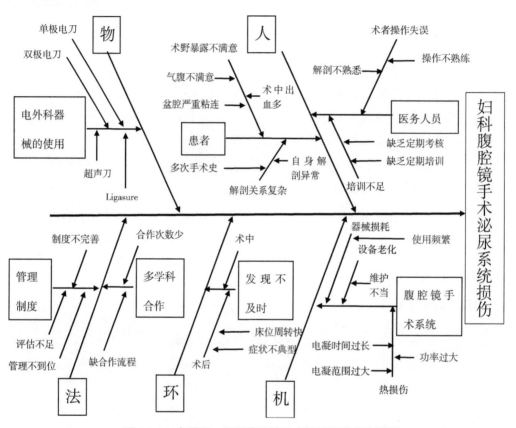

图 14-3 鱼骨图：妇科腹腔镜手术泌尿系统损伤原因

2.评选要因：把末端因素作为调查项目，对普通妇科 / 泌尿外科 / 手术室的 30 名临床医师和 8 名护士进行现场调查及询问，并统计归类最后确定真因（表 14-3）。根据柏拉图（图 14-4），按照二八法则，找到占比 80% 的原因，将主要问题列入首先解决的计划。

表 14-3 妇科腹腔镜手术泌尿系统损伤真因验证调查表

要因	频数	累计百分比
热损伤	38	23.60%
术野暴露不清	35	45.34%
术者操作失误	30	63.98%
发现不及时	29	81.99%
电外科器械的使用	17	92.55%
术前评估不足	12	100%

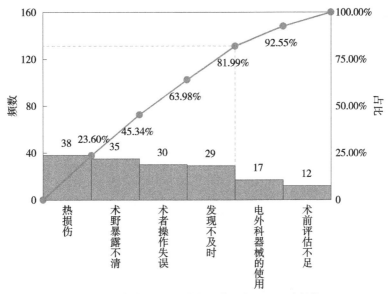

图 14-4　柏拉图：妇科腹腔镜手术泌尿系统损伤

七、制定对策

为降低普通妇科腹腔镜手术泌尿系统损伤发生率，小组讨论后，运用 5W1H 制定了持续改进对策（表 14-4）。

表 14-4　降低普通妇科腹腔镜手术泌尿系统损伤对策制定——5W1H

编号	What	Why	How	Who	When	Where
1	热损伤	不合理使用电外科器械	1. 组织科内业务学习,掌握腹腔镜手术能量器械的工作原理和作用特点 2. 手术室演示与教学（临床结合实际） 3. 通过既往病例回顾和手术录像回放,进行经验总结	尚慧玲 韩玉斌 陈彩江	2017 年 9 月	手术室
2	术者操作失误	1. 手术指征掌握不严格 2. 缺乏手术经验及手术技巧 3. 局部解剖不熟悉	1. 根据腹腔镜的知识和技能进行规范的培训 2. 对于比较困难复杂、易出现尿道损伤的手术，进行充分的术前讨论 3. 多学科合作，术前常规 B 超了解双肾、输尿管情况，必要时术前放置输尿管双 J 管便于术中辨认输尿管	马聪 莫金凤 麦振声	2017 年 9 月	手术室普通妇科
3	术野暴露不清	1. 术野暴露不充分 2. 盲目钳夹	1. 建立满意的气腹 2. 术中减少出血，保持术野清晰，避免盲目钳夹	陈云卿 朱小红 林哲 黎雪华	2017 年 9 月	手术室普通妇科泌尿外科
4	发现不及时	1. 警惕性不够高 2. 术中无认真探查输尿管情况 3. 术后监测病情不到位	1. 手术时仔细全面检查泌尿系统，及时发现异常 2. 术后常规复查泌尿系统 B 超，密切观察尿液、发热、腰痛、阴道排液情况 3. 掌握基本的临床鉴别诊断方法，必要时行腹腔液尿肌酐检测，对于疑似病例，请泌尿外科会诊，多学科协作	廖敏 严鸣 林哲 赵艺敏	2018 年 5 ~ 7 月	医师办公室、外科会议室

八、执行阶段

1.减少或避免热损伤：①组织科内业务学习，掌握腹腔镜手术能量器械的工作原理和作用特点；②手术室演示与教学（临床结合实际）；③通过既往病例回顾和手术录像回放，进行经验总结。

2.减少术者操作失误：①根据腹腔镜的知识和技能进行规范的培训（图14-5）；②对于比较困难复杂、易出现尿道损伤的手术，进行充分的术前讨论；③多学科合作，术前常规B超了解双肾、输尿管情况，必要时术前放置输尿管双J管便于术中辨认输尿管（图14-6）。

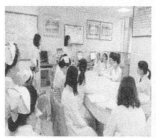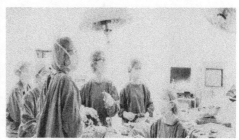

图14-5　知识技能培训

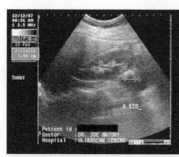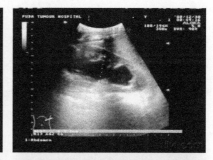
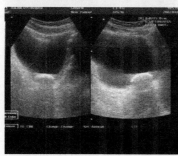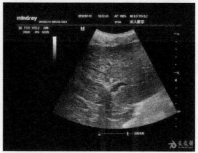

图14-6　影像及多学科合作

3.尽量避免术野暴露不清：①建立满意的气腹；②术中减少出血，保持术野清晰，避免盲目钳夹（图14-7）。

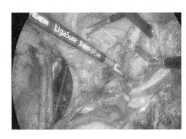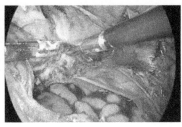

图 14-7　术中注意操作

4. 及时发现异常：①手术时仔细全面检查泌尿系统，及时发现异常（图 14-8）；②术后常规复查泌尿系统 B 超，密切观察尿液、发热、腰痛、阴道排液情况；③掌握基本的临床鉴别诊断方法，必要时行腹腔液尿肌酐检测，对于疑似病例，请泌尿外科会诊，多学科协作。

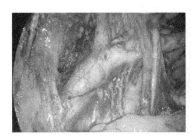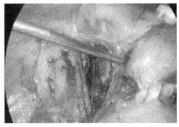

图 14-8　术中仔细检查泌尿系统

九、检查阶段

通过 2017 年 11 月—2018 年 4 月的督导检查，无腹腔镜手术泌尿系统损伤病例发生，发生率为 0，降低腹腔镜泌尿系统损伤成效明显，达到预期目的（表 14-5，图 14-9）。

表 14-5　普通妇科腹腔镜手术泌尿系统损伤督查

项目	2017 年		2018 年			
	11 月	12 月	1 月	2 月	3 月	4 月
腹腔镜手术总数	162	168	173	108	171	174
泌尿系损伤总数	0	0	0	0	0	0

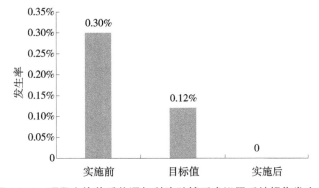

图 14-9　项目实施前后普通妇科腹腔镜手术泌尿系统损伤发生率

十、总结阶段

1. 通过以上努力，普通妇科减少腹腔镜手术泌尿系统损伤发生率这一重要问题得到解决。主要经验如下。①回顾分析既往病例，总结经验，加强医师业务学习和技能培训，从人员因素上减少影响。②术前充分评估患者，拟定合适的手术方案和手术人员，进一步从人员因素上减少影响。③术中示范合理使用电外科器械，减少热损伤，充分暴露术野，辨清解剖，减少术中失误。④手术结束时全面检查泌尿系统，术后密切观察患者情况，以争取及早发现泌尿系统损伤。

2. 存在问题及持续改进计划：①部分患者解剖变异，或术中发现病变严重程度超出术前评估，无法辨清膀胱边界及输尿管走向，从而增加泌尿系统损伤风险。②术者腹腔镜手术技巧及手术经验有所差异，患者术中情况各有不同，无统一的手术操作标准和流程。③部分患者手术指征把握不严，医护人员对腹腔镜手术泌尿系统损伤的重视程度及警惕性有上升空间。

因此，在接下来的临床工作中，我们需严格把握手术指征，规范手术操作，不断提高手术技巧与质量，继续加强多学科协作。

（佛山市第一人民医院普通妇科　尚慧玲、韩玉斌及 CQI 小组成员）

运用 PDCA 循环提高乳腺癌术后上肢淋巴水肿患者综合消肿治疗的执行率

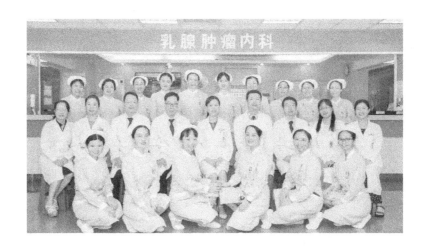

佛山市第一人民医院乳腺肿瘤内科，是省内最早以乳腺、泌尿生殖系统恶性肿瘤内科治疗为特色的专科之一。我科是广东省重点专科，佛山市医学重点专科，广东省区域乳腺中心联盟单位，广东省健康管理学会卵巢癌多学科会诊推广联盟副主任委员单位，中国妇女发展基金会女性高发肿瘤防治示范基地，也是国家药物临床试验基地专业病房。我科有医师 9 名，护士 19 名，其中正高 2 名，副高 3 名，博士后 1 名，博士和硕士各 1 名，国际淋巴水肿治疗师 2 名，精神心理专科护士 1 名。还开设日间化疗单元及淋巴水肿综合消肿治疗室。

一、选题背景

淋巴水肿是因为淋巴循环障碍引起的淋巴液在组组间隙滞留，包括组织水肿、慢性炎症和组织纤维化等一系列的病理改变，目前，国际上疗效最为肯定、应用范围最广的是淋巴水肿综合消肿治疗。

乳腺癌是中国女性最常见的恶性肿瘤，发病率位居中国恶性肿瘤首位。乳腺癌术后生存者中 15% ~ 30% 发生上肢淋巴水肿。文献报道，乳腺癌术后患者 3 年内同侧上肢淋巴水肿发生率为 15% ~ 54%，5 年内为 42%，并终身存在发病风险，淋巴水肿早期可导致患肢肿胀、麻木、疼痛、功能及活动受限，晚期出现肢体外观异常、组织纤维化、脂肪沉积，进而导致丹毒及淋巴管炎，严重影响患者生存质量，加重患者恐惧、焦虑、抑郁等情绪反应，并增加患者费用。因此，对乳腺癌术后上肢淋巴水肿的积极预防及护理至关重要。

淋巴水肿综合消肿治疗（complex decongestion therapy，CDT），是近年来国内外积极推广的一项先进、有效、安全、运用广泛的淋巴水肿治疗方法。其主要内容包括手法淋巴引流、皮肤护理、压性绷带包扎、功能锻炼等，可以降低感染的发生率，减少组织纤维化的发生，有助于形成良性的淋巴循环；能有效地缓解患者焦虑的情绪，有利于疾病的恢复，具有很强的实用价值。

二、现状调查

2020 年 1 月，我科收治 122 例乳腺癌术后患者，发现 26 例出现上肢淋巴水肿，发生率为 21%，其中只有 10 例患者接受综合消肿治疗，执行率仅为 38%（表 15-1）。

表 15-1　上肢淋巴水肿治疗的执行率调查

序号	姓名	年龄	病案号	手术时间	术式	上肢淋巴水肿（左右）	接受综合消肿治疗	执行率
1	周＊艳	37	59＊＊＊70	2013-3	左乳全切术后	左	否	
2	陈＊兰	67	31＊＊＊58	2018-12	左乳癌根治术后	左	否	
3	范＊红	48	64＊＊＊29	2018-5	右乳癌根治术后	右	是	
4	骆＊珍	53	18＊＊＊39	2019-10	右乳癌根治术后	右	否	
5	黄＊秀	56	71＊＊＊37	2018-6	左乳癌根治术后	左	是	
6	范＊儿	48	10＊＊＊＊34	2019-7	右乳癌根治术后	右	否	
7	何＊芬	60	60＊＊＊41	2014-7	左乳癌根治术后	左	否	
8	李＊	53	29＊＊＊18	2000-1	左乳癌根治术后	左	否	
9	江＊明	35	14＊＊＊32	2017-12	左乳癌根治术后	左	否	
10	吴＊娥	53	16＊＊＊63	2008-8	右乳癌根治术后	右	是	
11	刘＊娴	53	10＊＊＊30	2018-2	右乳癌根治术后	右	否	
12	王＊有	56	19＊＊＊66	2018-9	右乳癌根治术后	右	是	
13	劳＊清	63	13＊＊＊44	2017-12	左乳癌根治术后	左	是	
14	郭＊霞	70	23＊＊＊30	2007-6	右乳癌根治术后	右	是	
15	李＊兰	51	56＊＊＊53	2019-4	左乳癌根治术后	左	否	
16	汤＊兰	46	59＊＊＊63	2014-5	右乳癌根治术后	右	否	
17	关＊平	65	16＊＊＊66	2016-12	左乳癌根治术后	左	否	
18	梁＊珍	64	03＊＊＊33	2017-8	左乳癌根治术后	左	是	

续表

序号	姓名	年龄	病案号	手术时间	术式	上肢淋巴水肿（左右）	接受综合消肿治疗	执行率
19	邓*容	58	60***79	2013-8	右乳癌根治术后	右	是	
20	周*	47	16***98	2013-7	右乳癌根治术后	右	否	
21	梁*灵	47	24***35	2014-7	右乳癌根治术后	右	否	
22	张*欢	65	27***04	2017-2	双乳癌根治术后	双上肢	否	
23	梁*飞	70	52***37	2003-4	右乳癌根治术后	右	否	
24	骆*珍	53	18***39	2019-10	右乳癌根治术后	右	否	
25	范*儿	48	10****34	2019-7	右乳癌根治术后	右	否	
……	……	……	……	……	……	……	……	……
122	刘*友	66	13****28	2011-6	右乳癌根治术后	无	否	
合计	122					26	10	38%

三、成立 CQI 小组

为减少上肢淋巴水肿的发生，减轻患者的痛苦，我院成立了由科室主任担任督导、科室护士长担任组长、科室成员担任组员的跨部门 CQI 小组，各成员都有明确的分工（表15-2）。

表 15-2 CQI 小组成员

序号	姓名	科室	职务	组内分工
1	张莉	护理部	督导	主题选定、项目督导
2	庞丹梅	乳腺肿瘤内科	督导	督导/诊疗实施、全程把握
3	陈秀云	乳腺肿瘤内科	组长	组长/主题选定、效果确认、全程把握
4	邹舒倩	保健中心	副组长	副组长/主题选定、效果确认、全程把握
5	刘瑞金	乳腺肿瘤内科	秘书	秘书/对策拟定、全程把握
6	赵晓昀	胸腹放疗科	组员	组员/现状调查、因素分析
7	李财枝	乳腺肿瘤内科	组员	组员/对策拟定、对策实施、标准推行
8	詹丽君	胸腹放疗科	组员	组员/对策拟定、对策实施、标准推行
9	朱后妹	乳腺肿瘤内科	组员	组员/对策实施、标准推行
10	李志贤	乳腺肿瘤内科	组员	组员/对策实施、标准推行
11	李佩叶	日间放疗科	组员	组员/对策实施、标准推行
12	林颖欣	乳腺肿瘤内科	组员	组员/对策实施、标准推行
13	陆燕琼	乳腺肿瘤内科	组员	组员/数据统计、总结

四、设定目标值

乳腺癌在世界范围内已是女性最常见的癌症，淋巴水肿是乳腺癌并发症中最使人痛苦的并发症之一，严重影响患者的生活质量。依据 2020 年 4 月《外周淋巴水肿诊疗的中国专家共识》、国际共识《淋巴水肿治疗的最佳实践》、美国淋巴水肿网站 18 条预防淋巴水肿的建议等，改善了患者结局，预防了严重并发症，提高了患者生活质量，故设定乳腺癌术后上肢淋巴水肿患者执行率目标值为 100%（图 15-1）。

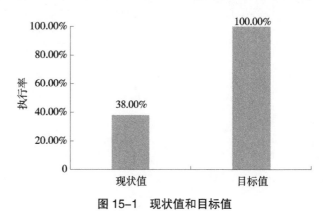

图 15-1　现状值和目标值

五、拟定计划

计划用 12 个月的时间来完成预期的工作，其中 P 阶段计划用 3 个月，D 阶段用 6 个月，C 阶段和 A 阶段各用 3 个月，最后计算出每个阶段用时率（阶段用时率 = 每个阶段用时 / 总计划时间）（图 15-2）。

实施项目	负责人	2020 年											
		1月	2月	3月	4月	5月	6月	7月	8月	9月	10月	11月	12月
现状把握	赵晓昀、朱后妹	→											
目标确定	陈秀云、邹舒倩		→										
原因分析	赵晓昀、刘瑞金			→									
对策拟定	林颖欣、李佩叶			→									
对策实施	李财枝、詹丽君				→					→			
效果确认	张莉、庞丹梅										→		
标准化	朱后妹、李志贤											→	
总结成果	陆燕琼、刘瑞金												→

注：------→ 计划执行时间，——→ 实际执行时间。

图 15-2　甘特图

六、分析原因

从人员、方法、流程、工具、环境 5 个方面进行原因分析，认为问题主要原因集中于 6 个方面：①淋巴水肿相关知识不足；②患者预防行为执行欠落实；③规范化培训不足；

④经济及支持度不足；⑤宣传不足；⑥其他因素。

　　按照频次计算出每个原因所占累计百分比，绘制了柏拉图，按照二八法则，将淋巴水肿相关知识不足、患者预防行为执行欠落实及规范化培训不足确定为要整改的要因（图15-3，图15-4，表15-3）。

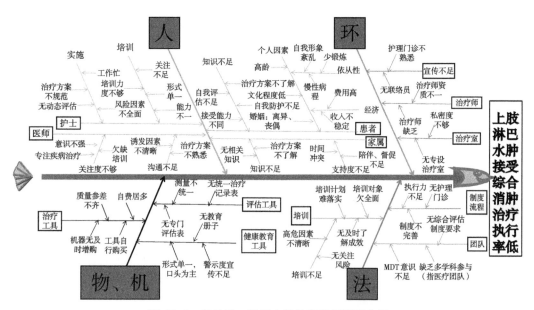

图 15-3　鱼骨图：淋巴水肿执行率低原因分析

表 15-3　淋巴水肿执行率低原因调查表

要因	频数	累计百分比
淋巴水肿相关知识不足	53	36%
患者预防行为执行欠落实	40	63%
规范化培训不足	25	80%
经济及支持度不足	11	87%
宣传不足	10	94%
其他因素	9	100%

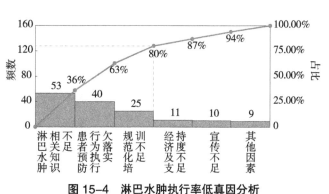

图 15-4　淋巴水肿执行率低真因分析

七、制定对策

　　依据 2020 年 4 月《外周淋巴水肿诊疗的中国专家共识》、国际共识《淋巴水肿治疗的最佳实践》、美国 NLN 国际淋巴水肿网站 18 条预防淋巴水肿的建议等，CQI 小组充分讨论，运用 5W1H 制定了对策（表 15-4）。

表 15-4　提高淋巴水肿综合消肿治疗执行率对策制定——5W1H

编号	What	Why	How	Who	When	Where
1	淋巴水肿相关知识不足	1. 对引起淋巴水肿的高危因素不了解 2. 健康教育资料缺乏、形式单一 3. 患者知识接受能力不同，对严重性不重视 4. 淋巴水肿早期症状不熟悉，肢体肿胀后未及时到淋巴水肿专科就诊 5. 对淋巴水肿综合消肿治疗不了解 6. 对淋巴水肿远期危害性不熟悉	1. 甄别淋巴水肿高危因素：腋窝淋巴结清扫、放疗后、腋网综合征等乳腺癌患者 2. 科室常态化科普淋巴水肿教育，同时通过科室公众号、网页等媒体平台科普；普及知识和宣传 3. 制定淋巴水肿健康教育册子，健康教育视频等资料 4. 淋巴水肿专科门诊随诊，早干预、早诊断、早治疗、早康复 5. 规范淋巴水肿治疗方法：综合消肿治疗 6. 患者教育，感知疾病治疗和预防并发症同样重要，建立健康生活习惯 7. 均衡饮食，保持适中的体重	张莉 庞丹梅 陈秀云 邹舒倩 林颖欣 詹丽君 李佩叶	2020.4-2020.9	科室公众号、科室、护理门诊
2	患者预防行为执行欠落实	1. 对预防淋巴水肿方法欠落实 2. 专注肿瘤治疗，轻视肢体肿胀，对患肢防护意识关注度低 3. 慢性病程，患者及家属对健康教育不重视 4. 健康信念：未定期监测肢体周径，缺少健康信念	1. 让患者掌握预防淋巴水肿18条措施，保护患肢 2. 采用多种健康教育方法，遵从实用原则，患者和家属共同参与，培养健康信念 3. 评估患者对健康教育的掌握情况，教会患者自我测量患肢周径，建立患肢周径记录卡 4. 随访、评估患者预防淋巴水肿行为及执行状况，终身关注患肢有无淋巴水肿并发症 5. 指导患者坚持淋巴回流手法回流 6. 长途旅行建议佩戴压力手套	陈秀云 邹舒倩 李财枝 詹丽君 赵晓昀 李志贤 陆燕琼	2020.5-2020.9	科室
3	规范化培训不足	1. 医护人员关注不足，专科知识欠缺 2. 讲解、指导预防淋巴水肿的方法欠规范	1. 组织医护人员学习淋巴水肿指南、共识 2. 建立乳腺癌患者个案管理系统，定期随访，全程管理 3. 淋巴水肿治疗师、相关科室联络员同质化教育，规范化培训 4. 通过医护一体化查房、护理查房、个案分享、护理会诊、业务学习等形式进行培训，提高淋巴水肿诊治水平 5. 举办淋巴水肿护理继续教育学习班、师资技能培训班，提高佛山地区淋巴水肿诊治水平	张莉 陈秀云 邹舒倩 李财枝 詹丽君 刘瑞金 李佩叶	2020.5-2020.9	电教室、科室

八、执行阶段

1. 解决淋巴水肿相关知识不足（图 15-5）：①甄别淋巴水肿高危因素：腋窝淋巴结清扫、放疗后、腋网综合征等乳腺癌患者。②科室常态化科普淋巴水肿教育，并通过科室公众号、网页等媒体平台科普；普及知识和宣传。③制定淋巴水肿健康教育册子、健康教育视频等资料。④淋巴水肿专科门诊随诊，早干预、早诊断、早治疗、早康复。⑤规范淋巴水肿治疗方法：综合消肿治疗。⑥患者教育，感知疾病治疗和预防并发症同样重要，建立健康生活习惯。⑦均衡饮食，保持适中的体重。

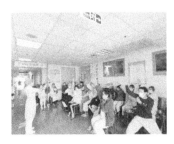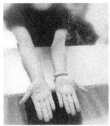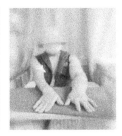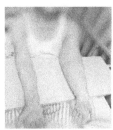

图 15-5　宣传教育

2.解决患者预防行为执行欠落实：①让患者掌握预防淋巴水肿18条措施，保护患肢。②采用多种健康教育方法，遵从实用原则，患者和家属共同参与，培养健康信念（图 15-6）。③评估患者对健康教育的掌握情况，教会患者自我测量患肢周径，建立患肢周径记录卡。④随访、评估患者预防淋巴水肿行为及执行状况，终身关注患肢有无淋巴水肿并发症。⑤指导患者坚持淋巴回流手法回流。⑥长途旅行佩戴压力手套，执行率达 96%。

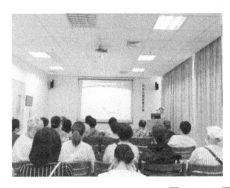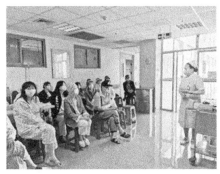

图 15-6　预防行为宣传

3.解决规范化培训不足问题（图 15-7）：①组织医护人员学习淋巴水肿指南、共识。②建立乳腺癌患者个案管理系统，定期随访，全程管理。③淋巴水肿治疗师、相关科室联络员同质化教育，规范化培训。④通过医护一体化查房、护理查房、个案分享、护理会诊、业务学习等形式进行培训，提高淋巴水肿诊治水平。⑤举办线上淋巴水肿护理继续教育学习班三期，学习班高达218人参会，来自省内外的相关专业人员参加；线下师资技能培训班一期，培训班人员分别来自佛山五区22人，中山市6人，茂名市5名，东莞市4人，湛江市2人，广州市1人。其中副主任护师3人，主管护师23人，护师13人，护士1人。建立联络群，进行案例分享，沟通交流，提高广东区域淋巴水肿诊治水平。

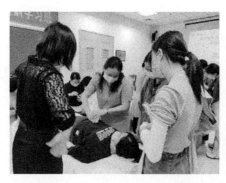
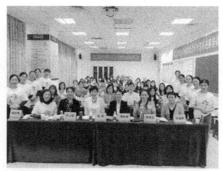

图 15-7　培训学习

九、检查阶段

2020 年 10 月,实施对策后,CQI 小组对上肢淋巴水肿治疗的执行率进行检查,结果见表 15-5 及图 15-8。

表 15-5　上肢淋巴水肿治疗的执行率调查

序号	姓名	年龄	病案号	手术时间	术式	上肢淋巴水肿（左右）	接受综合消肿治疗	执行率（%）
1	张*冰	55	10***57	2018-6	右乳癌根治术后	右	是	
2	钱*欣	55	47***08	2011-1	左乳改良根治术后	左	是	
3	黄*娟	64	13***84	2010-4	左乳癌改良根治术	左	否	
4	郭*芬	58	59***43	2013-12	左乳癌根治术后	左	是	
……	……	……	……	……	……	……	……	……
130	徐*弟	47	11***59	2020-4	右乳癌保乳术后＋右腋窝淋巴结清扫	右	是	
合计	130					27	25	93

所有项目实施后,2020 年 12 月对 130 例乳腺癌术后患者进行随访,有 27 例发生了淋巴水肿,其中接受综合消肿治疗患者有 25 例,执行率达到 93%,基本达到预期目标。

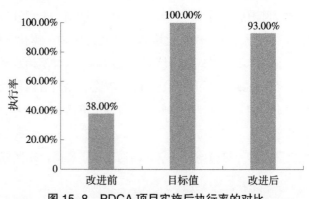

图 15-8　PDCA 项目实施后执行率的对比

十、总结阶段

1. 建章立制，规范化培训工作：通过制定和完善制度，新增淋巴水肿管理制度 6 项、治疗师职责 3 份、综合消肿治疗流程指引 3 项、淋巴水肿记录表 3 份、调查问卷 1 份、自我监测记录卡 1 份、健康教育单 1 份。

以 2020 年 4 月《外周淋巴水肿诊疗的中国专家共识》、国际共识《淋巴水肿治疗的最佳实践》、美国 NLN 国际淋巴水肿网站 18 条预防淋巴水肿的建议等文件、共识为依据，CQI 小组针对问题的根本原因寻求最佳的解决办法，形成了淋巴水肿规范治疗小组 – 科主任 – 主管医师 – 淋巴水肿治疗师管理机制，实施了相关预防措施，改善了乳腺癌术后上肢淋巴水肿患者管理相关问题，普及了相关知识知晓率，制定了筛查、评估、知情告知及相关制度，提高了综合消肿治疗的执行率。通过举办淋巴水肿护理继续教育学习班、师资技能培训班，真实临床案例演示、视频、学员角色互换实操训练等方式，理论与实践相结合，严格考核，获得淋巴水肿综合治疗新技术岗位培训证 40 人，解决地区淋巴水肿专科问题，帮助临床有效进行淋巴水肿综合消肿治疗，促进患者康复。

2. 增加患者淋巴水肿相关知识，通过科室公众号、网页等媒体平台科普淋巴水肿教育，普及知识和宣传，并制定淋巴水肿健康教育册子，让患者在多渠道了解预防淋巴水肿的方法，早发现、早干预、早治疗，避免严重并发症的发生。

3. 建立预防行为的落实方法，让患者掌握预防淋巴水肿的 18 条措施，教会患者自我测量患肢周径，建立患肢周径记录卡，让患者自我护理、自我动态观察，增加健康信念，终身预防淋巴水肿的发生。

4. 存在问题及持续改进计划：随着医学的发展，肿瘤治疗的有效率不断提高，患者的生活质量成为关注的重点，而淋巴水肿是高致残性疾病，严重影响患者的生活质量和心理健康。本项目取得一定的成效，还需进一步完善临床路径和规范治疗，多学科合作，信息化全程管理，将纳入下一个 PDCA 循环进行持续改进。

（佛山市第一人民医院乳腺肿瘤内科　庞丹梅、陈秀云、CQI 小组）

运用 PDCA 循环缩短脑梗死患者急诊溶栓时间

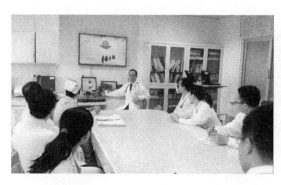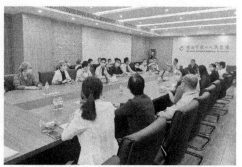

佛山市第一人民医院神经内科成立于 1976 年，现为卫生部脑卒中筛查与防治基地医院、国家药监局药物临床试验机构、广东省临床医学重点专科、佛山市神经内科医疗质量控制中心、佛山市医学特色专科和医院重点学科。设住院部、门诊部、心理健康中心和神经电生理室，病房床位 89 张，年收治患者近 2300 人次，综合治愈率达 95%，危重患者抢救成功率达 90%，曾获省科学技术进步奖二等奖 1 项，省卫生厅三等奖 1 项，市科学技术进步奖 6 项；先后成为国家科技部"九五""十五""十一五""十二五""十三五"攻关课题分中心，获国家级合作课题 8 项。发表论文 300 余篇，主编著作 3 部，主译著作 1 部，参与编撰著作 10 部。

一、选题背景

1. 时间就是大脑，已知脑梗死溶栓率和溶栓开始时间是影响急性脑梗死预后的关键性因素，也是衡量医院脑卒中诊治能力的关键指标。

2. 通常情况下，发病距溶栓时间越短，治疗效果越好，因此，缩短急诊溶栓时间（door to needle time，DNT）对于改善脑梗死患者预后、减轻患者经济负担等具有重要意义。

二、现状调查

小组对我院近3年来（2016—2018年）急诊溶栓时间的达标率情况进行了调查，35例（2016年），60例（2017年），92例（2018年），通过计算平均DNT=总DNT时间/总例数。通过查阅数据及现场检查发现，我院DNT达标率（DNT达标人数/总例数）呈上升趋势，但离高级卒中中心要求目标（60分钟）仍有较大差距（图16-1）。

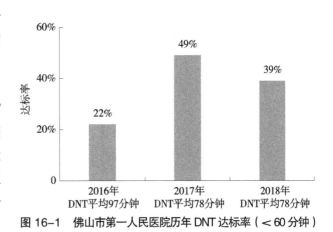

图 16-1　佛山市第一人民医院历年 DNT 达标率（＜60 分钟）

三、成立 CQI 小组

为提高我院DNT达标率，成立了由神经内科主任担任督导、神经内科主任医师担任组长、科室脑血管病亚专科医护人员担任成员的CQI小组，各成员都有明确的分工（表16-1）。

表 16-1　提高住院患者实施临床路径管理占比 CQI 小组成员

序号	姓名	部门与科室	职务或职称	职责与分工
1	王玉凯	神经内科	主任医师	组长
2	邵燕	神经内科	主任医师	副组长
3	邝景云	神经内科	副主任护师	副组长
4	袁大华	神经内科	副主任医师	秘书
5	符岳	急诊科	主任医师	组员 / 执行具体工作
6	高明勇	影像科	主任医师	组员 / 执行具体工作
7	张红雨	药学部	主任医师	组员 / 执行具体工作
8	李启欣	检验科	主任医师	组员 / 执行具体工作
9	胡名坚	信息管理科	工程师	组员 / 执行具体工作
10	徐伟干	急诊科	主任助理	组员 / 执行具体工作
11	罗银秋	急诊科	主任护师	组员 / 执行具体工作
12	赵伟成	医务部	主任医师	组员 / 执行具体工作
13	孙凯	宣传科	副科长	组员 / 执行具体工作
14	袁超龙	财务处	财务组长	组员 / 执行具体工作
15	莫玉芳	静脉输液中心	组长	组员 / 执行具体工作

四、设定目标值

根据美国卒中协会和心脏协会于 2013 年共同发布的《缺血性卒中急性治疗指南》，要求到院 – 穿刺时间（DNT）为 60 分钟，按照 2015 年颁布的《中国卒中中心建设标准（草案）》要求急性缺血性卒中患者到达急诊到开始静脉溶栓时间小于 60 分钟，设定 DNT 目标值为 60 分钟之内。

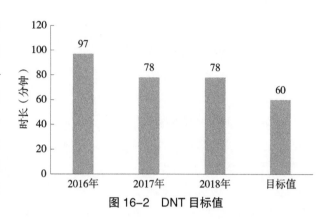

图 16-2　DNT 目标值

五、拟定计划

计划用 4 年时间来完成预期的工作，具体工作日程进度如下所示（图 16-3）。

		2016 年 1 ~ 6 月	2016 年 7 ~ 12 月	2017 年 1 ~ 6 月	2017 年 7 ~ 12 月	2018 年 1 ~ 6 月	2018 年 7 ~ 12 月	2019 年 1 ~ 6 月	2019 年 7 ~ 12 月
现状把握	云、彭、潘	→→							
目标确定	全组人员		→→						
原因分析	云、袁、彭			→→					
对策拟定	邵、云、王				→→				
对策实施	袁、莹、芳				→→→→→→→→→				
效果确认	杜、邵、云						→→		
标准化	云、袁、王							→→	
总结成果	云、袁、彭								→→

注：------→ 计划执行时间，———→ 实际执行时间。

图 16-3　甘特图

六、分析原因

绘制鱼骨图（图 16-4），按"人、机、物、法、环"法进行头脑风暴，分析 DNT 延长的可能原因。

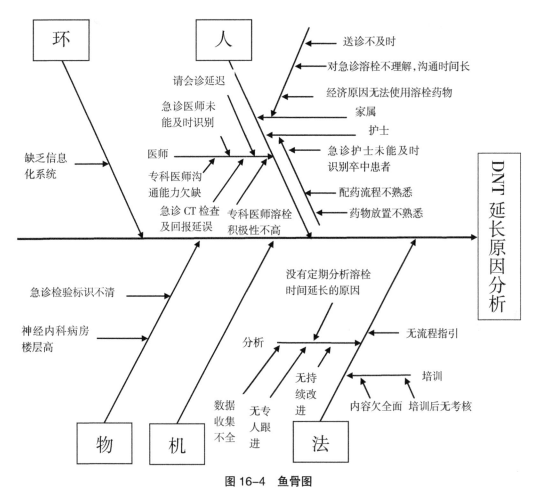

图 16-4　鱼骨图

按照频次计算出每个主要原因所占累计百分比，绘制了柏拉图（表 16-2，图 16-5）。通过二八法则，将急诊科未能迅速识别脑梗死、急诊 CT 检查延迟、溶栓病情沟通时间长、药物放置及配药延迟 4 个方面确定为要整改的要因。

表 16-2　静脉溶栓时间不达标真因调查

要因	频数	累计百分比
未能迅速识别脑梗死	32	40%
急诊 CT 检查延迟	14	57%
溶栓病情沟通时间长	12	72%
护士配药延迟	11	85%
沟通能力欠缺	8	95%
家属决策困难	4	100%

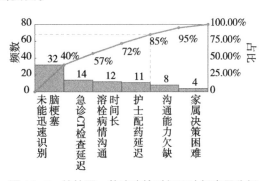

图 16-5　柏拉图：静脉溶栓时间不达标真因分析

七、制定对策

根据 SW1H 制定了对策（表 16-3）。

表 16-3 提高静脉溶栓 DNT 达标对策制定——5W1H

编号	What	Why	How	Who	When	Where
1	未能迅速识别脑梗死	1. 急诊科医护人员溶栓知识不熟悉 2. 脑梗死不能正确识别 3. 专科会诊不及时	1. 对急诊科全体医师及护士进行溶栓培训 2. 将脑梗死快速识别法（脑卒中120、FAST 识别）宣传材料分发急诊各个部门 3. 设立神经内科专科总住院医师，当急诊医师遇到疑诊急性卒中患者时，立刻通知总住院医师，总住院医师迅速到位，力争在行头颅 CT 检查前或在 CT 室及时会诊	邵燕 符岳 罗银秋	2017 年 3—6 月	神经内科、急诊科
2	急诊 CT 化验检查延迟	1. 脑梗死患者不能优先送检 2. 家属对医院区域不熟悉 3. 等待报告时间长	1. 急诊脑梗死患者优先送检（盖"卒中绿色通道"印章，后补缴费） 2. 专科总住院医师全程陪同 CT 检查 3. CT 扫描结束后，专科总住院医师不需等待纸质报告，阅片后即可决定是否溶栓	袁大华 徐伟干 高明勇	2017 年 7—9 月	神经内科、急诊科、影像科、医务科
3	溶栓病情沟通时间长	1. 沟通谈话无技巧 2. 沟通时间和方式欠妥 3. 家属对溶栓知识匮乏	1. 在明确 CT 结果后，专科总住院医师在运送途中就开始与患者家属进行沟通 2. 提高一线值班医师、总住院医师的沟通能力，掌握溶栓药物使用的沟通技巧，缩短沟通时间，如进行脑卒中绿色通道知情沟通比赛、定期培训等 3. 加强患者、家属教育，使其一进入急诊科就能接触到脑梗死、溶栓等相关宣传材料，尽早了解溶栓获益	王玉凯 符岳 孙凯	2017 年 10—12 月	宣传科、急诊科、神经内科
4	护士配药延迟	1. 溶栓药物无固定放置 2. 缴费、取药流程欠优化 3. 溶栓药物配置、使用不熟悉	1. 设置静脉溶栓箱（内备溶栓药物），由专科住院总医师携带会诊 2. 静脉配药中心放置备用溶栓药物，时间窗内脑梗死患者可先用药，后补缴费 3. 定期培训急诊护士，学习溶栓药物配置方法，缩短用药时间	张红雨 赵伟成 罗银秋	2018 年 1—3 月	医务科、神经内科、财务处、急诊科

八、执行阶段

1. 针对未能迅速识别脑梗死：优化识别脑梗死管理流程。

（1）急性溶栓患者从入急诊开始的每个环节所需时间进行登记，每周二早交班后进行多学科讨论及质控会议，分析延误原因，提出整改措施，上报医务科。

（2）医务科将整改措施发给相关部门负责人进行整改。

（3）在神经内科一线值班医师、专科总住院医师中开展溶栓技能竞赛，提高溶栓决策能力，对溶栓及时的医师予以适当奖励。

2. 针对急诊 CT 化验检查延迟：缩短急诊 CT 检查时间

制定脑卒中溶栓急救流程的有关环节，根据 FAST 原则培训快速识别卒中患者，第一时间通知神经内科住院总医师，并完成检验和头颅 CT 或 CTA 检查，记录生命体征，留置静脉通道，备好溶栓药物，一旦可以静脉溶栓能立即配置。

3. 溶栓病情沟通时间长：缩短与家属沟通时间

影像科开放 24 小时急诊 CT 或 CTA 检查，对符合适应证患者开放绿色通道，优先检查，并及时上传图像数据；影像科医师优先出具诊断报告，如有疑问，可与二级医师或神经内科医师进行双向沟通。

4. 针对护士配药延迟：①优化检验项目，优先检查，优先出具报告，凝血功能 20 分钟内出具结果，并确保检验结果的准确性。②急诊科常备溶栓药物，每班检查药物配备情况；溶栓患者优先使用，再开处方让患者家属缴费，取药后及时补充。

九、检查阶段

2019 年 12 月，再次对我院急诊溶栓时间进行统计，发现 DNT 从改进前 97 分钟缩短到 63 分钟，有了大幅度提升（图 16-6）。

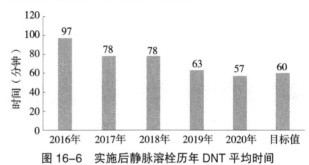

图 16-6　实施后静脉溶栓历年 DNT 平均时间

十、总结阶段

通过近 4 年的持续改进，按照标准化流程和规范执行，并将改进的措施标准固化，持续监控，急诊溶栓率及溶栓时间均持续提高。我院急诊溶栓率及溶栓时间均接近美国卒中协会和心脏协会于 2013 年共同发布的《缺血性卒中急性治疗指南》，要求到院 – 穿刺时间（DNT）为 60 分钟的标准。

虽然通过改进措施落实，有效缩短了溶栓时间，但与国内大型三甲医院（如首都医科大学附属北京天坛医院、暨南大学附属一院）比较，仍存在差距。我们将进一步完善卒中绿色通道建设、申报高级卒中中心、建设佛山市卒中急救地图，作为下一个 PDCA 的改进内容。

（佛山市第一人民医院神经内科　王玉凯、袁大华及 CQI 小组成员）

案例 17

运用 PDCA 循环降低口腔科患者投诉率

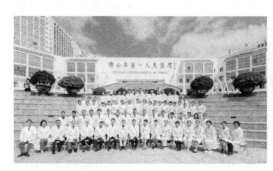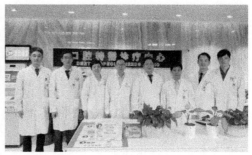

　　口腔科作为佛山重点专科，在学科带头人陈巨峰主任的领导下，通过积极引进新的技术，加强与国内外大专院校的学习与交流，不断提高佛山市第一人民医院在粤港澳大湾区的影响力。2016 年中国医院专科科技量值排名，我科位列全国口腔专科排第 65 名，在广东省排第 8 名。在 2018 年度"中国医院科技影响力排行榜"中，我院口腔专业在全国排第 35 名。近十年科室先后开展各种新技术 20 多项，获得佛山市科技进步奖和医疗成果奖 2 项，发明专利 5 项。发表论文 50 多篇，其中发表 SCI 收录论文 6 篇。

一、选题背景

　　为适应医改形势和发展要求，切实解决人民群众"看病难、看病贵"问题，口腔医学中心作为服务与技术充分结合的学科，我科以患者投诉为问题导向，持续改进，降低患者投诉率，提高医疗质量、服务质量及患者满意度，更好地为广大患者服务。我科学习和实践现代医院管理工具，运用科学的管理方法 –PDCA 循环找出患者投诉问题的根本原因，制定改进对策，实施多部门协助，从服务环节、流程上做根本的改变，并形成规范。

二、现状调查

　　2018 年，全科投诉共 6 例，其中 3 例是沟通问题，1 例是态度问题，1 例是诊疗问题，1 例是流程问题（表 17-1，表 17-2，图 17-1）。

表 17-1   口腔科有效投诉现状调查

2018 年	第一季度	第二季度	第三季度	第四季度
投诉例数	1	1	3	1
门急诊人数	22 198	21 428	23 894	20 948
出院人数	239	287	304	251
投诉比率	0.446%	0.461%	1.240%	0.472%

表 17-2   口腔科有效投诉性质汇总

投诉性质	沟通问题	态度问题	诊疗问题	流程问题
例数	3	1	1	1

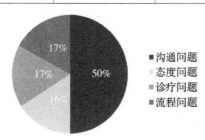

图 17-1   口腔科有效投诉性质类型

三、成立 CQI 小组

为解决患者投诉问题，我科成立了由陈巨峰主任担任组长，张国润担任秘书，本科及相关科室同事共同参与的跨部门 CQI 小组，各成员都有明确的分工（表 17-3）。

表 17-3   CQI 小组成员

序号	姓名	科室及职务	职责与分工
1	陈巨峰	口腔科 / 科主任	组长 / 督导
2	于春梅	口腔科 / 副科主任	副组长 / 制定方案
3	潘昱	口腔科 / 副科主任	副组长 / 制定方案
4	李金	口腔科 / 副科主任	副组长 / 制定方案
5	唐超	口腔科 / 护长	副组长 / 制定方案
6	张国润	口腔科 / 医师	秘书 / 方案执行
7	冼淡	口腔科 / 医师	组员 / 执行具体工作
8	李嘉朋	口腔科 / 医师	组员 / 执行具体工作
9	王磊	口腔科 / 医师	组员 / 执行具体工作
10	刘士维	口腔科 / 医师	组员 / 执行具体工作
11	贺先明	口腔科 / 医师	组员 / 执行具体工作

续表

序号	姓名	科室及职务	职责与分工
12	张辉燕	口腔科 / 护士	组员 / 执行具体工作
13	刘艳坤	财务科	组员 / 执行具体工作
14	冯君婷	计算机中心	组员 / 执行具体工作
15	吕姬婷	客服中心	组员 / 执行具体工作

四、设定目标值

为了更好地贯彻落实国家法律法规，加强医院的医疗质量与安全管理，提高医疗服务的安全性和有效性，进一步改善服务态度，增强服务意识，规范服务行为，正确及时接待，处理好医疗纠纷及投诉，构建和谐医患关系，设定目标值为 0（图 17-2）。

3
2.5
2
1.5
1
0.5
0
占比（万分比）
2.618
0
现状值
目标值

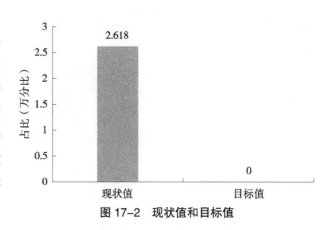

图 17-2　现状值和目标值

五、拟定计划

计划用 9 个月的时间来完成预期的工作，其中 P 阶段计划用 2 个月、D 阶段用 4 个月、C 阶段用 2 个月、A 阶段用 1 个月（图 17-3）。

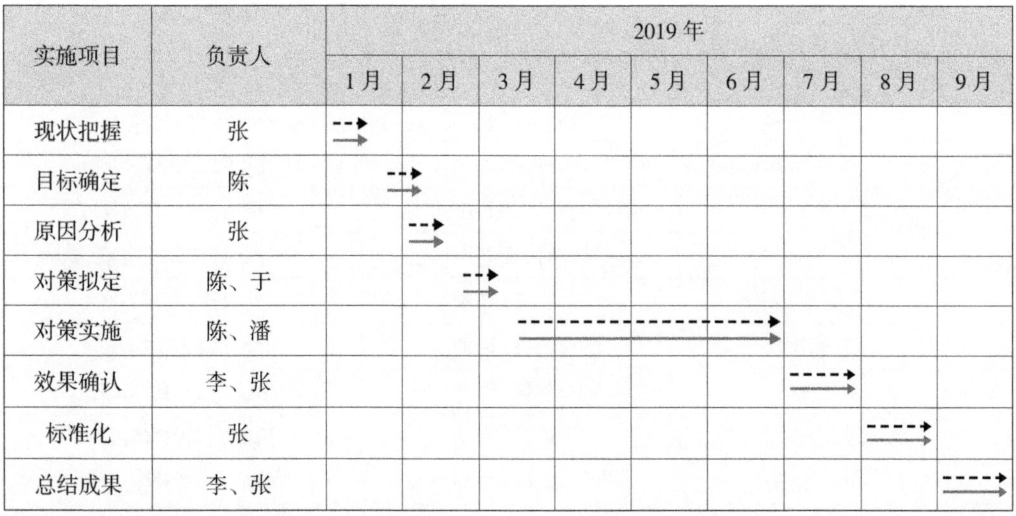

实施项目
负责人
2019 年
1 月
2 月
3 月
4 月
5 月
6 月
7 月
8 月
9 月
现状把握
张
目标确定
陈
原因分析
张
对策拟定
陈、于
对策实施
陈、潘
效果确认
李、张
标准化
张
总结成果
李、张

注：- - - - - →计划执行时间，———→实际执行时间。

图 17-3　甘特图

六、分析原因

绘制鱼骨图，从人员、硬件设施、制度、环境 4 个方面进行头脑风暴分析（图 17-4）。

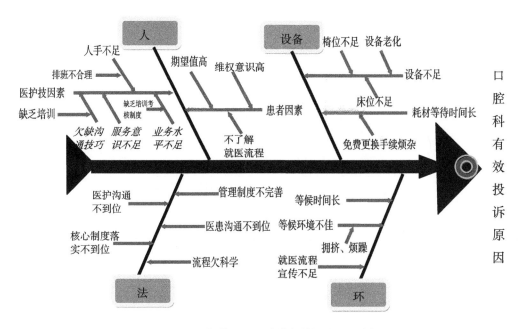

图 17-4　鱼骨图：口腔科有效投诉原因分析

按照频次计算出每个主要原因所占累计百分比，绘制了柏拉图（表 17-4，图 17-5）。按照二八法则，将沟通不到位、管理制度不完善两项确定为要整改的要因。

表 17-4　口腔科投诉原因分析统计表

项目	频数	累计百分比
沟通不到位	49	48.04%
管理制度不完善	32	79.42%
人手不足	8	87.26%
环境不佳	7	94.12%
患者期待值过高	4	98.04%
设备不足	2	100.00%

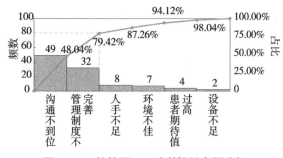

图 17-5　柏拉图：口腔科投诉真因分析

七、制定对策

运用 5W1H 制定了持续改进对策表（表 17-5）。

表 17-5　降低医院危化品安全隐患对策制定——5W1H

编号	What	Why	How	Who	When	Where
1	医患沟通不到位	1. 医护人员不重视 2. 培训不足 3. 医护之间沟通不足	1. 定期组织科内医务人员分组或集体对经典医闹案例做无领导小组讨论，让医护人员明白沟通的总要性，重视沟通 2. 邀请外院相关的心理导师，做医患的沟通培训 3. 完善处理投诉隐患的流程与机制，医护紧密沟通，形成一致口径	科室领导牵头全员参与	2019年3月	口腔医学中心
2	管理制度落实不到位	1. 管理制度不完善 2. 监管不到位 3. 培训的方法单一或不到位 4. 流程欠规范	1. 组织学习梳理医院及科室现有的纠纷、投诉处理制度 2. 科主任带头对每一例发生的投诉都必须全科讨论，医疗小组反馈意见 3. 除集体培训外，更多采取无领导小组讨论方式，进行头脑风暴的找出投诉的原因，不针对当时个人的对错 4. 规范科内处理隐患投诉的流程 5. 对培训效果进行考察，知晓率达 100%	科室领导牵头全员参与	2019年4月	口腔医学中心

八、执行阶段

1. 针对医患沟通不到位：①定期组织科内医务人员分组或集体对投诉案例做无领导小组讨论，让医护人员明白沟通的重要性，重视沟通；②邀请外院相关的心理导师，做医患的沟通培训（图 17-6）；③完善处理投诉隐患的流程与机制，医护紧密沟通，形成一致口径。共培训 6 次，培训人数 72 人。

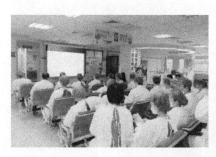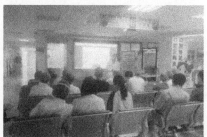

图 17-6　如何处理隐患投诉培训

2. 针对管理制度落实不到位：①修订科室纠纷投诉处理制度；②科主任带头对每一例发生的投诉进行全科讨论，医疗小组反馈意见；③除集体培训外，更多采取无领导小组讨论方式,（每季度一次，共 4 次，参加人员 72 名），进行头脑风暴共同寻找发生问题的原因，制定措施；④规范科内处理隐患投诉的流程 8 例；⑤对培训效果进行问卷考核，共 70 人参加，知晓率达 100%（图 17-7）。

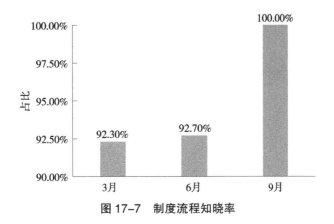

图 17-7　制度流程知晓率

九、检查阶段

所有项目实施后，2019 年再次对科室投诉相关情况进行调查。发现口腔科投诉有大幅度降低，科内人员流程制度知晓率达到 100%（图 17-9）。

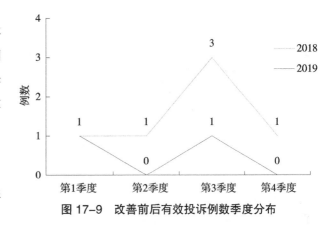

图 17-9　改善前后有效投诉例数季度分布

十、总结阶段

通过近 1 年的持续改进，形成了科内处理隐患投诉的流程，并定期举办培训制度及无领导小组讨论活动制度，建立有效投诉医疗小组责任制。为了进一步改善服务态度，增强服务意识，规范服务行为，正确及时接待，处理好医疗纠纷及投诉，构建和谐的医患关系，将进入下一 PDCA 循环。

持续质量改进：2020 年再次进行调查，发现"沟通不到位"和"管理制度落实不到位"已经不是造成口腔科有效投诉的主要原因，针对调查结果主要医师少与护士人员问题，我科新招聘了 1 名医师，调整了护士的排班制度；并且启用了环境舒适的口腔特诊中心，我科投诉率持续下降，接近目标值（图 17-10）。

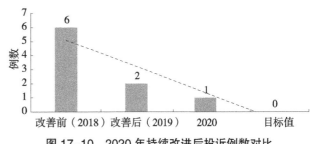

图 17-10　2020 年持续改进后投诉例数对比

（佛山市第一人民医院口腔科　陈巨峰、李金、张国润及 CQI 小组成员）

案例 **18**

运用 PDCA 循环提高全膝关节置换术后
患者早期离床的执行率

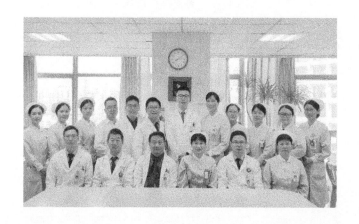

脊柱关节微创外科在科主任带领下，在医疗、教学和科研三方面取得飞速发展，形成了一支努力进取、技术过硬、注重人文关怀的医护团队。科室设立了脊柱微创诊疗组、脊柱疑难病例诊疗组、骨质疏松诊疗组、关节置换诊疗组、关节镜诊疗组。门诊量、住院患者量、手术患者量和高难度的三、四级手术量每年均居广东省前列。近 10 年以来，已经完成人工髋关节置换手术数千例、膝关节置换手术近千例、关节镜手术数千例。快速康复团队成立于 2017 年，医护共同全程跟进落实患者的功能康复与术后随访工作。近年来推行中医适宜技术如热奄包、穴位贴敷、气交灸等辅助解决患者围手术期各种问题，深受患者好评。

一、选题背景

随着加速康复外科（enhance recovery after surgery，ERAS）理念的提出，在围术期采取多种措施以减少手术对患者造成的创伤和应激，加速患者术后康复，日益受到广大医务人员的重视。术后早期下床活动是快速康复外科一系列措施中的一项重要内容，全膝关节置换（total knee arthroplasty，TKA）术后患者早期下床活动对预防深静脉血栓的形成、防止膝关节僵硬、促进平衡功能的恢复、缩短住院时间、加速快速康复进程起到了至关重要的作用。

护士在快速康复外科实施中承担着重要角色，包括对患者的健康教育、保证快速康复外科各个环节措施的有效落实等。《中国髋、膝关节置换术加速康复——围术期管理策略专家共识》指南推荐：手术当天即可床上及下床功能锻炼。早期下床活动可及早恢复下肢肌肉的收缩功能，增加静脉血液回流，保持良好血供，是预防和减少栓塞发生的有效的方法。Pearse 等文献报道，术后 24 h 内下床活动，DVT 发生率从 27.6% 降至 1%。

二、现状调查

随着老龄化社会的到来，TKA 手术的患者数量逐年递增，国内外科手术存在重视手术技术而轻视患者围术期管理的问题，膝关节置换术后患者早期下床活动缺乏系统的研究，医护合作程度有待改进，早期下床活动执行率有待提高。我科收集了 2017 年 1 ～ 6 月住院期间行 TKA 60 名患者的资料，统计发现只有 30 名患者达到了早期离床，护士协助患者术后首次下床活动的执行率只有 50%。

三、成立 CQI 小组

为提高全膝关节置换术后患者早期离床的执行率，成立了由科室主任担任督导、护士长担任组长、关节小组的主任医师担任副组长及科室各层级的护士担任成员的 CQI 小组，各成员都有明确的分工（表 18-1）。

表 18-1　CQI 小组成员

序号	姓名	职称	组内职务	职责分工
1	廖绪强	主任医师	督导员	监督指导
2	赵新建	主任医师	督导员	监督指导
3	林妙君	主任护师	组长	牵头组织、计划、推动
4	黄星球	主任医师	副组长	方案执行
5	史成龙	主治医师	组员	执行具体工作
6	曹婷	主管护师	秘书	文案整理
7	林红	副主任护师	组员	执行具体工作
8	温国义	副主任护师	组员	执行具体工作
9	黎艳	副主任护师	组员	执行具体工作
10	苏艳齐	副主任护师	组员	执行具体工作
11	李丽娟	护师	组员	执行具体工作
12	张端琴	护师	组员	执行具体工作
13	李婷婷	护师	组员	执行具体工作
14	刘伟群	主管护师	组员	执行具体工作
15	郭菁菁	护士	组员	执行具体工作

续表

序号	姓名	职称	组内职务	职责分工
16	黄佩佩	护士	组员	执行具体工作
17	李清梅	护士	组员	执行具体工作
18	莫婉玲	护士	组员	执行具体工作

四、设定目标值

根据《中国髋、膝关节置换术加速康复——围术期管理策略专家共识》指南推荐：手术当天患者即可床上及下床功能锻炼，因此，我科将护士协助患者术后首次下床活动的执行率目标值设定为100%（图18-1）。

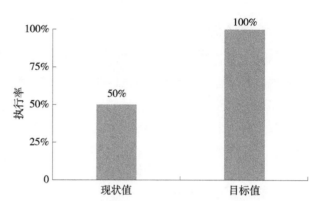

图18-1 护士协助TKA术后患者早期离床执行率

五、拟定计划

拟定计划见图18-2。

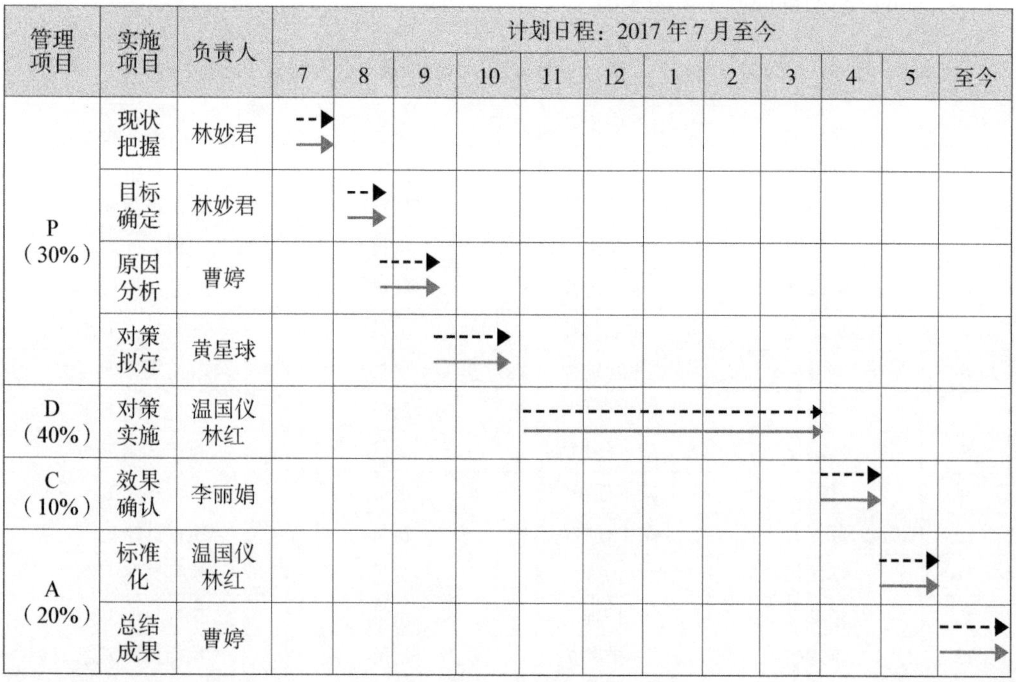

管理项目	实施项目	负责人	计划日程：2017年7月至今											
			7	8	9	10	11	12	1	2	3	4	5	至今
P（30%）	现状把握	林妙君	▪▪▶											
	目标确定	林妙君		▪▪▶										
	原因分析	曹婷			▪▪▶									
	对策拟定	黄星球			▪▪▪▪▶									
D（40%）	对策实施	温国仪 林红					▪▪▪▪▪▪▪▪▪▪▪▶							
C（10%）	效果确认	李丽娟										▪▪▶		
A（20%）	标准化	温国仪 林红											▪▪▶	
	总结成果	曹婷												▪▪▶

注：▪▪▪▪▶计划执行时间，▬▬▶实际执行时间。

图18-2 甘特图

六、原因分析

1.绘制鱼骨图，从人、机、物、环、法 5 个方面进行头脑风暴分析，认为问题主要原因集中于 7 个方面：①护士专科康复知识技能不足；②医护沟通不足；③人力不足，无专人负责；④患者害怕疼痛；⑤健康教育形式单一；⑥辅助康复的器具不够；⑦管床护士多为 N1-N2 层级（图 18-3）。

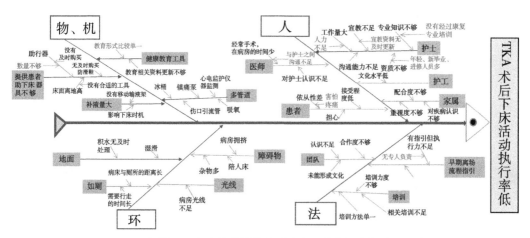

图 18-3　鱼骨图：全膝关节置换术后患者下床执行率低的原因分析

2.按照频次计算出每个主要原因所占累计百分比，绘制了柏拉图（表 18-2，图 18-4）。按照二八法则，将护士接受专科康复知识和技能培训不足，医护沟通不足，人力不足、无专人负责，患者害怕疼痛确定为要整改的要因。

表 18-2　对护士协助 30 例患者首次下床活动措施无落实出现的原因统计汇总

主要原因	频数	累计数	累计百分率
护士专科康复知识和技能不足	20	20	25%
医护沟通不足	20	40	50%
人力不足、无专人负责	15	55	68.75%
患者害怕疼痛	10	65	81.25%
健康教育形式单一	8	63	91.25%
辅助康复的器具少	5	78	97.5%
管床护士多为 N1-N2 层级	2	80	100%

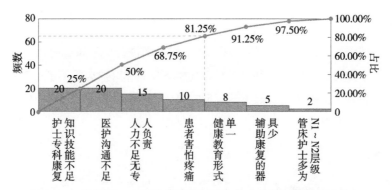

图 18-4　柏拉图：全膝关节置换术后患者下床执行率低真因分析

七、制定对策

运用 5W1H 制定了持续改进对策（表 18-3）。

表 18-3　全膝关节置换术后患者早期离床的执行率低对策制定——5W1H 分析

What	Why	How	Where	When	Who
护士专科康复技能不足	培训不足，专科知识技能掌握不够	1. 完善改进骨科护理人员培训制度，加强培训的力度 2. 选送护士外出进修，培养专业护士，实行传帮带 3. 定期安排护士跟医师进手术室观看手术，让护士知其然，知其所以然	本科室	2017 年7—8 月	林妙君黄星球
医护沟通不足	外科医师手术多，经常不在病房，护理工作量大，医师对护士的专科能力认识不足	1. 实施医护一体化查房，更好地跟进落实康复计划 2. 每周定期进行医护交流沟通会，将存在的问题积极进行整改	本科室	2017 年7—8 月	林妙君黄星球温国仪林红曹婷
人力不足	我科为两科合并，住院患者数量渐趋增加，护士工作量大	1. 向护理部申请多两名护士，以增加人力 2. 实行弹性排班，实施每班组长负责制 3. 制定康复班专班制度，以更好地跟进患者的康复进度与康复计划的实施	本科室	2017 年7—8 月	林妙君黄星球林红温国仪曹婷
患者害怕疼痛	术前康复教育不到位，责任护士职责不明确	加强围手术期健康教育，实行多学科合作，多模式镇痛，尽量让患者在无痛的状态下实施康复治疗	本科室	2017 年7—8 月	林妙君黄星球麻醉科康复科

八、执行阶段

1. 针对护士专科康复技能不足，在护理部大力支持下，我科加强专科、专业护士的培训，实行传帮带。

（1）2017 年培养 2 名住院总护士，先后又将其培养为专科护士。

（2）专科护士接受培训学习完回科室后，与资深护士一起开展康复工作模式的探索与实施，带动科室所有护士参与患者的康复。

（3）每个月开展多模式学习培训与考核，采用 PPT 课件、工作坊、护理查房、问卷星考核，确保人人掌握。

（4）建立专科护理人员培训制度，安排护士进手术室观看手术。

（5）护士跟医师出门诊，多角度加深专业底蕴。

（6）制定 TKA 术后早期康复的相关指引，有证可循，有据可依，保证护理的同质性。

2.针对医护沟通不足，我科加强医护沟通交流，构建康复团队，实现医护一体查房

（1）每天医护一体化查房，每周四进行病例讨论、医护沟通会，将工作中的问题和重要环节提出，共同找到解决问题的方法，如输液多，护士没有时间跟进查房，经协商，减少补液量，使护士有充足的时间参与医疗查房与医护沟通，以便及时了解、跟进患者的康复进度，增加护士协助患者康复的时间。

（2）医师、护士、麻醉师、康复师共同组建快康盟友团队，由专科康复护士主导协助患者术后早期离床活动。

3.针对人力不足无专人负责，我科请护理部支持，增加人力，设立专职康复班的岗位与职责

（1）2017 年 7 月份护理部新分派了 2 名新毕业护士，人力较前充足。

（2）进行专科康复护士准入，设康复班班种职责，温国仪与曹婷为康复护士，专人专项全程负责患者围手术期康复工作的落实。

（3）多模式超前镇痛：术前一天应用丁丙诺啡透皮贴剂超前镇痛＋术中关节腔应用"鸡尾酒"、股神经阻滞＋术后联合应用镇痛泵＋手术部位术后 24 h 持续冷疗＋穴位贴敷等多模式及全方位减轻患者术后疼痛，提高舒适度。

（4）医护加强沟通，加强术前宣教，重视并关注患者的疼痛，及时实施有效的镇痛措施，让患者在无痛的状态下康复，提高患者的满意度。

4.针对患者害怕疼痛方面，我们做到以下几个方面。

（1）明确责任护士职责，医护共同加强患者围手术期健康教育的管理，术前早期对患者健康教育的介入，如发放健康小册子、观看自制的健康教育视频，鼓励家属一同参与。

（2）与患者多进行交流沟通，告知需要配合的事项，鼓励患者克服对手术的心理障碍。

（3）告知患者康复的方法，希望配合，并请其他同类疾病的病友讲述亲身康复经历，科室定期开展关节康复会，医师、护士授课关节后期的保养等知识，邀请康复出院的患者及在院的患者共同参与，树立患者战胜疾病的信心，促进康复。

九、检查阶段

实施后护士协助 TKA 患者术后早期离床的执行率达 88.88%，虽然未达到预期目标，但改进措施有效，后期继续持续改进（表 18-4，图 18-5）。

表 18-4　全膝关节置换术后患者早期离床的执行率对比

时间段	TKA 术后无落实早期离床患者数	行 TKA 术的总人数	TKA 术后护士协助早期离床的执行率
2017 年 1 ~ 6 月（实施前）	50	100	50%
2017 年 11 ~ 12 月（实施后）	80	90	88.88%

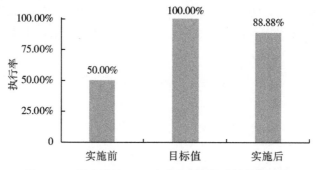

图 18-5　护士协助 TKA 患者术后早期离床的执行率

十、总结阶段

1.我科现培养骨科专科护士 1 名，中医康复护士 1 名，住院总医师 4 名，护士层级分明，很好地实现了传帮带，对护士专科专业能力有了很大的帮助及提升。

2.医护一体化查房已形成常态化，快康联盟的成立（图 18-6），在团队的共同努力与不断的实施、改进下，协助 TKA 患者早期离床已成为病房一道亮丽的风景（图 18-7）；有效地缩短了患者离床时间及平均住院日，提高护士对全膝关节置换术后早期首次离床的执行率和患者的满意度。

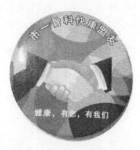
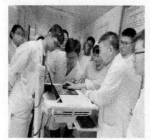
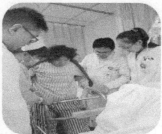

图 18-6　建立快康盟友　　　　图 18-7　共同努力，协助患者离床

3. 建立了新的班种职责 1 项及流程指引 2 项：设立康复班班种并理顺工作流程与职责，制定关节置换患者快速康复流程，制定膝关节置换术后患者下床活动 SOP 流程指引。2019 年获得科研立项：快速康复理念下医护合作实施全膝关节置换患者早期下床活动的研究，项目编号：2018AB003141。

4. TKA 患者围手术期的管理及多模式镇痛措施的不断完善，使患者的疼痛达到最少，最大限度地促进了康复，提高了患者的满意度；定期关节康复会的召开，也深受患者的欢迎，积极参与（图 18-8）。

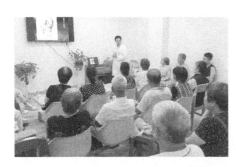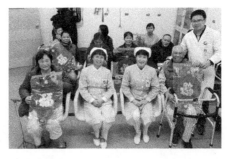

图 18-8　召开关节康复会

5. 通过以问题为导向的项目管理，有助于科室质量持续改进，虽然项目改善后只达到 88.88%，存在一些不足，但其主要问题在于培训的方式、方法受到工作量的影响有时无法保证专班专人，以及病患本身存在的疾病因素等。改进方法为继续加强医护沟通，进一步落实责任护士参与医护查房制度，建立更完善的培训制度，规范到个人，责任到带教老师，加强患者围手术期管理，不断持续改进，项目将进入下一个 PDCA，直至执行率达到 100%；下一步将更新科室的健康教育资料及重新进行健康教育视频的拍摄，使用多种方言的配音版，让更多的患者接受通俗易懂的健康教育知识，感受到专业、用心的服务。

（佛山市第一人民医院脊柱关节微创外科　林妙君、曹婷及 CQI 小组成员）

案例 **19**

运用 **PDCA** 循环降低鼻咽放疗二科时间
消耗指数

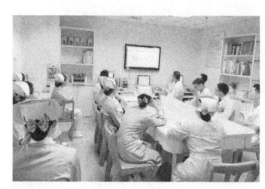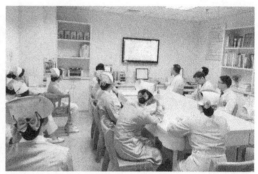

　　鼻咽放疗二科技术力量雄厚，掌握着国际上先进的肿瘤治疗理念和放疗技术，在鼻咽癌的综合分层治疗和适形调强放疗方面形成了严谨科学的诊治规范，诊治水平达国内先进行列。拥有 Torilogy/23EX 美国瓦里安直线加速器、西门子大孔径 CT 模拟机、核通模拟定位机及后装机、Eclips 放疗计划系统等国际先进设备，开展三维适形放疗、逆向适形调强放疗、容积调强放疗、图像引导放疗等系列高新技术，并有严格的放疗质量管理及控制体系。科室所在放疗科入选艾力彼广东省最强科室榜单，学科带头人入选广东省杰出青年医学人才。

一、选题背景

　　时间消耗指数是评估医院、临床科室医疗质量和综合管理能力的重要衡量指标之一，也是反映医疗工作效率和建设内涵的重要参考指标。缩短住院时间，降低时间消耗指数，提高医疗运行效率和服务能力，是解决日益增长的患者需求与有限医疗资源之间矛盾的有效办法。2012 年随着国家卫生健康委《综合医院评价标准》政策的出台，时间消耗指数作为监测医院运行效率的基本指标，在医院综合考核中占有重要地位，日益受到关注。

　　时间消耗指数是指所有病例实际住院天数与标准住院天数总和的比值。时间消耗指数如果计算值在 1 左右，表示接近平均水平；小于 1，表示医疗住院时间较短；大于 1，表示医疗时间长。

　　我科 2019 年的时间消耗指数是 1.63，明显高于国家的基准值，提示科室患者的住院时间比较长，给患者增加了不必要的时间乃至经济负担，这显示科室运营效率存在问题，我科将这一问题纳入 PDCA 循环管理。

二、现状调查

　　分析数据显示我科 2019 年的时间消耗指数是 1.63，平均住院日高达 14.4 天，患者平均住院日较长，科室运营效率偏低。

三、成立 CQI 小组

　　为降低住院时间消耗指数，提升科室的工作效率，成立了以科室主任担任督导，相关科室人员及行政科室人员担任成员的 CQI 小组，各成员均有明确的分工（表 19-1）。

表 19-1　CQI 小组成员

序号	姓名	科室	职务	职责与分工
1	张国义	鼻咽放疗二科	科主任	指导员 / 督导
2	刘冬生	质管部	副科长	组长 / 统筹规划
3	苏建淳	鼻咽放疗二科	副主任医师	副组长 / 方案计划执行
4	全强	鼻咽放疗二科	医师	秘书 / 方案执行
5	庞敏健	财务部	财务科组长	组员 / 执行具体工作

四、设定目标值

　　依据《综合医院评价标准》的要求，合理的时间消耗指数是体现科室医疗质量、综合管理能力、医疗工作效率的重要参考指标。

　　我科时间消耗指数偏高虽与我科住院患者的特殊构成比有关，但仍有不少的改进空间。参考国家基准值为 1.0，广州肿瘤医院放疗科（头颈组）的 2019 年时间消耗指数为 1.375，因此将科室时间消耗指数 2020 年目标值设为 1.375（图 19-1）。

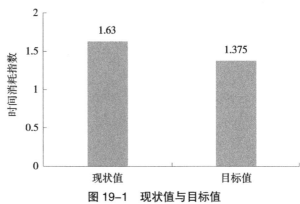

图 19-1　现状值与目标值

五、制定 CQI 小组计划

针对科室现状，为完成科室设定的时间消耗指数目标值，CQI 小组制定了 PDCA 实施计划（图 19-2）。

管理项目	实施项目	负责人	计划日程：2019 年 3 月—2020 年 3 月											
			3 月	4 月	5 月	6 月	7 月	8 月	9 月	10 月	11 月	12 月	1 月	2 月
P（30%）	现状调查	刘冬生	■											
	目标设定	张国义		■										
	原因分析	苏建淳			■									
	对策制定	张国义				■								
D（40%）	措施实施	苏建淳 全强					■							
C（10%）	效果确认	刘冬生									■			
A（20%）	标准化	刘冬生 庞敏健											■	
	总结成果	张国义												■

注：- - - -▶ 计划执行时间，————▶ 实际执行时间。

图 19-2　甘特图

六、原因分析

1. 头脑风暴：小组成员从 4 个方面进行头脑风暴分析影响科室时间消耗指数的原因（见图 19-3）。

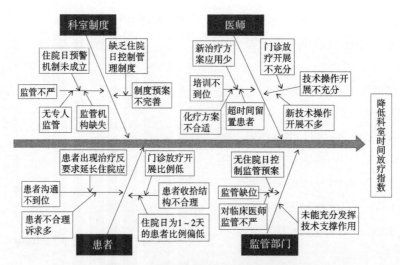

图 19-3　鱼骨图：影响科室时间消耗指数的原因分析

2.评选要因：把影响科室时间消耗指数的因素制作成柏拉图，可以发现造成科室时间消耗指数偏高的主要原因是门诊放疗开展不充分、科室监管不严、医师新治疗技术开展不充分，这三个因素占据 80% 以上比重（表 19-2，图 19-4），按照二八法则，将这些主要问题列入首先解决的计划。

表 19-2　对护士协助 30 例患者首次下床活动措施无落实出现的原因统计汇总

主要原因	频数	累计百分率	累计百分率
门诊放疗开展不充分	96	32.65%	25%
科室监管不严	82	52.50%	50%
医师新治疗技术开展不充分	60	79.93%	68.75%
科室制度预案不完善	18	85.03%	81.25%
医患沟通不到位	16	89.80%	91.25%
患者收治结构不合理	10	93.88%	97.5%
监管部门未充分发挥监管作用	4	100.00%	100%

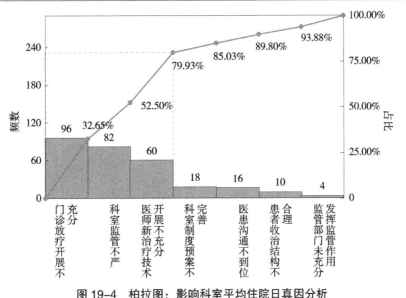

图 19-4　柏拉图：影响科室平均住院日真因分析

3.进一步分析科室住院患者的构成比，可见主要是恶性肿瘤调强放疗患者类型的平均住院日过长，达 40.5 天，且构成比占 32.7%，是造成我科时间消耗指数延长的主因（表 19-3）。

表 19-3　科室住院患者的构成比

患者分类	病例分型	构成比	平均住院日
恶性肿瘤调强放疗	C 型或 D 型	32.7%	40.5 天
恶性肿瘤化学治疗	C 型或 D 型	62.8%	11.6 天
恶性肿瘤随诊检查	B 型	4.0%	3.7 天
其他	B 型	0.5%	4.6 天

七、制定对策

CQI 小组充分讨论，运用 5W1H 制定了对策（表 19-4）。针对主要原因，主要对策是多开展门诊放疗新技术、缩短住院时间，加强科室监管，对住院日明显延长患者及时预警与处理。

表 19-4　降低时间消耗指数对策制定——5W1H

What	Why	Where	When	Who	How
门诊放疗技术开展不充分	1. 门诊放疗患者比例过低 2. 门诊适形调强放疗技术开展不充分	鼻咽放疗二科	2020 年 2 月	张国义 苏建淳	1. 将部分住院放疗患者调整为门诊放疗，提高门诊放疗患者比例 2. 充分开展门诊适形调强放疗技术，缩短住院放疗时间
科室监管不严	1. 无专人监管 2. 缺乏住院日考核制度 3. 住院日预警机制未建立 4. 监管机构缺位	鼻咽放疗二科 质控科	2020 年 2 月	张国义 苏建淳 刘冬生	1. 科主任负责全面监管 2. 建立平均住院日考核机制，明确权责、追本究源 3. 设立住院日预警机制，对住院日明显延长患者及时预警、处理 4. 与质控部等相关职能科室建立协作与预警机制，建立高效、便捷的信息反馈机制以确保本科室及时调控平均住院日指标
医师新治疗技术、操作开展不充分	1. 新治疗方案应用少 2. 化疗方案不合适 3. 新技术操作开展不多	鼻咽放疗二科	2020 年 3 月	张国义 苏建淳	1. 定期组织医师业务学习，应用新的且能缩短住院时间的治疗方案 2. 定期组织医师学习头颈部肿瘤新的、疗效确切且能缩短住院时间的化疗方案 3. 加快科室新技术的开展力度，定期邀请院外专家指导科室新技术的开展和落实，为科室常见肿瘤的诊治提供多元化方案

八、执行阶段

1. 针对门诊放疗开展不充分的情况：科室将部分一般情况较好、病情相对不复杂的患者安排门诊放疗，患者的同期化疗或者疗效评估阶段才收入院，这一措施可将患者的住院日由原来的 30 ~ 45 日缩短至 5 ~ 7 日，明显缩短了科室平均住院日，提高了科室的运营效率。

2. 针对科室监管不严的情况：①明确科主任负责全面监管；②设立住院日预警机制，对住院日超过 20 日的患者进行预警，要求主管医师做出合适处理；③建立平均住院日考核机制，明确权责，对平均住院日较长的学科组要求拿出明确的整改措施并实施；④与质管部等相关职能科室建立协作与预警机制，及时反馈科室的平均住院日指标，便于科室及时整改。上述措施实施后，科室住院日超过 20 日的患者由原来的占比 32.7% 降为 20%，明显缩短了平均住院日。

3. 针对医师新治疗技术开展不充分的情况：①定期邀请院外专家指导科室新技术的开展和落实，为科室常见肿瘤的诊治提供多元化方案；②定期组织医师业务学习，在科室开展新的、疗效确切且能缩短住院时间的化疗方案。实施这一措施后，调整了科室部分鼻咽癌患者的化疗方案，化疗天数由 5 日缩短为 1 日，明显缩短了住院日。

九、检查阶段

实施 PDCA 后，2020 年的平均住院日由 2019 年的 14.4 天缩短至 12.6 天，时间消耗指数由 2019 年的 1.63 缩短至 1.342，达到目标值（图 19-5）。

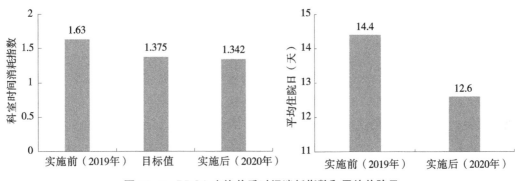

图 19-5　PDCA 实施前后时间消耗指数和平均住院日

十、总结阶段

1. 建立良好的监管制度：由科主任全面负责，质控部等相关职能科室参与的协作机制；建立高效、便捷的信息反馈机制以确保本科室及时调控平均住院日指标；建立平均住院日考核机制，明确权责、追本究源；设立住院日预警机制，对住院日明显延长的患者及时预警、处理。

2. 充分开展门诊适形调强放疗技术，缩短了患者住院放疗时间及平均住院日；开展治疗新技术，明显提高了放疗临床科室的运营效率。

（佛山市第一人民医院鼻咽放疗二科　张国义、苏建淳及 CQI 小组成员）

运用 PDCA 循环降低产后出血发生率

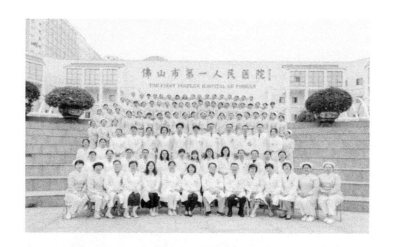

　　我院产科作为佛山市危急重症孕产妇救治中心、佛山市临床重点专科、广东省助产专科护士培训基地、国家级住院医师规范化培训基地，在妊娠合并自身免疫性疾病、妊娠合并先天性心脏病、妊娠期高血压疾病、凶险性前置胎盘、严重产后出血等危急重症孕产妇救治方面积累了丰富的经验，承担了本地区大量转诊的妊娠合并危急重症、严重的产科并发症及罕见病例的救治工作。随着 2017 年"佛山市危急重症孕产妇救治中心"正式挂牌成立，标志着产科高水平的危急重症疾病诊治能力，救治面辐射全市、周边各地市的危重患者。

一、选题背景

　　产后出血是指胎儿娩出后 24 小时内，阴道分娩者出血量 ≥ 500 mL，剖宫产者出血量 ≥ 1000 mL，是分娩期的严重并发症，是我国孕产妇死亡的首要原因。国内外文献报道产后出血的发病率为 5% ~ 10%，但由于临床上估计的产后出血量往往比实际出血量低，因此产后出血的实际发病率更高。产后出血除了容易引起一系列严重并发症外（如成人呼吸窘迫综合征、凝血障碍、休克、生育能力丧失、垂体坏死等），严重者甚至会导致死亡。从临床角度分析，产后出血与多种危险因素相关，因此增加对产后出血危险因素的重视及提高临床医师对本疾病的预防处理能力，降低产后出血发生率，对提升产科医疗治疗质量具有重要意义。

二、现状调查

自 2016 年国家二孩政策全面开放以来，我院分娩量剧增，高危孕产妇数量显著增加，其中瘢痕子宫、妊娠合并内外科疾病的孕产妇较多，产后出血的发生率也明显上升（图 20-1）。为了全面提高我院的产科质量，将 PDCA 作为管理工具运用到临床医疗质量控制中。

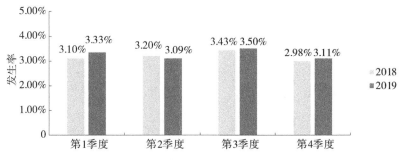

图 20-1　2018 年和 2019 年产后出血发生率

三、成立 CQI 小组

为降低产后出血发生率，成立了由科主任任组长，副主任、科护士长为副组长，科室核心组成员及部分业务骨干为成员的 CQI 小组，各成员均有明确的分工（表 20-1）。

表 20-1　CQI 小组成员

序号	姓名	科室	职务	职责与分工
1	陈汝芳	产科	科主任	组长 / 制定方案
2	黄沛清	产科	科副主任	副组长 / 方案执行
3	吴秀娥	产科	科护长	副组长 / 方案执行
4	孙雯雯	产科	主任助理	秘书 / 文案
5	康颖旎	产科	产房区护长	组员 / 执行具体工作
6	刘薇薇	产科	产后区护长	组员 / 执行具体工作
7	袁景茹	产科	业务骨干	组员 / 执行具体工作
8	张晓露	产科	业务骨干	组员 / 执行具体工作
9	杜楚颖	产科	业务骨干	组员 / 执行具体工作
10	伍晶晶	产科	业务骨干	组员 / 执行具体工作

四、设定目标值

根据人民卫生出版社《妇产科学第9版》，第十四章分娩并发症第一节产后出血中提到"国内外文献报道产后出血的发病率为5%～10%"，国外有文献报道世界范围内的严重产后出血发生率，非洲为0.3%～3.8%、亚洲为0.7%～2.7%、欧洲为1.7%～5.5%。2015年荷兰的一项大样本研究包括了从2000年到2008年分娩的1 599 867名产妇，调查结果显示平均严重产后出血（出血量 > 1000 mL）发生率为4.5%。目前我国尚没有全国范围内的产后出血发病率分布及变化趋势的研究报道，在2019年公布的《国家卫健委产科专业医疗质量控制指标（2019版）》中将"严重产后出血（分娩后24小时内出血量≥ 1000 mL）"纳入该指标。回顾我科近2年产后出血发生率均为3%～3.5%（2018年为3.17%，2019年为3.25%），结合实际工作情况，设定我科产科出血发生率目标值为3%以下（图20-2）。

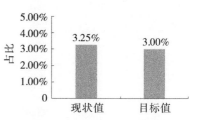

图20-2　现状值和目标值

五、拟定计划

拟定计划见图20-3。

实施项目	负责人	2020 年											
		1月	2月	3月	4月	5月	6月	7月	8月	9月	10月	11月	12月
现状把握	吴秀娥	----▶											
目标确定	陈汝芳		----▶										
原因分析	康颖旎 伍晶晶			----▶									
对策拟定	黄沛清			----▶									
对策实施	袁景茹 杜楚颖					------------▶							
效果确认	张晓露									----▶			
标准化	刘薇薇										----▶		
总结成果	孙雯雯											----▶	

注：▪▪▪▪▪▶ 计划执行时间，——▶ 实际执行时间。

图20-3　甘特图

六、原因分析

1.小组成员从人员管理、治疗措施等方面进行头脑风暴分析产后出血发生率高的原因（图20-4）。

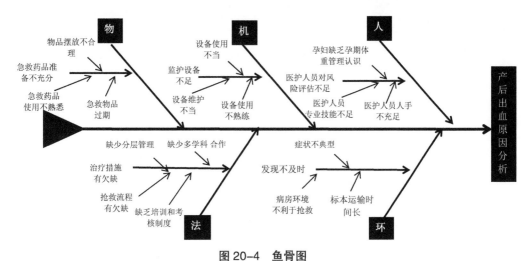

图 20-4　鱼骨图

2. 评选要因：把末端因素作为调查项目对 2018—2019 年发生的 126 例产后出血原因进行调查，并统计归类最后确定真因（表 20-2）。

根据柏拉图（图 20-5），按照二八法则，找到占比 80% 的原因，将主要问题列入首先解决的计划。

表 20-2　产后出血真因验证调查表

要因	频数	累计百分比
风险认知不足	54	42.86%
问题处理不及时	43	76.98%
专业技能不足	12	86.51%
制度流程不熟悉	9	93.66%
培训不足	6	98.41%
人手设备不足	2	100.00%

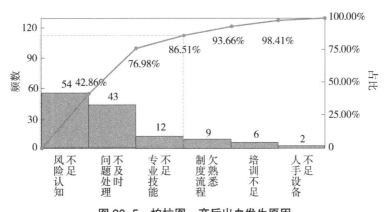

图 20-5　柏拉图：产后出血发生原因

七、制定对策

依据产后出血的病因分析等，CQI 小组充分讨论，运用 5W1H 制定了对策（表 20-3）。

表 20-3 降低产后出血发生率对策制定——5W1H

编号	What	Why	How	Who	When	Where
1	风险认识不足	1. 孕妇本人及家属对产后出血的风险认识不足 2. 医务人员对产后出血的风险认识不足	1. 加强宣教，制作宣传手册等宣传规律产检的重要性 2. 孕期进行营养评估，预防母体体重增长不合理及胎儿体重增长过快 3. 门诊分诊，指导妊娠并发症患者就诊高危妊娠专家专科门诊，对高危妊娠进行妊娠风险分级管理 4. 待产孕妇按照产后出血预测评分表进行评分，提早发现产后出血高风险人群	陈汝芳 吴秀娥 刘薇薇	2020 年 6月	产科门诊、病房
2	问题处理不及时	1. 医务人员对早期产后出血重视程度不够 2. 医务人员对产后出血的处理有欠缺	1. 启用产后出血评分预测表，尽早发现高危人群及早干预 2. 制定产后出血抢救流程，针对不同病因导致的产后出血制定规范治疗方案	黄沛清 康颖旎 杜楚颖 伍晶晶	2020 年 6月	产科病房
3	专业技能不足	医务人员理论和操作技术水平不足	1. 提高医务人员业务能力水平，增加对妊娠并发症筛查率及筛查准确率 2. 制定并完善产后出血抢救流程，定期更新及培训，做到人人知晓 3. 定期举行模拟演练，提高专业技能	陈汝芳 袁景茹 孙雯雯 张晓露	2020 年 8月	产科病房

八、执行阶段

1. 针对产后出血风险认知不足

（1）加强对门诊产前检查的孕妇及家属宣教。2020 年全年首次建档产检共 3781 人，每个孕妇在首次建立产检档案时均进行健康宣教，每份产检手册均标注产检时间及项目，同时利用科室微信公众号、孕妇学校讲座、医院网站等媒介宣传规律产检的重要性。

（2）对孕妇进行孕期营养评估，预防孕期母体体重增长不合理及胎儿体重增长过快。受新冠肺炎疫情影响，2020 年全年建档产检及分娩量均有明显下降，首次建档 3781 人，其中有 2135 人进行了孕期营养门诊咨询。

（3）门诊进行分诊初筛，指导妊娠并发症患者就诊高危妊娠专家门诊。2020 年专科门诊 22 234 人，专家门诊 32 101 人，每位孕妇在首次建立产检档案时均进行妊娠风险分级，按照不同的妊娠风险进行分层管理，专人跟踪管理。

（4）对所有计划分娩的孕妇按照产后出血预测评分表进行评分，尽早发现产后出血高风险人群。高危妊娠患者分娩应有高年资医师及助产士监控产程及助产，实时动态评估。

2.针对发现问题处理不及时

（1）所有计划分娩的孕妇均启用产后出血预测评分表，产程中实时动态评分，当单项评分≥3分、综合评分≥5分，考虑存在产后出血高风险，积极做好预防措施；当综合评分≥7分，则应做好产后出血急救准备。

（2）制定并不断完善产后出血抢救流程，张贴在产房墙上并做到人人知晓，及时根据最新指南或专家共识更新内容，针对不同病因导致的产后出血制定规范化、个体化的治疗方案。

（3）每个月检查并更新产后出血急救车物品，保证急救用药在有效期内，急救仪器设备运行正常。

3.针对专业技能不足

（1）每个月全体医务人员集中学习1次，每次参与理论授课80余人，同时科室派出30余人参加市内、省内交流学习，提高科内全体医务人员的业务能力，加强对高危妊娠分级管理的认识，提高妊娠并发症的筛查率及筛查准确率。

（2）科内抽选10名技术骨干成立产后出血救治演练团队，定期举行演练，提高理论知识及专业技能。演练结束后对产后出血抢救流程、操作熟练情况、医护协调配合程度、预案可操作性等进行总结评估，发现不足和短板及时改进，进一步加强对产后出血的应急处置能力。

九、检查阶段

实施对策后，CQI 小组进行每季度产后出血发生率分析，统计 2020 年产后出血发生率（2020年分娩总人数为 3990 人，产后出血发生人数为 93 人，发生率为2.45%），结果见图 20-6。

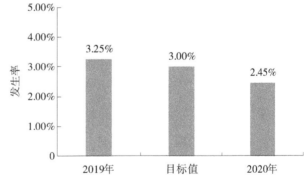

图 20-6　2019 年与 2020 年产后出血发生率

十、总结阶段

1.CQI 小组根据改进计划落实改进措施，每月收集产后出血发生率、发生原因构成比等相关数据在计划阶段查找科室发生产后出血的相关因素，制定和规范操作流程，结合本专业指南修订：科室产后出血应急预案、产后出血预测评分表，建立产后出血的多学科快速反应团队（包括经验丰富的产科医师、助产士、护士、麻醉医师、输血科医师、放射介入科医师、重症医学科医师等），尽早发现产后出血的危险因素并提前进行干预，从根本上降低产后出血发生率。

2. CQI 小组定期组织科室进行产后出血抢救团队演练的专项培训，针对发现的问题逐一整改。每季度对产科质量进行分析，选取有代表性的产后出血病例集中开会讨论，分析原因，提出相应的可行性措施进行整改并将优秀措施纳入相应的制度，形成闭环管理。

3. 开展线上孕妇学校讲座、线下营养咨询门诊，指导孕期保健和营养，制定产检方案，在改进的过程中挑选责任心强、经验丰富、专业知识水平高、有良好沟通能力的助产士，设立助产士门诊，精准管理高危孕产妇，制订孕期营养计划，预防孕期体重增长过快，降低妊娠期糖尿病、高血压、巨大儿的风险，提前预防产后出血的发生。

4. 启用产后出血预测评分表后，产程中实时个体化动态评估。同时不断改进，不断培训，提高低年资医师和护士专业技能和理论知识，持续改进医疗服务质量，降低产后出血发生率及提高救治成功率。

应用 PDCA 循环管理可显著降低产后出血发生率，提高患者满意度，促进团队学习的积极性和凝聚力，同时在实施过程中不断持续改进，确保医疗质量和母婴安全。

（佛山市第一人民医院产科　陈汝芳及 CQI 小组成员）

案例 **21**

运用 PDCA 循环降低感染科静脉用药异常
医嘱发生率

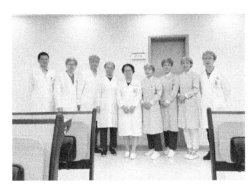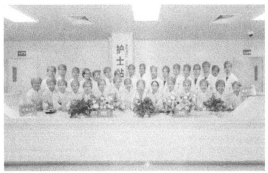

感染科是佛山市首个传染病专科，承担着突发和重症传染病救治等公共卫生任务。有普通感染区、特殊负压和监管病区，有肝病、发热和肠道门诊，肝衰竭和人工肝治疗中心、脂肪肝诊疗中心、艾滋病管理中心等。年均门诊量约 9 万人，年收治量约 2500 人。其是国家级临床药物试验基地、百佳营养减重教学基地、"三八红旗"集体；省巾帼文明示范岗、抗非模范和青年五四奖章、五一劳动奖状（集体）；市模范党支部、工人先锋号、青年文明号、特色和重点专科。

一、选题背景

1. 等级医院评审条款：医师开具处方应按照《处方管理办法》的要求执行，按"院基本用药供应目录"开具处方，药品品规和药品生产企业与"医院基本用药供应目录"一致。处方书写规范、完整，开具处方全部使用经药品监督管理部门批准并公布的药品通用名称、新活性化合物的专利药品名称和复方制剂药品名称。处方用量和麻醉、精神等特殊药品开具符合《处方管理办法》规定。不合理处方 ≤ 1%，处方药品通用名使用率达 100%。

2.《中国医院协会患者安全目标（2017 版）》之目标三：确保用药安全，规范临床用药医嘱的开具、审核、查对、执行制度及流程。

二、现状调查

静脉用药异常医嘱是指静配中心药师审核静脉用药时，由于选用溶媒、稀释浓度、用法、用量、配伍、选用药物等不适宜，且审核不通过的医嘱。异常医嘱发生率＝异常医嘱数／同期新医嘱数*100%。

2017年第1季度住院医嘱静脉用药不合理情况：感染科住院异常医嘱总数排全院第1位，感染科异常医嘱数293次，同期新医嘱数2873次，约占10.2%（表21-1，表21-2，图21-1）。

表21-1　静脉用药异常医嘱医师调查

科室	医嘱总数	错误数量	异常医嘱发生率
住院医师	1434	165	11.5%
轮科医师	880	100	11.4%
主治医师	298	17	5.7%
副主任医师及以上	261	11	4.2%

调查时间：2017.1.1—3.31
调查地点：感染科及静配中心
调查方法：现场调查
调查对象：医师
调查目的：发生异常医嘱的医师分布
调查人员：严海明、周惠玲
调查显示：住院医师及轮科医师2类人员是异常医嘱发生的最多人群

表21-2　静脉用药异常医嘱类别调查

异常医嘱类别	频数	累计数	累计百分比
溶媒错误	128	128	43.69%
浓度不当	101	229	78.16%
用法不当	30	259	88.40%
剂量不当	19	278	94.88%
其他不当	15	293	100.00%

调查时间：2017.1.1—3.31
调查地点：科室及静配中心
调查方法：调查分析
调查对象：静脉用药医嘱
调查目的：静脉用药异常医嘱的类别
调查人员：白红莲、周惠玲
调查显示：静脉用药异常医嘱类别，按降序排列依次是：①溶媒错误；②浓度不当；③用法不当；④剂量不当；⑤其他不当。确定：①溶媒错误；②浓度不当是异常医嘱主要的2种类别。

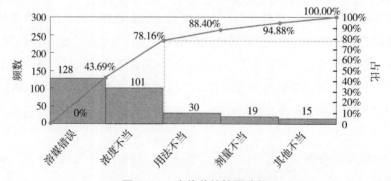

图21-1　实施前柏拉图分析

三、成立 CQI 小组

成立跨专业 CQI 小组，由医师、护士、药师等组成，各成员分工明确（表 21-3）。

表 21-3　CQI 成员

序号	姓名	科室	职务	职责与分工
1	白红莲	感染科	主任	组长 / 牵头组织推动、计划培训
2	周惠玲	感染科	医师	组员 / 收集整理资料
3	李宗良	感染科	医师	组员 / 组织实施
4	严海明	感染科	医师	组员 / 制定流程、制度
5	吴李贤	感染科	医师	组员 / 组织实施
6	梁敏锋	感染科	医师	组员 / 组织实施
7	刘金峰	感染科	医师	组员 / 组织实施
8	张青森	感染科	医师	组员 / 组织实施
9	莫玉芳	药剂科	药师	组员 / 组织实施
10	刘全妹	感染科	科副护士长	组员 / 组织实施
11	李冠琼	感染科	区护士长	秘书 / 组织实施并整理资料
12	舒 琦	感染科	护士	组员 / 组织实施并整理资料
13	郑静贤	感染科	护士	组员 / 组织实施
14	卓金璇	静脉配置中心	护士长	组员 / 组织实施
15	梁丽姬	医务部	干事	组员 / 组织实施
16	肖建香	信息科	护士长	组员 / 组织实施
17	尹芳	继教科	科长	组员 / 组织实施

四、设定目标值

查阅国内外相关文献，我科为确保患者医疗护理质量与安全，决定将标准定在 100% 正确，虽然要想实现比较困难，但我们要朝着这一目标持续改进，力争最佳成效（图 21-2）。

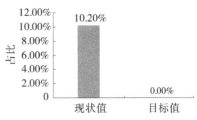

图 21-2　现状值和目标值

五、拟定计划

拟定计划见图 21-3。

实施项目	负责人	2017 年								
		4 月	5 月	6 月	7 月	8 月	9 月	10 月	11 月	12 月
现状把握	周惠玲等	⇢→								
目标确定	李宗良等		⇢→							
原因分析	吴历险等			⇢→						
对策拟定	梁敏锋等				⇢→					
对策实施	张青森等					⇢→				
效果确认	李冠琼等					⇢————————→				
标准化	刘金峰等								⇢→	
总结成果	刘全妹等									⇢→

注：⇢ 计划执行时间， → 实际执行时间。

图 21-3　甘特图

六、分析原因

绘制鱼骨图，从人、机、物、法、环 5 个方面进行头脑风暴分析，认为问题主要原因集中于 10 个方面（图 21-4）：①医嘱模板数据库少；②常用静脉用药医嘱指引不完善；③医护人员接受培训不足；④不同人群药物浓度掌握不足；⑤轮科医师多；⑥新药物开医嘱欠规范；⑦确认前核对医嘱评估不足；⑧上级医师督导未到位；⑨使用药物种类多不利于管理；⑩误操作。

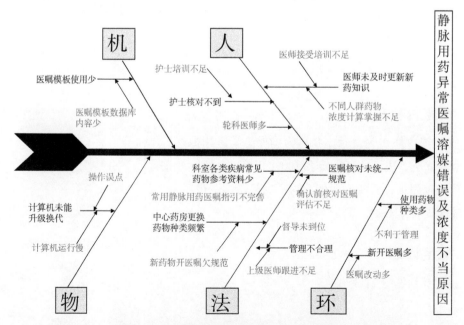

图 21-4　鱼骨图：静脉用药异常医嘱溶媒错误及浓度不当的原因分析

　　分析溶媒错误及浓度不当发生原因，按照频次计算出每个主要原因所占累计百分比，绘制了柏拉图（表 21-4，图 21-5）。按照二八法则，将医嘱模板数据库少、常用静脉用药医嘱指引不完善、医护人员接受培训不足三项确定为要整改的重点原因。

表 21-4　静脉用药溶媒错误及浓度不当发生原因统计汇总

原因	频数	百分率	累计百分率
医嘱模板数据库少	123	41.98%	41.98%
常用静脉用药医嘱指引不完善	63	21.50%	63.48%
医护人员接受培训不足	37	12.63%	76.11%
不同人群药物浓度掌握不足	14	4.78%	80.89%
轮科医师多	12	4.10%	84.98%
新药物开医嘱欠规范	12	4.10%	89.08%
确认前核对医嘱评估不足	10	3.41%	92.49%
上级医师督导未到位	8	2.73%	95.22%
使用药物种类多不利于管理	6	2.05%	97.27%
误操作	4	1.37%	98.63%
其他	4	1.37%	100.00%

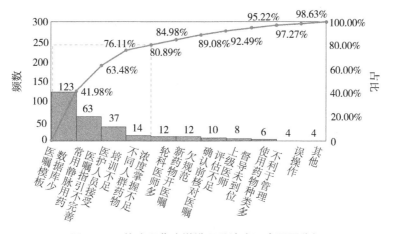

图 21-5　静脉用药溶媒错误及浓度不当要因分析

七、制定对策

　　运用 5W1H 制定了持续改进对策（表 21-5）。

表 21-5　降低静脉用药医嘱出错率对策制定——5W1H

What	Why	How	Where	When	Who
医嘱模板数据库少	未引起重视，规范的医嘱模板少	1. 组织科室骨干人员制定了慢性乙型病毒性肝炎（慢乙肝）、肝硬化、肝吸虫病、恙虫病等常见疾病的医嘱模板 2. 建立规范医嘱模板数据库，常规药物医嘱统一标准化 3. 制作模板，加强人员培训与使用	科室	2017 年 6 月	白红莲等
常用静脉用药医嘱指引不完善	感染科病种复杂，静脉医嘱用药多，造成指引欠完善	1. 针对溶媒错误及浓度不当等主要问题与静配中心联系，结合药品说明书具体注意事项，共同制定感染科常用静脉用药医嘱指引 2. 医护一体化推动：培训医护人员，共同学习，医师开具医嘱做首次核对，护士进行确认医嘱的再次核对	科室	2017 年 6 月	周惠玲等
接受培训不足	因指引欠完善，培训内容不足	1. 以问题为导向开展医护培训，重点解决溶媒错误及浓度不当等主要问题 2. 科室医护人员全员培训，科室质量小组、静配中心督导落实，医护一体化推动 3. 培训学习医嘱模板指引，作为轮科医师入科培训重点，住院医师也反复培训，不定期抽查考核；尤其重点培训异常医嘱发生率高的住院医师及轮科医师，要求人人学习，考核过关 4. 培训学习科室常见静脉用药医嘱指引等	科室	2017 年 6 月	梁敏锋等

八、执行阶段

1. 针对医嘱模板数据库少：组织科室骨干人员制定了慢乙肝、肝硬化、肝吸虫病、恙虫病等常见疾病的医嘱模板；建立规范医嘱模板数据库，常规药物医嘱统一标准化。

2. 针对常用静脉用药医嘱指引不完善，主要是溶媒错误及浓度不当：与静配中心联系，结合药品说明书具体注意事项，共同制定感染科常用静脉用药医嘱指引；医护一体化推动：培训医护人员，共同学习，医师开具医嘱做首次核对，护士进行确认医嘱的再次核对。2017 年 6 月 8 日结合静脉用药异常医嘱制定了感染科常用静脉用药医嘱指引；6 月 9 日制定完善了静脉用药医嘱审方流程；完成了人员培训并执行。

3. 以问题为导向开展医护培训，重点解决溶媒错误及浓度不当等主要问题；科室医护人员全员培训，科室质量小组、静配中心督导落实，医护一体化推动；培训学习医嘱模板指引，作为轮科医师入科培训重点，住院医师也反复培训，不定期抽查考核；培训学习科室常见静脉用药医嘱指引等。前 3 个月每周晨会后培训，之后每 2 周培训，全员培训 50 多人，并进行考核，其中轮科医师 10 人、住院医师 8 人重点培训，入科前及每周均培训并考核过关；其他人每周培训后即考核过关。制作模板，加强人员培训与使用，尤其重点培训异常医嘱发生率高的住院医师及轮科医师（18 人），要求人人学习，必须考核过关。2017 年 6 月 8 日建立慢乙肝、肝硬化、肝吸虫病、恙虫病等 10 多种常见疾病的医嘱模板；6 月 9 日至 6 月 10 日已完成共 50 人培训，并顺利考核过关。

九、检查阶段

　　改善对策实施后，异常医嘱发生率明显下降，2017 年 10—12 月检查本科新医嘱数 6288 条，发现异常医嘱数 0 条，通过数据统计，异常医嘱发生率为 0（实施前异常医嘱发生率为 10.2%，设定目标值为 0），达到了预期目标（图 21-6）。

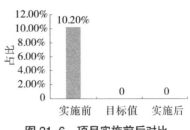

图 21-6　项目实施前后对比

十、总结阶段

　　2017 年第 4 季度实施对策后，通过查检数据分析，静脉用药异常医嘱发生率为 0。2018 年、2019 年持续执行措施，静脉用药异常医嘱发生率均为 0，证明改进措施有效（图 21-7）。

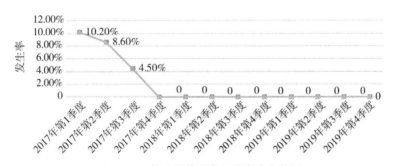

图 21-7　静脉用药异常医嘱发生率监测

　　通过医护人员共同参与 PDCA 质量改进项目，收到以下成效。

　　1. 制定了慢乙肝、肝硬化、肝吸虫病、恙虫病等常见疾病的医嘱模板；建立规范医嘱模板数据库，常规药物医嘱统一标准化。

　　2. 结合静脉用药异常医嘱制定了感染科常用静脉用药医嘱指引；制定完善了静脉用药医嘱审方流程。

　　3. 以问题为导向开展医护培训，对住院医师及轮科医师进行规范化开具医嘱培训，重点抓入科培训及常态化培训，要求人人考核过关才上岗，这提高了工作效率，提升了医疗质量，保证了患者安全。

　　4. 静脉配置中心常态化进行查检审方汇总，并即时反馈科室，得到及时有效改进。

　　该项目增强了持续改进意识、完善了 PDCA 管理方法、团队能力得到了明显提高。项目实施过程中经 CQI 小组讨论，建立了规范化医嘱模板数据库，形成了感染科常用静脉用药医嘱指引，完善了规范静脉用药审方流程，促进了医嘱执行规范化、标准化。

　　存在问题及下一步计划：本期 PDCA 项目主要从医护技人员方面解决异常医嘱的发生，但对新药的学习跟进尚有不足，需要医护技人员共同努力，持续改进。

（佛山市第一人民医院感染科　白红莲及 CQI 小组成员）

案例 **22**

运用 PDCA 循环改进急性心肌梗死绿色
通道流程的管理

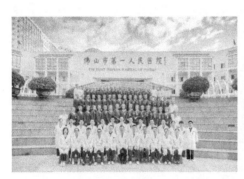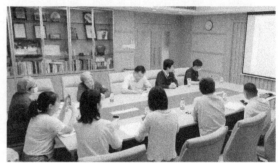

　　佛山市第一人民医院急诊科是本地区最大的大型现代化抢救中心，以解决急危重症、疑难杂症为特色，营造急诊文化为动力，使急救水平保持国内领先水平。配备 50 张床位、115 名医护人员及众多精良急救设备。以完备的人才队伍建设、完善的制度、科学的管理、高水平的医疗质量，向国际一流急诊医学科的目标迈进。先后被评为佛山市"十三五"高水平重点专科、国家级住院医师规范化培训基地，中山大学急诊医学专业硕士培训点，国家级青年文明号等。

一、选题背景

　　在《三级综合医院评审标准实施细则（2011 年版）》中，急性心肌梗死是六大重点病种之一：急诊绿色通道管理，建立急性创伤、急性心肌梗死、急性心力衰竭、急性脑卒中、急性颅脑损伤、急性呼吸衰竭等重点病种的急诊服务流程与规范；急诊管理与持续改进条款中，对急性创伤、急性心肌梗死、急性心力衰竭、急性脑卒中、急性颅脑损伤、急性呼吸衰竭等重点病种的急诊服务流程与服务时限有明文规定，要落实到位。

　　在国家卫健委《急诊专业医疗质量控制指标》中急性心肌梗死（ST elevated myocardial infarction，STEMI）患者平均门药时间及达标率、STEMI 患者平均门球时间及达标率是监测的重要指标。

二、现状调查

2015 年急诊 257 970 人，急性心肌梗死 308 例，溶栓 5 例，从急诊直接送介入室手术 47 例。门球时间 140.83 分钟；门球达标率 47.24%（表 22-1，图 22-1）。

表 22-1　2015 年佛山市第一人民医院现状调查（1 月份统计）

序号	患者姓名	年龄	到诊时间	心电图检查（5 min）	一般处理（10 min）	专科会诊（20 min）	门药（30 min）	门球（90 min）	入院（60 min）
1	刘★雄	62	2015/1/17 18:00	0	10	30			75
2	黄★金	77	2015/1/17 15:39	0	11				35
3	叶★爱	78	2015/1/23 15:45	外院已经执行			外院已经执行		45
4	张★开	79	2015/1/28 12:03	0	7	2		34	
5	陈玉★	88	2015/1/26 9:12	1	21	38			
6	张★锦	47	2015/1/24 11:22	8	0	8			368

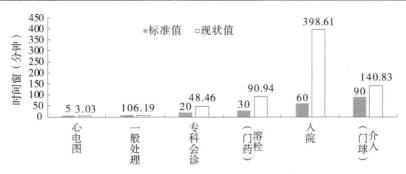

图 22-1　2015 年各时间窗数据调查统计

三、成立 CQI 小组

为了缩短急性心肌梗死门球时间，医院成立了由副院长担任督导、医务部科长担任组长，护理部副主任担任副组长，心内科、急诊科以及检验科人员担任成员的等跨部门 CQI 小组，各成员都有明确的分工（表 22-2）。

表 22-2　CQI 小组成员

序号	姓名	科室	职务	组内分工
1	章成国	医院办公室	副院长	督导 / 制定方案
2	姜骏	急诊科	主任	副组长 / 方案执行

续表

序号	姓名	科室	职务	组内分工
3	向霞	护理部	副主任	副组长 / 方案执行
4	符岳	急诊部	副主任	秘书 / 文案
5	赵伟成	医务部	科长	组长 / 执行具体工作
6	李健民	心内科	主任医师	组员 / 执行具体工作
7	许兆延	心内科	副主任	组员 / 执行具体工作
8	王蔚	心内科	副主任	组员 / 执行具体工作
9	罗银秋	急诊科	科护士长	组员 / 执行具体工作
10	黄睿花	急诊科	区护士长	组员 / 执行具体工作
11	黄伟平	急诊科	组长	组员 / 执行具体工作
12	伍煦涛	急诊科	组长	组员 / 执行具体工作
13	李炜煊	检验科	主任	组员 / 执行具体工作
14	梁指荣	检验科	组长	组员 / 执行具体工作
15	何桂清	运送部	组长	组员 / 执行具体工作

四、设定目标值

根据国家卫生健康委于 2015 年 3 月 31 日国卫办医函〔2015〕252 号发布《急诊专业医疗质量控制指标》《三级综合医院评审标准实施细则（2011 年版）》，以及《中国胸痛中心认证标准》第 5.21 条标准：对于接受 PCI 治疗的 STEMI 患者，月平均门球时间不超过 90 分钟，且达标率不低于 75%（图 22-2）。

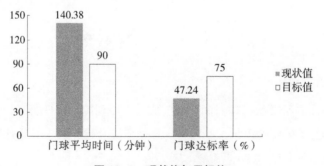

图 22-2　现状值与目标值

五、拟定计划

计划用 14 个月的时间来完成预期的工作，其中 P 阶段计划用 2 个月，D 阶段用 10 个月，C 阶段和 A 阶段各用 1 个月（图 22-3）。

实施项目	负责人	计划日程：2015 年 12 月—2017 年 1 月													
		12	1	2	3	4	5	6	7	8	9	10	11	12	1
现状把握	向霞、黄睿花	➡													
目标确定	姜骏、赵伟成	➡													
原因分析	罗银秋、符岳	➡													
对策拟定	赵伟成、姜骏		➡												
对策实施	黄伟平、伍煦涛			➡											
效果确认	罗银秋、符岳													➡	
标准化	李健民、何桂清													➡	
总结成果	姜骏、赵伟成														➡

注：- - - -➡ 计划执行时间，——➡ 实际执行时间。

图 22-3　甘特图

六、分析原因

绘制鱼骨图，从人员、硬件设施、方法、制度、环境 5 个方面进行头脑风暴分析，认为问题主要原因集中于 4 个方面：①人力不足；②标本运送延误；③心肌酶谱出结果时间长；④家属决定延迟（图 22-4）。

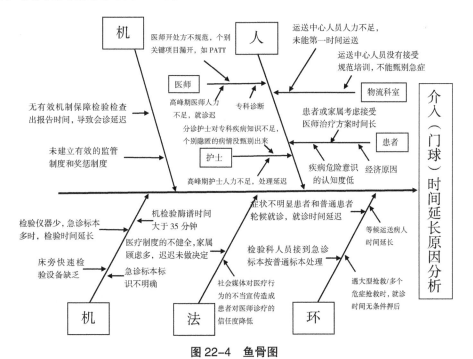

图 22-4　鱼骨图

图 22-4　鱼骨图

按照频次计算出每个主要原因所占累计百分比，绘制了柏拉图（表 22-3，图 22-5）。按照二八法则，将人力不足、标本运送延误、心肌酶谱出结果时间长、家属决定延迟四项确定为整改要因。

表 22-3　介入（门球）时间延长真因分析

查检原因	例数	累计百分比
人力不足	10	27.02%
标本运送延误	9	51.35%
心酶谱出结果时间长	7	70.27%
家属决定延迟	5	83.78%
患者危重	3	91.89%
非心内专科会诊	2	97.30%
其他	1	100%

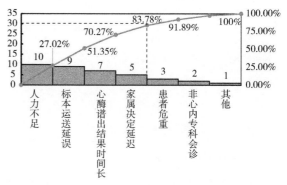

图 22-5　柏拉图：介入（门球）时间延长真因分析

七、制定对策

经 CQI 小组讨论后，运用 5W1H 制定了持续改进对策（表 22-4）。

表 22-4　介入（门球）时间延长对策——5W1H

序号	What	Why	Where	When	Who	How
1	医师人力相对不足	1.急诊科抢救繁忙时段无人力调配机制 2.心内科没有安排介入医师节假日及夜间轮值班	急诊科、总务科	2016年3月	姜骏 李健民	1.急诊科人力不足的情况下，首先满足重点病种的救治人力 2.心内科增加专科医师节假日及夜间人力
2	标本运送延误不完善	标本运送没有绿色通道保障机制全	检验科、运送中心	2016年4月	姜骏 罗银秋 何桂清	优化流程、提高效率、缩短辅助检查等待时间等措施： 1.后勤部门建立重点病种标本运送应急机制有效机制 2.借助信息化系统如医师工作站、条码系统等区分急检标本，以及代替人工提醒
3	心肌酶谱出结果时间长	心肌酶谱检验结果时间大于30分钟	急诊科、心内科、检验科	2016年4月	姜骏	购置床旁检验仪器满足临床需求
4	家属决定手术时间长	患者或家属对手术、治疗的认知缺乏，社会因素等，导致接受治疗方案时犹疑不决	急诊科、心内科	2016年4月	姜骏	1.印制宣传手册派发 2.制作宣传片在急诊和介入室滚动播放 3.强化医师的专业水平，规范语言沟通技巧

八、执行阶段

1.针对医师人力相对不足，医院制定繁忙时间段人力调配机制，首先满足重点病种的救治人力。

（1）增加繁忙时段急诊医师 1 名，增加介入医师 1 名排班。

（2）周一至周四 17:00 至 21:00 安排 5 名内科住院总医师轮值，每人负责两个区的工作，其余时间安排 1 名住院医师总轮值。

（3）急诊科抢救室增设 1 名住院总医师把关。

（4）增加专科医师节假日及夜间人力。

2.针对标本运送延误，医院建立标本运送应急机制以及做好标本的标识。

（1）后勤部门建立重点病种标本运送应急有效机制。

（2）借助信息化系统如医师工作站、条码系统等区分急检标本，以及代替人工提醒。

（3）护士将急检标本做好标识。

（4）急诊科和检验科均设置不同颜色的标本盒分别装普通标本和绿色通道标本，并做好标识。

3.针对心酶谱出结果时间长，医院申请购置床旁检验设备。

（1）购置床旁 TNT 检验设备满足临床需求。

（2）开展床旁检测技术（point of care testing，POCT）检测。由经过培训的管床护士床旁执行。

4.针对家属决定手术延迟，医院加强医患沟通技巧培训和制定宣传视频和手册。

（1）制作多媒体宣教视频，放置在抢救室门前，24 小时滚动播放，营造心肌梗死急需介入手术的氛围。让市民在平日可以科普到胸痛时的正确处理，让患者及家属快速了解手术，尽早做出决定，缩短门球时间（图 22-6）。

（2）印制宣传手册，派发给患者及家属，让他们提前对手术 / 治疗有所认识，加快决策时间（图 22-7）。

（3）加强医师规范化语言培训，提高沟通技巧，以缩短家属对治疗方案的决定时间。

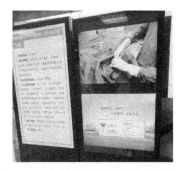

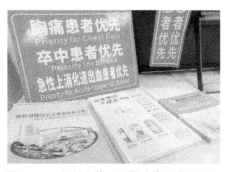

图 22-6　急性心肌梗死急诊经皮冠状
动脉介入治疗的宣教视频展示

图 22-7　印制宣传手册供患者及家属取阅

九、检查阶段

所有项目实施后，对急性心肌梗死患者的绿色通道监控时间窗进行统计分析（表22-5）。通过查检数据统计，发现急诊科监控各时间节点的时间窗均缩短了，达到了预期的目标设定值（图22-8 ~ 图22-21）。

表22-5　2015—2016年急性心肌梗死绿色通道监控

时　间		项　目						
		心电图检查（5分钟）	一般处理（10分钟）	标本运送时间（10分钟）	心肌酶谱出结果时间（20分钟）	专科会诊（20分钟）	家属决定手术时间（20分钟）	门球时间（介入）（90分钟）
平均时间	2015年（实施前）	3.86	9.29	58.74	118.47	82.12	40.36	140.83
	2016年（实施后）	2.95	8.76	0	18.14	57.27	27.74	89.60
达标率	2015年（实施前）	100.00%	58.98%	17.32%	0	38.06%	32.96%	47.24%
	2016年（实施后）	100.00%	94.06%	99.74%	99.17%	53.81%	80.12%	82.40%

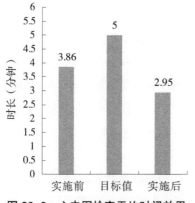

图22-8　心电图检查平均时间效果　　图22-9　心电图检查达标率效果

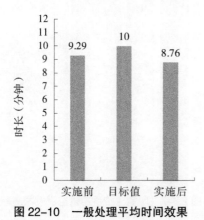

图22-10　一般处理平均时间效果

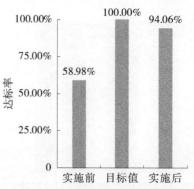

图22-11　一般处理达标率效果

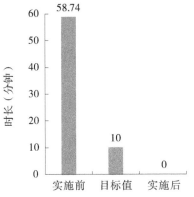

图 22-12　标本运送平均时间效果

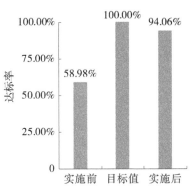

图 22-13　标本运送达标率效果

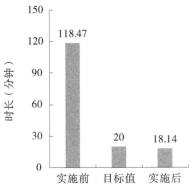

图 22-14　心肌酶谱出结果平均
时间效果

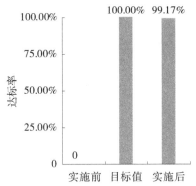

图 22-15　心肌酶谱出结果达标率
效果

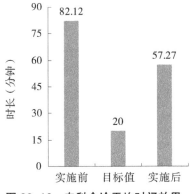

图 22-16　专科会诊平均时间效果

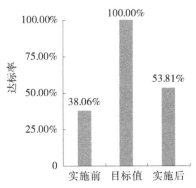

图 22-17　专科会诊达标率效果

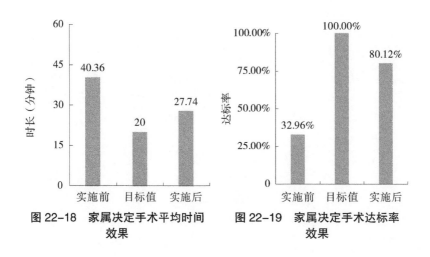

图 22-18 家属决定手术平均时间效果

图 22-19 家属决定手术达标率效果

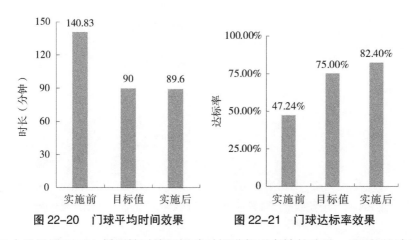

图 22-20 门球平均时间效果

图 22-21 门球达标率效果

CQI 小组运用 PDCA 循环针对缩短门球时间进行了有效的改进，达到了目标值。

2017 年持续改进中又发现存在以下问题：①胸痛流程可以更加紧凑，融合更多绿色通道；②心肌梗死患者各流程产生的数据在电脑中录入，无法统一，并且不能快速统计；③仅有一台床旁 cTnT 检测仪无法满足同时来诊多名胸痛患者、呼叫救护车的心肌梗死患者门球延长；④救护车接诊到胸痛患者时，首份心电图需要现场打印图纸，同时手机拍照上传到胸痛会诊群上，往往心电图拍照效果不理想，影响心电图诊断；⑤胸痛患者缺乏专人全流程跟踪，容易造成环节脱落；⑥提高员工对绿色通道执行的积极性，可以有效缩短门球时间；⑦运送人力不足，对患者送介入手术响应时间有影响。

针对以上问题，采取了以下措施。

1. 优化院内抢救流程

（1）护士接诊胸痛患者，给予测量生命体征和评估患者情况，非危重患者安排至胸痛专用诊室（危重患者即送抢救室，予生命支持）一边做心电图检查，一边让家属办理诊疗卡号，同时呼叫医师看心电图，心电图异常时呼叫心内科专科会诊，实现心电图绿色通道。

（2）护士为患者采集血液标本急查床旁 cTnT，实现肌钙蛋白快速检测绿色通道。

（3）在急诊科常备紧急的胸痛专用口服药，按医嘱立即给予患者口服药物，跳过排队缴费与领药，实现"胸痛一包药"绿色通道。

（4）医师按照科室统一规范的沟通语言、制定的沟通指引清单、制作的宣传视频利用手机或平板向患者家属介绍手术概况，实行术前沟通，尽量缩短家属决定行 PCI 时间。

（5）为患者开通绿色通道在急诊办理入院手续。导管室激活后，在患者病情允许转送的情况下，医护第一时间将患者送至导管室行介入手术。

2. 建立信息化登记系统（图 22-22）

（1）设定模板：以此为模板制定其他重点病种患者各时间窗处理措施及记录表。

（2）记录连贯：当班护士负责按表上内容逐项填写，若当班无法完成时，作为重点交班，由下一班护士完善记录。

（3）监控到位：由带班组长监控，督促每个个案填写完整及正确，实时纠正错漏。

（4）数据提取：项目组组长／护士长每季度进行统计分析，给出持续质量改进措施。

序号	姓名	门诊号	性别	年龄	发病时间	到院时间（时分）	到诊时间		检诊评估 1.病史询问，体格检查 2.卧床、监护、心电图 3.吸氧、建立静脉通道（5分钟）	一般处理（10分钟）1.采血：心梗五项、电解质、PAT、BCA 2.给药：阿司匹林、波立维各300 mg口服 3.止痛：硝酸甘油、欣康或吗啡 4.评估溶栓、PCI适应证		电检验科接标本到出结果时间（填写最迟出项目的时间）BCA>PAT、心肌酶谱（30分钟）	
例	关**	1234567	男	48	2016/9/7 23:03	1:06 时间窗内	2016/9/8 0:10	2016/9/8 0:14	4	2016/9/8 0:19	9	2016/9/8 1:00	27
1	梁**	2628132	女	85	2017/1/2 13:10	48:00:00 超出时间窗	2017/1/4 13:10	2017/1/4 13:10	0	2017/1/4 13:10			
2	刘**	0007405	男	80	2017/1/6 18:30	0:54 时间窗内	2017/1/6 19:25	2017/1/6 19:25	0	2017/1/6 20:06	41	2017/1/6 20:43	16
……	……	……	……	……	……	……	……	……	……	……	……	……	……
20	冼**	8013267	男	62	2018/1/21 7:15	3:00 时间窗内	2018/1/21 10:15	2017/1/21 10:15	3	2018/1/21 10:18		2018/1/21 12:44	143
21	吕*	0084560	女	74	2018/1/21 22:50	1:00 时间窗内	2018/1/21 23:50	2017/1/21 23:50	0	2018/1/21 23:55	5	2018/1/22 1:11	36
……	……	……	……	……	……	……	……	……	……	……	……	……	……
29	凌**	0564674	女	92	2019/1/25 16:50	2:00 时间窗内	2019/1/25 18:50	2017/1/25 18:50	0	2019/1/25 19:00	9	2019/1/25 21:00	81
30	张**	1929854	女	74	2019/1/28 4:30	5:49 时间窗内	2019/1/28 10:20	2017/1/28 10:46	26	2019/1/28 10:48	28	2019/1/28 11:56	55

图 22-22　信息化登记系统

3. 全面开展 POCT，为专科医师手术决策提速

（1）为专科医师更准确地评估病情、更快速地分析手术的可行性，急诊科全面开展肌钙蛋白 T 的床旁检测技术，包括配备院前救护车。将肌钙蛋白的检测时间缩短到 20 分钟以内（图 22-23）。

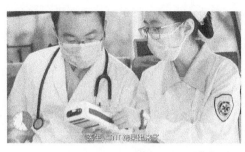
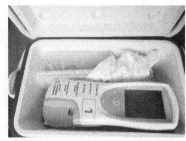

图 22-23　救护车上应用 POCT

（2）为了应对同时多名疑似急性心肌梗死患者来诊，尽快识别病情轻重，由之前抢救室只配备一台 POCT 检测仪，到后来配备三台仪器，解决仪器占用时检测时间延长的问题（图 22-24）。

4. 经我院救护车接诊到疑似急性心肌梗死患者，加快首份心电图确诊时间，在急救现场实施远程传输心电图至胸痛中心，专科医师可以实时在线为急性心肌梗死患者确诊，缩短以该方式来诊的急性心肌梗死患者门球时间（图 22-25）。

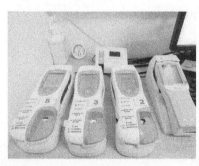
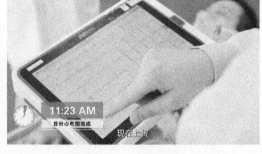

图 22-24　多台 POCT 协同工作　　　图 22-25　心电图远程实时传输

5. 设立专人专职，每班负责胸痛患者绿色通道的执行，快速识别急性心肌梗死患者，全程跟踪、记录患者各环节时间与数据于时间控制表内，并对前一天的急性心肌梗死患者数据做一级质控，最终缩短门球时间。

6. 建立严谨的奖惩制度，并有效执行，门球时间小于 60 分钟的优良案例，奖励执行该案例的工作人员。如个别环节有延误的则处理该案例的执行人，问责到个人。

7. 应用医院物流机器人运送标本，减轻工人运送标本的压力，将工人的人力集中分配在运送患者的工作上，减少患者送介入时缺乏工人的情况，从而增加门球达标率（图 22-26，图 22-27）。

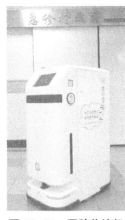

图 22-26　医院物流机
器人运送标本

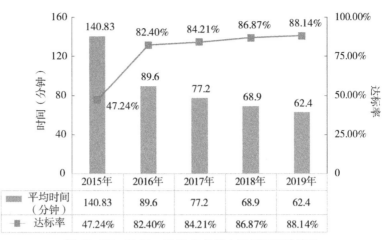

	2015年	2016年	2017年	2018年	2019年
平均时间（分钟）	140.83	89.6	77.2	68.9	62.4
达标率	47.24%	82.40%	84.21%	86.87%	88.14%

图 22-27　2015—2019 年急性心肌梗死门球情况

十、总结阶段

四年的持续改进总结如下。

1. 明确了胸痛中心管理组织架构；制定和修订了胸痛中心管理如时钟同意管理制度、数据库管理制度、质量分析会制度等 8 个，岗位职责 5 个，重点病种急诊服务、急检标本绿色通道处理等流程 5 个，各项制度均得到了落实；

2. 规范胸痛患者处理流程，对相关人员进行了培训，达到了预期的效果；

3. 建设急救信息化平台，设立 RFID 感应基站，急性心肌梗死患者只需佩戴手环就可以自动获取客观数据，减少人工录入的时间与工作量，提高录入的准确率，使数据分析更为便捷，更有利于 PDCA 的开展；

4. 制作多媒体宣教视频、印制宣传手册

5. 虽然门球时间有缩短，取得了明显的成效，但仍有进一步缩短的空间，以提高门球的达标率。对于不足之处，将纳入下一个 PDCA 循环持续改进。

（佛山市第一人民医院急诊科　姜骏、符岳及其他 CQI 小组成员）

案例 **23**

运用 PDCA 循环降低预约检查出错率

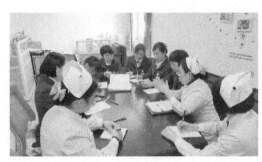 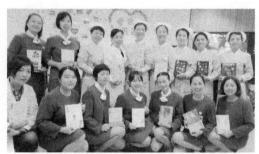

门诊部客户服务中心成立于 2011 年, 秉承"为患者提供舒适、便捷、安全、优质的服务"的宗旨, 坚持以改善患者就医感受为己任, 通过智能化就医流程、精细化预约诊疗、满意度体系建设、"一站式"投诉接待管理、志愿者延伸性服务及一系列贴心的便民服务措施, 为医院与患者间建立了良好的沟通渠道, 在促进公立医院改革措施的落实及进一步改善医疗服务行动中, 树立了良好的服务形象, 荣获省、市级奖项多项。

一、选题背景

在患者的就医过程中, 预约挂号、预约检查、预约治疗是其中 3 个重要的环节, 预约挂号患者已可以自助完成, 而且系统成熟; 预约治疗项目有限, 患者也基本上能按期进行; 只有预约检查系统尚需要人工现场完成, 而且检查项目多, 很多检查预约时间长, 若预约出错可能造成严重的不良事件, 根据 2018 年患者十大安全目标, 需要提高预约检查工作质量。

二、现状调查

2016 年 10 月至 2017 年 3 月预约检查总量为 44 943 单次: 出错共 29 例, 出错率为 6.45 (万分比)(表 23-1)。

1. 约错项目, 造成患者来回跑, 浪费时间精力, 耽误治疗, 患者就医体验很糟糕。案例: 住院患者陈先生, 需作胸部增强 CT 扫描, 但工作人员误约为平扫, 当患者按时前往检查时才发现, 极其恼火, 耽误治疗。

2.约错时间，无法按时完成相应检查，患者不满，医技科室不满。案例：这个患者需要空腹，怎么约到下午？

3.预约数量超量，功能科工作人员超时超负荷，医师抱怨。案例：怎么又约多了？今天已经约多了 4 个，医师都做不完……；这个检查不是规定周三才做吗？怎么约到今天？

表 23-1　2016 年 10 月至 2017 年 3 月间各类检查预约出错情况

项目	胃肠镜	支纤镜	超声检查	CT	IVP	TCD	合计	占比
出错例数	8	1	10	5	2	3	29	6.45 ‰

三、成立 CQI 小组

为减少预约检查出错率，我院成立了由科护士长担任督导、客服中心主管护师担任组长、部门所有员工担任成员的 CQI 小组，各成员都有明确的分工。小组成员开启头脑风暴（表 23-2）。

表 23-2　小组成员架构

序号	姓名	职称	组内职务	组内分工
1	陈书人	副主任护师	督导员	督导、指导
2	蒋慧明	副主任护师	督导员	督导、指导
3	李忠艳	主管护师	督导员	督导、指导
4	邓琼娟	主管护师	组长	牵头组织、计划、推动
5	何月葵	主管护师	副组长	组织实施
6	高嘉雯	文员	秘书	组织实施并整理资料
7	吕姬婷	文员	秘书	组织实施并整理资料
8	陈木莲	主管护师	组员	组织实施
9	李爱玲	护师	组员	组织实施
10	曾丽兰	护师	组员	组织实施
11	练桂英	主任护师（退休返聘）	组员	组织实施
12	梁家云	护士	组员	组织实施
13	卢银菊	文员	组员	组织实施
14	钟佩琴	文员	组员	组织实施
15	黎婉玲	文员	组员	组织实施
16	蔡意玲	文员	组员	组织实施
17	邓宝玲	文员	组员	组织实施

四、设定目标值

预约检查出错率这项指标在等级医院评审、公立医院绩效考核中虽然没有相关的统一标准要求，但是其出错情况会影响到患者的就医体验以及有可能造成诊疗计划和秩序的改变，故预约检查出错率目标值设为0，作为最佳目标（图23-1）。

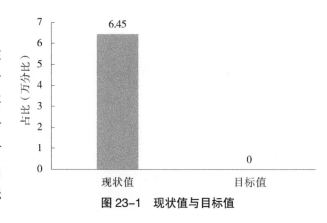

图 23-1　现状值与目标值

五、拟定计划

计划用 10 个月的时间来完成预期的工作，其中 P 阶段计划用时 3 个月，D 阶段用时 6 个月，C 阶段和 A 阶段共用时 1 个月（图 23-2）。

实施项目	负责人	计划日程：2017 年 3～12 月									
		3	4	5	6	7	8	9	10	11	12
现状把握	邓琼娟等	→									
目标确定	李忠艳等		→								
原因分析	全组人员		→								
对策拟定	何月葵等			→							
对策实施	邓琼娟等				→						
效果确认	何月葵等									→	
标准化	陈书人等										→
总结成果	邓琼娟等										→

注：- - - → 计划执行时间，——→ 实际执行时间。

图 23-2　甘特图

六、分析原因

绘制鱼骨图，从人员、环境、硬件设施、制度 4 个方面进行头脑风暴分析，认为问题主要原因集中于 7 个方面：①责任心不强，查对不认真；②外界干扰；③预约系统不兼容；④流程、操作指引欠清晰；⑤显示屏大小不合适；⑥客户反复更改时间；⑦预约后没有及时打单（图 23-3）。

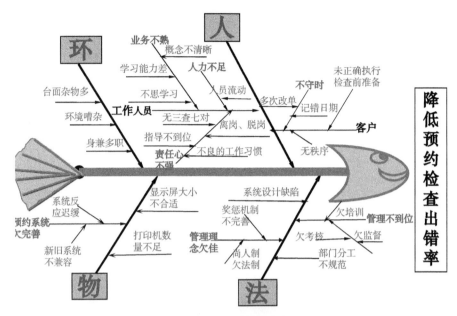

图 23-3 鱼骨图：降低预约检查出错率

按照频次计算出每个主要原因所占累计百分比，绘制了柏拉图（表 23-3，图 23-4）。

按照二八法则，将未正确执行查对、外界干扰、预约系统不兼容三项确定为要整改的要因。

表 23-3 预约检查出错因素调查

末端原因	验证内容	确认标准	时间	验证人	评分
未正确执行查对	现场观察	客服预约工作人员 100%	2017.4.12	组员	64
外界因素干扰	现场观察	客服预约工作人员 100%	2017.4.12	组员	35
预约系统新旧不兼容	现场查看流程	客服预约工作人员 100%	2017.4.12	组员	15
流程、操作指引欠清晰	现场查看流程	客服预约工作人员 100%	2017.4.12	组员	10
显示屏显示内容不全	现场质控	客服中心工作电脑 100%	2017.4.12	组员	8

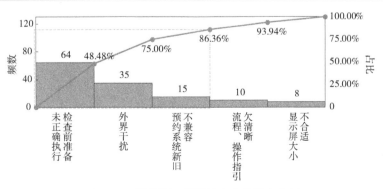

图 23-4 柏拉图：预约检查出错因素分析

七、制定对策

依据《三级综合医院评审标准》中对预约诊疗服务的评价要素与方法、医院护理质量控制指标要求等，CQI 小组充分讨论，运用 5W1H 制定对策（表 23-4）。

表 23-4 降低预约检查出错率对策制定——5W1H

编号	What	Why	How	Who	When	Where
1	未正确执行查对	1.无三查七对 2.不良的工作习惯 3.业务不熟	1.定期组织客服人员进行业务培训考核 2.设质量控制人员，现场跟进客服人员的工作程序 3.每天早上进行晨会交班，及时发现与总结 4.每月最后一周的周三中午举行例会总结并进行业务知识考核	陈书人 李忠艳	2017年4—12月	门诊三楼满意度管理中心
2	外界干扰	1.环境嘈杂 2.台面杂物多 3.身兼多职	1.工作台五常法 2.客服前台贴指引标识提醒患者有序排队，间隔一米距离，防止干扰 3.班种职责调整，电话机专职接电话，不给约单，以免分神造成错误	蒋慧明 李忠艳 邓琼娟	2017年4—5月	客服中心
3	预约系统新旧不兼容	1.预约系统欠完善 2.显示屏显示内容不全 3.打印机数量不足 4.系统反应迟缓	1.预约系统欠完善的问题统一汇总，与信息管理科沟通优化 2.客服的电脑显示屏统一分辨率，避免视觉误差 3.每个工作位均设一台打印机(补充5台，原2个工作位共用一台)	陈书人 蒋慧明 李忠艳	2017年7—12月	客服中心

八、执行阶段

1.针对未正确执行查对

（1）定期组织客服人员进行业务培训考核，强化三查七对及有关业务知识的培训（图 23-5）；

（2）设质量把控人员，现场跟进客服人员的工作程序；

（3）每天早上进行晨会交班，及时发现与总结；

（4）每月最后一周的周三中午举行例会总结并进行业务知识及三查七对制度的考核。

2.针对外界干扰

（1）工作台"五常法"；

（2）客服前台贴指引标识提醒患者有序排队，间隔一米距离，防止干扰；

（3）班种职责调整，电话机专职接电话，不给约单，以免分神造成错误（图 23-6）。

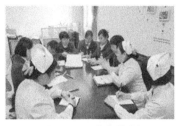
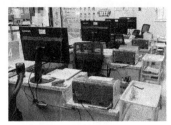
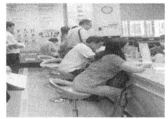

图 23-5　定期培训　　　图 23-6　环境五常法管理、设置排队 1 米线、增加打印机

3. 针对预约系统设置欠合理

（1）预约系统设置打单次数标识；

（2）CT 平扫与增强检查设置颜色区分；

（3）中午胃肠镜只安排一台预约机位；支纤镜检查设专项时间段；

（4）需更改检查时间的必须取原单更改；

（5）客服的电脑统一显示屏分辨率，避免视觉误差；

（6）超声预约系统设置项目界定范围，出现错误时会弹出提示框；

（7）4 岁以下的患者电脑设置提醒；

（8）每个工作位均设有一台打印机（补充 5 台，原 2 个工作位共用一台）；

（9）将检查预约申请单易混淆、误读的改用中文表达（如 TCD 检查与 TCD 发泡试验检查）（图 23-7）。

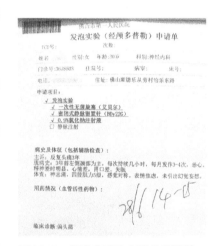

图 23-7　将检查预约申请单易混淆、误读的改用中文表达

九、检查阶段

整改措施落实，检查 2017 年 7 月至 2017 年 12 月共约 45 232 单次，出错共 6 例，出错率 1.33（万分比），较前减少 5.1（万分比）（表 23-5，图 23-8）。成效确认见图 23-9。

表 23-5　2017 年 7 月至 2017 年 12 月各类检查预约出错情况

项目	胃肠镜	支纤镜	超声检查	CT	IVP	TCD	合计	占比
出错例数	2	0	1	2	0	1	6	1.33‰

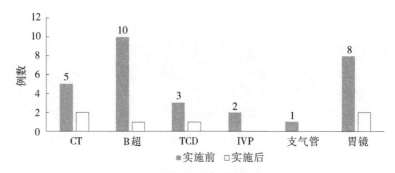

图 23-8　项目实施前后各项目预约检查错单例数

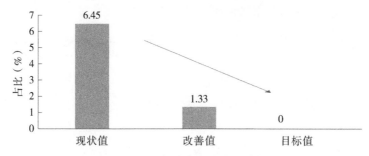

图 23-9　预约检查出错率成效

十、总结阶段

经过近 1 年的持续改进及后续跟踪，获得的成效如下。

1. 获得的主要固化成果

（1）定期组织客服人员进行业务培训考核，强化业务知识；

（2）每天早上进行晨会交班，及时发现与总结；

（3）每月最后一周的周三中午举行例会总结并进行业务知识考核；

（4）工作台五常法；

（5）客服前台贴指引标识提醒患者有序排队；

（6）班种职责调整，电话机专职接电话，不接待现场患者，以免分神造成错误；

（7）有矛盾的预约信息，系统增设提醒功能。

2. 建立预约检查工作程序标准见图 23-10。

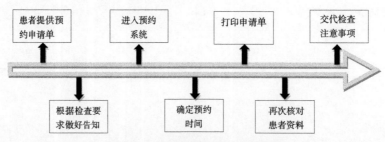

图 23-10　预约检查工作程序标准

3.持续改进监测数据见图 23-11。

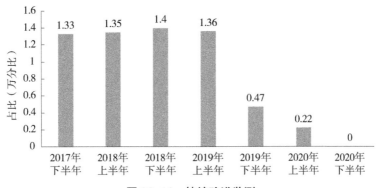

图 23-11 持续改进监测

2017 年开始，一直对该项质量指标进行持续监测和改善，除以上措施的巩固外，还增加了智能化自助预约系统，医技集中预约信息系统打通了与病区工作站、门诊医师工作站、功能检查科室工作站的联通，加大了信息的对接，让信息共享，因此指标逐年下降并达到目标值。

（佛山市第一人民医院门诊部 陈书人、邓琼娟及 CQI 小组成员）

运用 PDCA 循环降低非计划拔管发生率

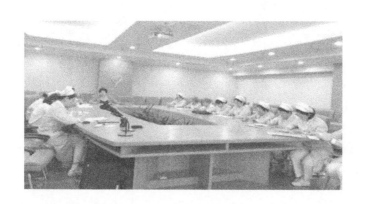

护理部围绕"优质护理服务示范工程活动方案",按照"改模式、重临床、建机制"的工作原则,以"三化四比"为优质服务的理念与目标,深化护理管理模式的改革,落实整体护理责任制,开展特色专科护理优质服务,深化护理专业内涵建设。近十年,护理团队获广东省护理学会科技进步二等奖 1 项、三等奖 1 项,佛山市科技进步二等奖 2 项,佛山市禅城区科技进步二等奖 1 项。获广东省卫生厅课题 2 项,佛山市科学技术局课题 21 项,佛山市卫生局课题 132 项。出版专著 1 部,参编专著 6 部;在专业期刊发表文章 1503 篇。开展护理新技术 142 项,获实用新型专利 6 项,外观设计专利 5 项;主持完成国家级继续教育项目 1 项,省级继续教育项目 10 项,市级继续教育项目 12 项。全院护理人员中担任全国中华医学会常务委员 1 人;担任广东省护理学会副主任委员 6 人,常务委员 22 人;担任佛山市护理学会各专业委员会主任委员 9 人,副主任委员及委员 61 人。我院成为卫生部优质护理服务示范工程重点联系医院、广东省优质护理服务示范医院、广东省临床重点专科。

一、选题背景

1. 非计划拔管定义:指患者留置的各种管路意外拔除或脱落,是常见的护理不良事件,不仅给患者造成不必要的痛苦,还可能造成病情恶化甚至死亡的严重后果。非计划拔管发生率计算公式:非计划拔管发生率 = 同期非计划拔管例数 / 同期住院患者置管总例数 × 100%。

2. 根据三级综合医院评审标准实施细则(2011 年版)中"护理风险防范措施,如跌倒、坠床、压疮、管道滑脱、用药错误等"要求,将脱管列入评审标准内。

3. 国家护理质控中心将插管患者非计划拔管发生率作为护理敏感质量指标的结果指标七项之一，关注发生非计划拔管后的风险。

4. 广东省卫计委将非计划拔管作为重点临床护理质量指标。

5. 非计划拔管也是我院护理管理与质控的重要指标之一，2014 年 7—12 月发生了 30 例非计划拔管，非计划拔管发生率为 0.109%（近三年医院总体非计划拔管发生率平均值约为 0.031%），高于平均值，由护理部牵头，打破部门隔阂壁垒，联合质管部、医务部、大外科、手术室麻醉科、大内科、供应室、设备科等跨部门多学科进行非计划拔管 PDCA 项目管理，持续质量改进。

二、现状调查

2017 年 7～12 月统计非计划拔管发生率见表 24-1。2015 年"三甲"复评国家评审专家现场检查，发现存在管道管理问题：各科室管道固定欠稳妥规范统一，从而进行持续质量改进是护理工作的一大重点。

表 24-1　非计划拔管发生率

时间段	非计划拔管例数	住院患者置管总例数	非计划拔管发生率
2014 年 7—12 月	30	27 523	0.109%

2015 年 4 月 28 日对 28 个临床科室共 555 条管道进行现场查检，经统计各科室管道固定欠稳妥规范统一有 384 条，占比 75.00%。

三、成立 CQI 小组

我院成立了由主管副院长担任督导，由护理部牵头，联合质控科、大外科、麻醉科、大内科、手术室、供应室、设备科等跨部门多学科组成质量持续改进小组，由 1 名副院长、4 名医师、11 名护士长、1 名后勤人员组成跨部门 CQI 小组，各成员都有明确的分工（表 24-2）。

表 24-2　CQI 小组成员

序号	姓名	职称	所属科室	组内职务	组内分工
1	章成国	副院长	院办	督导员	引领指导
2	张莉	主任护师	护理部	组长	牵头组织、计划、推动
3	曾勇	主任医师	质管部	组长	牵头组织、计划、推动
4	李绮慈	主任护师	ICU	组长	组织实施

序号	姓名	职称	所属科室	组内职务	组内分工
5	张秀平	主任护师	护理部	副组长	组织实施
6	赵伟成	副主任医师	医务部	副组长	组织实施
7	杨劼	主任医师	大外科	副组长	组织实施
8	李冠琼	主管护师	感染科	秘书	组织实施并整理资料
9	黄丽萍	主管护师	神经外科	秘书	组织实施并整理资料
10	刘洪珍	主任医师	麻醉科	组员	组织实施
11	张兰梅	主任护师	手术室	组员	组织实施
12	苏敏谊	主任护师	护理部	组员	组织实施
13	骆秀梅	副主任护师	神经外科	组员	组织实施
14	李焕平	供应室护士长	供应室	组员	组织实施
15	吴振华	设备科科长	设备科	组员	组织实施
16	程云	主管护师	泌尿外科	组员	组织实施
17	杨少仪	副主任护师	胆道外科	组员	组织实施

四、设定目标值

非计划拔管发生率 = 同期非计划拔管例数 / 同期住院患者置管总例数 ×100%。查阅国内外相关文献，暂无非计划拔管发生率控制的总体率值（指所有管道之总体率值），结合医院实际情况，针对总体拔管率进行自身对比，根据 3 年（2011—2013 年）医院总体非计划拔管发生率平均值约为 0.031%，设定目标值 ≤ 0.031%（图 24-1）。

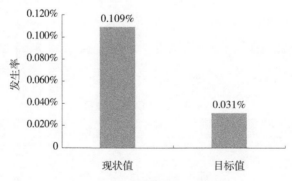

图 24-1 非计划拔管发生率

五、拟定计划

我院计划用 9 个月的时间来完成预期的工作，虚线为项目计划进度，实线为项目实际进度（图 24-2）。

活动项目	地点	负责人	工具与方法	日程计划（2015 年 4 ~ 12 月）							
				4	5	6	7	8	9	10 ~ 11	12
主题选定	会议室	张莉等	头脑风暴 / 文献	┅▶							
计划拟定	会议室	张秀平等	甘特图	┅▶							
现况把握	病区	李绮慈等	查检表 / 柏拉图	┅▶							
目标设定	会议室	苏敏谊等	头脑风暴 / 文献	┅▶							
对策拟订	病区	杨少仪等	头脑风暴 / 评价法		┅▶						
对策实施	病区	张莉等	头脑风暴 / 小组讨论			┅┅┅┅┅┅▶					
效果确认	病区	李冠琼等	柏拉图 / 柱状图							┅┅▶	
标准化	病区	李绮慈等	小组讨论 / 柱状图 / 流程图 /SOP								┅▶
总结成果	会议室	张莉等	小组讨论								┅▶

注：┅┅▶ 计划执行时间，───▶ 实际执行时间。

图 24-2　甘特图

六、分析原因

绘制鱼骨图，从人、机、物、法、环 5 个方面进行头脑风暴分析，确认问题主要原因集中于 10 个方面：①管道维护指引不完善；②管道固定与标识方法欠稳妥规范；③医护人员接受培训不足；④非计划拔管风险评估不足；⑤患者不舒适；⑥固定材料单一；⑦健康教育未到位；⑧管道防护跟进不足；⑨管道部位不利于固定；⑩固定材料松脱等（图 24-3）。

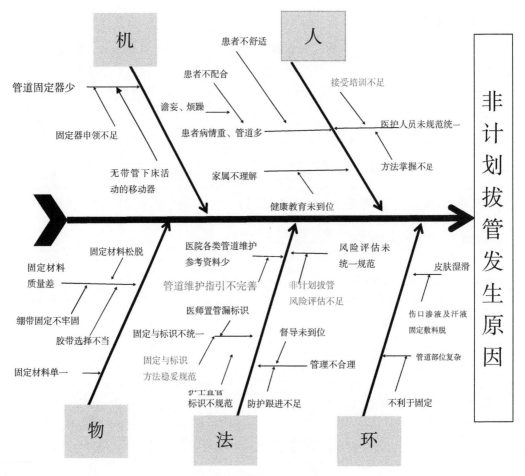

图 24-3　鱼骨图：原因分析

针对 30 例非计划拔管病例发生的主要原因进行统计分析（表 24-3），按照频次计算出每个主要原因所占累计百分比，绘制了柏拉图（图 24-4）。按照二八法则及现场验证，将管道维护指引不完善，管道固定与标识方法欠稳妥规范，医护人员接受培训不足，非计划拔管风险评估不足确定为要整改的要因。

表 24-3　要因分析调查结果

主要原因	频数	累计数	累计百分率
管道维护指引不完善	30	30	26.79%
固定与标识欠规范	29	59	52.68%
医护人员培训不足	18	77	68.75%
风险评估不足	16	93	83.04%

续表

主要原因	频数	累计数	累计百分率
患者不舒适	4	97	86.61%
固定材料单一	4	101	90.18%
健康教育未到位	3	104	92.86%
管道防护跟进不足	2	106	94.64%
管道部位不利于固定	2	108	96.43%
固定材料松脱	2	110	98.21%
其他	2	112	100.00%

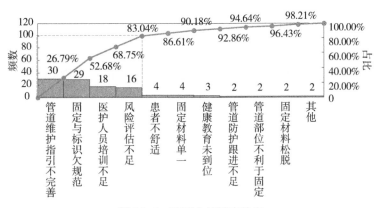

图 24-4 要因分析调查结果

七、制定对策

运用 5W1H 制定了持续改进对策（表 24-4）。

表 24-4 降低非计划拔管率对策制定——5W1H

What	Why	How	Where	When	Who
管道维护指引不完善	只有总体的维护指引，没有细化具体化的各管道指引	1. 制定相关管道维护指引 2. 试点科室做出样板，供大家学习普及	全院	2015 年 6 月	张秀平等
固定与标识方法欠稳妥规范	各科室管道固定方法不统一规范	1. 改进管道固定方法，统一规范执行 2. 统一规范管道标识	全院	2015 年 7 月	苏敏谊等
医护人员接受培训不足	各科室固定方法不同，医护人员未接受统一规范的学习培训	1. 医护骨干以工作坊模式集中培训 2. 骨干对科室医护人员全员培训 3. 医护一体化推动非计划性拔管 PDCA 项目管理	全院	2015 年 6 月	张莉等
非计划拔管风险评估不足	未重视非计划拔管的风险评估	1. 培训开展非计划拔管风险评估 2.ICU 作为试点科室开展推广	全院	2015 年 7 月	李绮慈等

八、执行阶段

1.制定管道维护指引：在循证基础上，组织管道重点防护科室制定脑室引流管、腰大池引流管、气管插管、气管切开管、胃管、心包纵隔引流管、胸腔引流管、胃造瘘管、腹腔与胆道引流管、尿管等 10 大类管道维护指引，形成简易图文，固定技术方法与标识统一标准化。展开调查：甄别出胃管、尿管等 14 种重点防护管道，ICU、神经外科等 18 个重点防护科室，以重点科室为试点科室，由医护团队共同参与制定管道维护指引，指引内容包括身份核对、知情告知、评估、医护沟通、管道固定、实施、健康教育、观察记录等八大维度，使医护人员有标准可循，主动控制管理质量。

2.革新改良 10 种固定方法与材料，使固定方法规范：所有管道均二次固定，根据管道选择不同的固定方法，将固定材料按管道部位裁剪。发明了原创尿管的"匚型"固定：应用弹性胶带，裁剪成 5 cm×7 cm，左右各留 1.5 cm，中间剪开约 3 cm×2.5 cm"匚"型开口，将剪好的弹力胶带用"高举平抬法"固定在大腿内侧（女性）或腹股沟处（男性）。发明了带钩和筐的移动架，便于妥善固定管道，做到人动管动，利于患者下床活动。

3.进行统一标识：使各个病区各类管道的固定达到安全、牢固、舒适、美观的目标。制作各类固定方法的简易图文指引，规范统一，全院普及，要求人人掌握，医护一体化推动。针对无刻度管道难以观察深度等瓶颈问题，落实医护一体化统一标识。医师从手术置管开始为置管患者做好固定与标识；针对无刻度管道，在管道出口处予油性笔进行标识（特殊管道除外），作为观察脱出标记；采用统一的标识纸，标识内容包括置管人、置管时间、置管深度、管道名称等。

4.以工作坊模式开展培训：首先培训护士长、专科护士、组长、医护骨干共 300 多人，然后分别培训科室医护人员，做到各科室约 2000 人培训，参与培训的人员均经过考核掌握培训内容；质控科、医务科、护理部督导 8 次，现场质控落实；约 13 个多学科合作共同推动，各科室培训学习维护指引及学习改进后的固定与标识方法等，不定期抽查考核。

5.开展非计划拔管风险评估：共 300 多人经培训学习，以工作坊模式培训，以 ICU 为试点推行；评估表从管道类型、管道条数、管道部位、管道固定等方面进行评定分值，确定风险程度，根据风险评估，针对谵妄、烦躁等特殊患者，予镇静处理，适当约束，并采取防护用具等。

九、检查阶段

所有措施实施后，非计划拔管发生率明显下降，降至 0.021%，达预期目标（表 24-5，图 24-5）。

表 24-5　非计划拔管率变化

时间段	非计划拔管例数	住院患者置管总例数	非计划拔管发生率	X²	P	非计划拔管发生率目标值
2014年7-12月（实施前）	30	27 523	0.109%	33.857	0	≤ 0.031%
2015年7-12月（实施后）	8	38 095	0.021%			

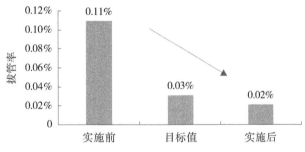

图 24-5　非计划拔管率

通过查检数据统计，四大重点解决的原因：①管道维护指引不完善；②管道固定与标识方法欠稳妥规范；③医护人员接受培训不足；④非计划拔管风险评估不足，发生率明显下降，改善有效（表 24-6，图 24-6）。

表 24-6　项目实施后改善效果对比

原因	实施前发生率	实施后发生率
管道维护指引不完善	100.00%	0
固定与标识欠规范	96.67%	12.50%
医护人员培训不足	60.00%	12.50%
风险评估不足	23.33%	12.50%

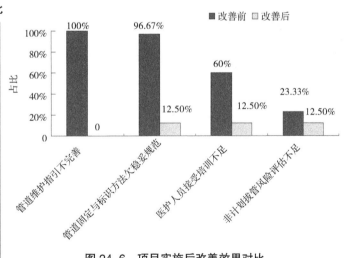

图 24-6　项目实施后改善效果对比

十、总结阶段

经过项目改进，制定了 10 大类管道维护指引，同质化执行落实，所有管道均二次固定及使用高举平抬法；创造了尿管的"匚形"二次固定法；发明了带钩和筐的移动架，做到人动管动，利于患者离床活动；规范了非计划拔管风险评估，通过评估识别高危风险，并采取适宜防范措施；将管道维护指引纳入了医护培训考核手册；形成了管道防护质量检查标准，每月或每季质控评价，与科室绩效挂钩；多学科跨部门协作模式形成常态化。

PDCA 是发现问题的有效工具，医务人员结合工作需要，在临床中运用 PDCA 循环，不仅可加深对问题的探讨与研究，还可提升自身质量管理能力。通过 PDCA 项目的实施，质量持续改进小组成员熟练掌握了 PDCA 运用方法，通过多学科协作提高了团队沟通及合作能力，成员主动参与质量改进，实现了自身价值。本期项目主要从医护人员方面的固定与标识解决非计划拔管的发生，针对认知障碍、谵妄、烦躁等患者非计划拔管风险评估与镇静镇痛的干预还需要不断完善，医护和保障部门共同解决，不断持续改进。

（佛山市第一人民医院护理部　张莉、李冠琼、黄丽萍及 CQI 小组成员）

案例 **25**

运用 PDCA 循环提高新型冠状病毒肺炎
核酸标本送检核查正确率

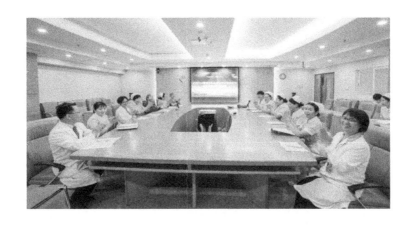

多部门联合运用 PDCA 管理工具，找出新型冠状病毒肺炎核酸标本送检核查过程中的问题，制定一系列科学的送检核查措施，达到既符合防控要求，又保证核酸标本送检核查的有效性和标本送检安全性的目的，并不断完善优化标本采集送检流程和持续改进，提升综合治理管理能力。

一、选题背景

新冠肺炎是由新型冠状病毒感染所致的肺部炎症，病原学证据是新冠肺炎诊断的金标准，及时准确的核酸检测结果为疾病的早诊断、早报告、早隔离、早治疗提供依据，对迅速发现控制传染源、有效阻断传播链条、防止疫情扩散发挥了重要作用。

新型冠状病毒肺炎疫情属国家重大突发公共卫生事件，属乙类传染病，采取甲类传染病的预防、控制措施。SARS-CoV-2 基因结构与一般 RNA 差别较大，人群普遍易感，在落实核酸标本采集、运送、存储和检测过程中均有严格的要求。新冠核酸标本必须保证零差错。

对照国务院应对新型冠状病毒肺炎疫情联防联控机制医疗救治组发出的《关于印发医疗机构新型冠状病毒核酸检测工作手册（试行）》《新型冠状病毒肺炎实验室检测技术指南》《2019 新型冠状病毒肺炎临床实验室生物安全防护专家共识》《新型冠状病毒肺炎标

本采集技术专家共识》等文件要求，我院核酸标本送检核查流程存在不足。

二、现状调查

2020 年 7 月我院核酸采样室核酸采样送检共 22 228 份，送检核查过程中发现标本标签不清晰、标本送出与接收实际数目不相符、标本附着于标本箱上被漏点等问题标本 3 份，标本不合格率为 0.01%。院领导高度重视，马上联合护理部、院感科、质控科、运送中心、检验科、计算机中心等多部门展开标本送检质量分析调查，通过现场发放问卷调查 90 份，从医嘱处理、条码信息核对、正确采样流程、标本核查及送检四个方面共 16 条问题进行了核酸标本送检流程整体调查，结果发现主要在送检时标本核查点数方面存在问题。

三、成立 CQI 小组

我院成立了由护理部、院感科担任督导，护理部副主任担任组长，急诊科护士长担任副组长，核酸采样室、检验科、计算机中心、运送中心等担任组员的跨部门 CQI 小组，各成员都有明确的分工（表 25-1）。

表 25-1 CQI 小组成员

序号	姓名	科室	职务	组内分工
1	张莉	护理部	主任	督导
2	李轶男	院感科	科长	督导
3	向霞	护理部	副主任	组长
4	罗银秋	核酸采样室	护士长	副组长
5	赵晓昀	核酸采样室	组长	秘书
6	赵瑾	核酸采样室	护士	现状调查
7	曾秀	核酸采样室	护士	对策拟定
8	王桂花	核酸采样室	护士	对策实施
9	李启欣	检验科	主任	对策实施
10	肖健香	信息科	护长	对策实施
11	刘英莲	运送中心	主管	对策实施
12	施桂灵	核酸采样室	护士	效果确认
13	李昊	核酸采样室	护士	数据统计
14	许贤芝	核酸采样室	护士	总结

四、设定目标值

根据《新型冠状病毒肺炎标本采集技术专家共识》，要求新冠肺炎核酸标本收取送检时，标本收取人员和病区工作人员双人现场交接；标本收取人员和检验科人员双人当面扫描标本条形码，当面点验无误，保证标本检测的时效性和有效性，将新冠肺炎核酸采样标本送检核查正确率目标值设定为100%（图25-1）。

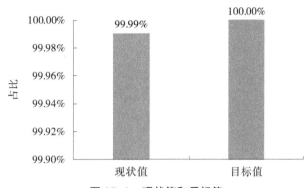

图 25-1　现状值和目标值

五、拟定计划

计划用 2 个月的时间来完成预期的工作，其中 P 阶段计划用时 0.5 个月、D 阶段用时 1 个月、C 阶段用时 1 周、A 阶段用时 1 周，最后计算出每个阶段用时率（阶段用时率 = 每个阶段用时 / 总计划时间）（图25-2）。

项目	7.15~7.19	7.20~7.22	7.23~7.26	7.27~8.2	8.3~8.30	8.31~9.6	9.7~9.10	9.11~9.15	负责人
主题选择	→								张莉
现状调查		→							向霞 罗银秋 赵晓昀
原因分析			→						赵晓昀 赵瑾
对策拟定				→					赵晓昀 曾秀
对策实施				→					全组人员
效果确认							→		全组人员
标准化							→		全组人员
总结成果								→	王桂花 李昊

注：------▶计划执行时间，——▶实际执行时间。

图 25-2　甘特图

六、分析原因

从人员、机器、材料、方法、流程、环境6个方面进行原因分析，认为问题主要原因集中于7个方面：①标本收取及签收未采用信息化交接；②规范化培训不足；③制度流程不完善；④部门间联合监管力度不够；⑤工作流程环节多；⑥科室之间沟通不足；⑦其他因素（图25-3）。按照频次计算出每个原因所占累计百分比，绘制了柏拉图，按照二八法则，将标本收取及签收未采用信息化交接，规范化培训不足，制度流程不完善确定为要整改的要因（表25-2，图25-4）。

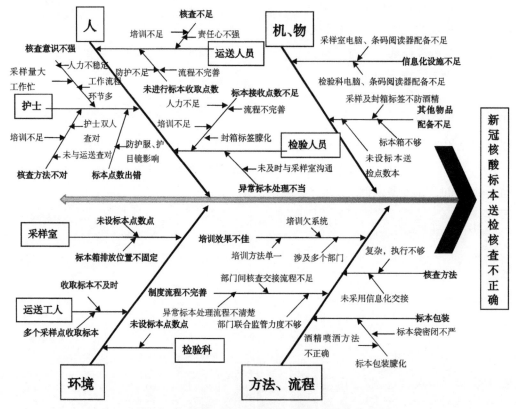

图 25-3　鱼骨图：新冠核酸标本送检核查原因分析

表 25-2　新冠核酸标本送检有误原因调查表

要因	频数	累计百分比
标本收取及签收未采用信息化交接	49	29%
规范化培训不足	46	57%
制度流程不完善	38	79%
部门间联合监管力度不够	12	86%
工作流程环节多	11	93%

续表

要因	频数	累计百分比
科室之间沟通不足	6	96%
其他	6	100%

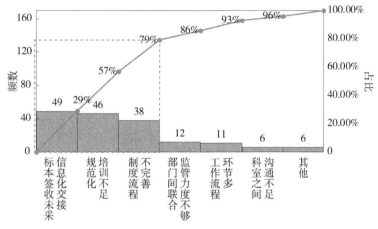

图 25-4　柏拉图：新冠核酸标本送检有误真因分析

七、制定对策

运用 5W1H 制定了持续改进对策（表 25-3）。

表 25-3　提高新冠核酸标本送检核查正确率对策制定——5W1H

What	Why	How	Where	When	Who
标本收取及签收未采用信息化交接	新型冠状病毒核酸标本在现有的区域进行点数交接，环境及人员防护方面不能达到生物安全要求	1. 由计算机管理中心开发系统化核查流程，形成一个闭环式可监控可追踪的系统管理模式 2. 保障送检系统的信息化配置，完善软硬件配置	计算机中心	2020 年 7 月、8 月	肖健香 罗银秋
规范化培训不足	涉及部门多，范围广，人员不固定，且有多部门监管	1. 建立医院新冠肺炎核酸标本运送管理组织架构 2. 加强护士的培训、运送工人培训及检验科人员培训 3. 每月进行多部门联合质量把控	采样室运送中心检验科	2020 年 7 月、8 月	张莉 李轶男 赵晓昀 李启欣 刘英莲
制度流程不完善	新冠核酸采样在人力配备、制度流程、物品配置方面需要多部门不断发现问题，持续完善细节	1. 启动护理部领导下的全院常态化核酸采样人力资源调配机制；增设采样机动护士岗，保障充足的人员配备 2. 优化职责分工，明确工作职责，细化人员分工，节约人力资源、防护物资和运送标本时间 3. 梳理流程，制定完善各项流程指引 4. 完善其他物品配置	采样室运送中心检验科	2020 年 7 月、8 月	向霞 罗银秋 赵晓昀 冯柳娜 李启欣 刘英莲 曾秀

八、执行阶段

1. 标本收取及签收未采用信息化交接的改进办法

（1）保障系统的信息化配置，从完善硬件配置和软件系统功能着手，采样室及检验科配备足够的电脑、条码阅读器。更新软件系统，保证采样室、检验室信息系统的一致性、稳定性。

（2）由计算机管理中心开发，设置双屏双人标本点数的信息化核查系统，送出标本时采样室与运送中心及接收标本时检验室与运送中心在电脑上过机交接标本，核对确认，形成一个从条码打印到发出检验报告的闭环式可监控可追踪的系统管理流程。采集中心护士在闭环信息化管理中起到承上启下的重要作用，所有环节系统自动生成操作时间。

采样送检三部曲：

第一步：采样室设一台电脑，标本送出时，由一名护士进行收取过机，一名护士核对，双人共同把关及严格执行封箱流程（图25-5）。

第二步：运送工人在护士站通过电脑远程化控制核对标本过机总数，核对无误，与护士共同填写标本运送交接本并双方签名（图25-6）。

第三步：运送人员在检验科窗口与PCR检验室人员通过电脑进行双屏交接，检验室的人员在里面过机，运送人员在外面查看，核对标本总数（图25-7）。

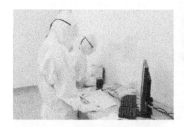 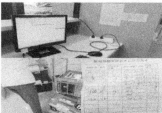 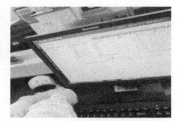

图25-5　采样送检双人把关　　图25-6　填写标本运送交接本　　　图25-7　双屏交接

2. 培训不足的改进办法

（1）建立医院新冠肺炎核酸标本运送管理组织架构，完善监督各部门的培训管理（图25-8）。

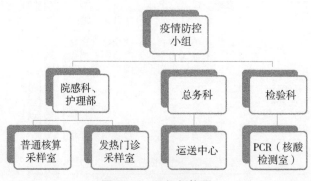

图25-8　组织架构图

（2）加强护士、运送工人、检验科人员的培训。

1）护士培训：护士是核酸标本的主要直接执行者，在标本采集、运送交接与监督、指导工作中发挥重要作用。护士培训是重点内容。从培训人员资质、培训内容、培训频次、培训效果评价等进行详细计划与实施。

①培训人员资质：a. 采样室设一名固定的院感防控督导员，由院感科定期进行院感知识培训。b. 设护理管理岗位，通过广东省新冠肺炎学习平台进行生物安全培训与考核，与院感护士共同负责护士的生物安全及核酸采样流程培训。

②培训内容设置：生物安全培训，新冠病毒核酸检测标本的采集、包装、交接点数及运送督导。

③培训频次设定：根据护士每 2 个月 1 次的常态化轮转以及实际工作需求，确定常态化培训每月 2 次，采样室护士 25 人，从对策实施到效果评价共 1.5 个月，累计培训约75 人次。

④培训效果：运用问卷制定相关培训考核试卷，护士、运送、检验人员严格遵守标本采集、运送制度与规程，规范化操作，掌握了新冠病毒核酸标本正确采集、包装、交接点数及运送督导知识，培训考核达标率 99% ~ 100%。护理部、院感科每月定期现场稽查督导，现场考核达标。

2）运送工人培训：由运送中心进行运送人员的培训，包括生物安全培训，新冠病毒核酸标本运送注意事项，核查方法，保证专人送检，保证送检质量等。从对策实施到效果评价共 1.5 个月，每月培训 1 次，累计培训 2 次，100 人次，标本收取与运送流程掌握良好，有效杜绝了标本送检误差。

3）检验科人员培训：由检验科对 PCR 检验室人员进行新冠病毒核酸标本接收核查、点数及异常新冠病毒核酸标本处理流程培训。从对策实施到效果评价共 1.5 个月，每月培训 1 次，累计培训 2 次，30 人次，标本接收流程掌握良好。

（3）每月进行多部门的联合疫情防控、新冠病毒核酸标本送检流程、质量分析讨论，根据执行情况及问题，持续质量改进。每月 1 次，涵盖医务部、院感、质控、护理部、检验、运送、采样室等 7 个部门 10 余人参加。

3. 制度及流程不完善的改进办法

（1）完善人员配备

1）启动护理部领导下的全院常态化核酸采样人力资源调配机制。通过系统统计分析出各临床科室床位使用率、支援核酸采样室的天数、科室分类三个维度调配指标，各科室派出人员常态化轮转核酸采样室，既保障人力，又储备好医院核酸采样人力资源库。

2）增设采样机动护士岗，加班给予补贴，激励护士积极性。

3）采样室护理岗位分工优化：设护理管理岗位、预检分诊班、电脑班、采样班、院感感控班。弹性排班，明确各岗位职责、工作时间及防护要求，各岗位护士紧密配合，保证新型冠状病毒核酸采集送检检测工作质量安全。

（2）优化新冠病毒核酸采样检测送检流程。优化核酸采样、运送、检测工作人员职责分工，固定人员、固定时间、固定地点开展核酸采集、运送、检测等措施，明确各部门职责，细化各部门送检环节的人员分工，节约人力资源、防护物资和运送标本时间。并制定异常标本处理流程，从而保证标本采集、运送质量（图25-9）。

（3）完善其他物品配置

1）将条码标签的热敏条码纸更换为三防条码纸。将标本箱封条改为防水材质，登记笔改为油性笔。

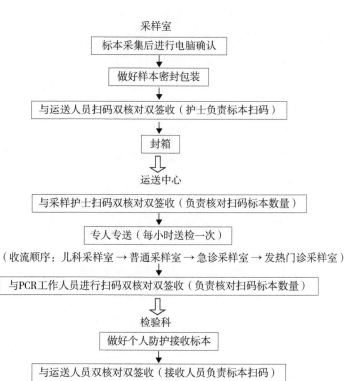

新冠核酸采样标本送检闭环管理流程

采样室

标本采集后进行电脑确认

做好样本密封包装

与运送人员扫码双核对双签收（护士负责标本扫码）

封箱

运送中心

与采样护士扫码双核对双签收（负责核对扫码标本数量）

专人专送（每小时送检一次）

（收流顺序：儿科采样室 → 普通采样室 → 急诊采样室 → 发热门诊采样室）

与PCR工作人员进行扫码双核对双签收（负责核对扫码标本数量）

检验科

做好个人防护接收标本

与运送人员双核对双签收（接收人员负责标本扫码）

护理部、感染管理科、检验科
2020年7月30日

图 25-9　检测新冠核酸标本送检闭环管理流程

2）增加配备足够的生物标本箱。

3）设标本核对本，收取标本时采样室与运送工人共同点数后登记签名，接收标本时运送工人与PCR检验室人员共同点数后登记签名（图25-10）。

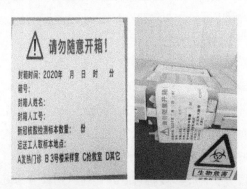

图 25-10　完善封箱标签、标本箱、标本运送交接等物品配置

九、检查阶段

所有措施实施后，2020 年 8 月 17 日至 8 月 30 日再次对新冠肺炎核酸标本送检情况进行了数据统计，发现医院新冠肺炎核酸标本 10 530 份送检正确率达 100%，达到预期的目标设定值（图 25-11）。

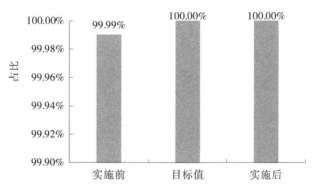

图 25-11　项目实施前后效果

十、总结阶段

通过近 2 个月的持续改进，取得了好的成效。

1. 建立了新冠肺炎核酸标本送检的监管部门和管理组织架构，强化了各部门联合疫情防控方面的质量把控，完善了新冠肺炎核酸标本送检制度。

2. 梳理、修订了《新型冠状病毒肺炎核酸标本送检闭环管理流程》《异常新冠病毒核酸标本处理流程》。

3. 形成了常态化核酸采样人员、运送人员、检验人员培训机制，提高了护士、运送、检验人员对标本采集、运送制度流程的知晓度与执行力。

4. 培训了规范化采样的队伍，形成了全院常态化核酸采样人力资源调配及启动采样机动护士方案，保障了充足的人员配备及核酸标本送检质量。

5. 完善了核酸采样室信息化系统及其他物品配置，优化了核酸标本送检流程；各项制度均得到了落实。措施施行后，取得了理想的效果，达到了预期目标，解决了新型冠状病毒核酸标本瓶颈性点数问题。

我院还存在核酸检测信息化管理不足，标本采集的个人信息与医疗机构信息系统未能顺利对接，核酸采样预约流程需进一步简化等问题，需进行持续质量分析，进入下一个PDCA 循环。

（佛山市第一人民医院护理部　向霞、赵晓昀及 CQI 小组成员）

运用 PDCA 循环提高自体输血率

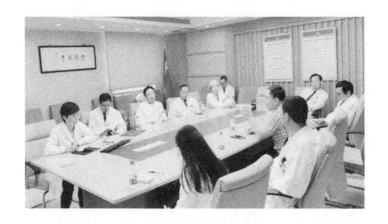

　　佛山市第一人民医院输血科成立于 2000 年 6 月。输血科目前有 13 名工作人员，其中包括主任医师 1 名，主任技师 1 名。设有输血相容性检测实验室、储血室、发血室、入库前血液处理室、疑难血型实验室、止血与血栓实验室等。主要开展输血前检测、新生儿溶血病筛查、血栓弹力图、易栓症、细胞单采术等新技术；并积极投入输血管理系统的开发。多年来，室间质评成绩优秀，连续 5 年荣获卫生部临检中心"全国输血相容性检测质控"优秀奖。

一、选题背景

　　1. 输血在临床救治患者中有着不可或缺的作用，血液是宝贵的资源，临床合理用血既是保护血液资源的重要环节，也是保证患者医疗安全和治疗效果的重要措施，但异体输血风险及血液资源短缺常态化客观存在。

　　2. 自体输血是指用患者自己的血液，以满足本人手术或紧急情况需要的一种输血治疗。自身输血技术包括了回收式、稀释式、储存式三种，其中回收式自体输血是指用血液回收装置，将患者体腔积血、手术中失血及术后引流血液进行回收、抗凝、滤过、洗涤等处理，然后回输给患者；稀释式自体输血是指一般在麻醉后、手术主要出血步骤开始前，抽取患者一定量自体血在室温下保存备用，同时输入胶体液或等渗晶体液补充血容量，使血液适度稀释，降低红细胞比容，使手术出血时血液的有形成分丢失减少，然后根据术中失血及患者情况将自体血回输给患者；储存式自体输血是在术前一定时间采集患者自体的血液进行保存，在手术期间输用。自体输血可以避免输异体血可能传播的疾病以及输血反应，保证患者安全；可缓解血源紧张的矛盾；供血快速；降低医疗费用，降低药占比和耗占比，加速患者康复；也是稀有血型（Rh 阴性）和配血困难患者最好的输血方式。

3. 根据《三级综合医院评审标准实施细则（2011 年版）》对三甲医院自体输血率的要求：医疗机构应当积极开展血液保护相关技术，建立自体输血、围手术期血液保护等输血技术管理制度，自体输血率应 ≥ 35%。

4. PDCA 是实施医疗质量持续改进非常有效的管理工具，我院在 2018 年期间以《医疗机构临床用血管理办法》《临床输血技术规范》《三级综合医院评审标准实施细则（2011 年版）》为依据，应用 PDCA 循环对自体输血进行管理。

二、现状调查

根据对我院 2018 年的用血量进行统计分析，总体来说我院的临床用血量处于逐年上升趋势，随着手术量增加，血液资源紧缺问题日益凸显。大力开展自体输血有助于减少异体血输注，缓解血源紧张问题。

2018 年 4 月，对全院的第 1 季度（1 ~ 3 月）手术输血情况进行了检查，第一季度需输血手术 869 台，采用自体输血 139 台，通过检查数据得出目前的自体输血率仅为 16%。跟《三级综合医院评审标准实施细则（2011 年版）》中要求的自体输血率 ≥ 35% 的目标相距甚远。计算公式：手术患者自体输血率 = 手术患者自体输血总例数 /（同期手术患者异体输血例数 + 自体输血例数）× 100%（广东省血液安全现场技术核查行业标准）。第一季度手术及自体输血情况汇总见（图 26-1，表 26-1）。

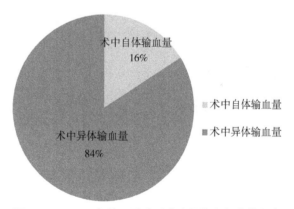

图 26-1　2018 年第 1 季度手术中异体血与自体血占比饼状图

表 26-1　2018 年第 1 季度手术及自体输血情况汇总

科室	储存式	回收式	稀释式	手术例数	自体输血例数	百分比
骨科	32	10	19	329	61	7.0
心外科	7	43	5	85	55	6.3
肝外科	2	9	4	155	15	1.7
神经外科	4	0	1	147	5	0.6

续表

科室	储存式	回收式	稀释式	手术例数	自体输血例数	百分比
其他科室	3	0	0	153	3	0.4
合计	48	62	29	869	139	16.0

三、成立 CQI 小组

为提高手术患者自体输血率，我院成立了由主管副院长和医务科科长担任督导、输血科科长担任组长，包括输血科、麻醉科、手术室、临床外科主任或核心组成员的跨部门 CQI 小组，各成员都有明确的分工（表 26-2）。

表 26-2　CQI 小组成员

序号	姓名	科室	职务	职责与分工
1	章成国	医院办公室	副院长	指导员/督导
2	赵伟成	医务科	科长	指导员/督导
3	蔡葵	输血科	科长	组长/组织会议/方案修改
4	陈活强	输血科	副主任技师	副组长/组织会议/方案修改
5	陈焕伟	肝脏外科	主任	成员/组织会议/方案修改
6	刘洪珍	麻醉科	副主任	成员/资料收集/执行实施
7	曾昭勇	骨外科	副主任医师	成员/资料收集/执行实施
8	林家旺	心外科	副主任医师	成员/资料收集/执行实施
9	陈汝芳	妇产科	主任	成员/资料收集/执行实施
10	张兰梅	手术室	护士长	成员/资料收集/执行实施
11	陈妙婵	输血科	副主任技师	成员/资料收集/执行实施
12	吴敏华	输血科	副主任技师	成员/资料收集/执行实施
13	刘棋枫	输血科	主管技师	成员/资料收集/执行实施

四、设定目标值

卫生部颁布的《三级综合医院评审标准实施细则（2011 年版）》中要求自体输血率达 35% 以上。因此，将我院的自体输血率目标值设定为 35%（图 26-2）。

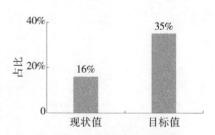

图 26-2　现状值与目标值

五、拟定计划

计划用 8 月的时间来完成预期的工作，其中 P 阶段计划用时 3 个月，D 阶段用时 4

个月，C 阶段和 A 阶段用时 1 个月，最后计算出每个阶段用时率（阶段用时率 = 每个阶段用时 / 总计划时间）（图 26-3）。

实施项目	负责人	计划日程：2018 年 4—11 月							
		4	5	6	7	8	9	10	11
现状把握	刘棋枫	╌╌▶							
目标确定	陈妙婵		╌▶						
原因分析	陈活强			╌╌▶					
对策拟定	张兰梅 陈妙婵			╌╌╌▶					
对策实施	张兰梅 陈妙婵				╌╌╌╌╌╌╌╌╌╌▶				
效果确认	吴敏华							╌▶	
标准化	蔡葵							╌▶	
总结成果	陈活强								╌▶

注：╌╌╌▶ 计划执行时间，───▶ 实际执行时间。

图 26-3　甘特图

六、分析原因

　　CQI 小组成员进行头脑风暴，从人员、设备、方法、环境等方面去寻找影响自体输血的原因，并绘制鱼骨图（图 26-4）。

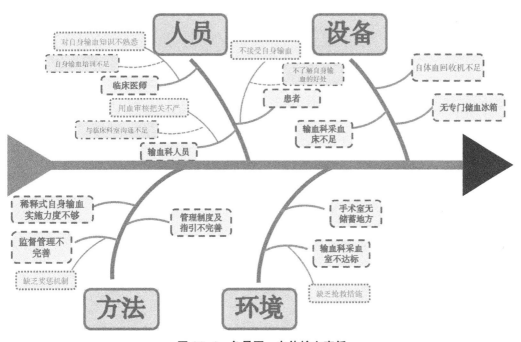

图 26-4　鱼骨图：自体输血率低

　　小组成员把所有分析的原因按照人员、设备、方法、环境4个方面进行归类，利用531评分，根据二八原则评选出要因，从评选结果可以得出，影响自体输血的要因有：医师自体输血培训不足、手术室自体血回收机不足、缺乏奖罚机制、管理制度和指引缺失、输血科采血室无抢救设施等。再利用三现（现场、现物、现实）原则和二八法则确定真因为：医师自体输血培训不足、管理制度和指引缺失、缺乏奖罚机制。3项累积百分比为81.7%。要因分析打分表见表26-3，真因分析调查表见表26-4。柏拉图绘制见图26-5。

表26-3　要因分析打分

| 编号 | 自体输血率低原因 | | 组员打分 | | | | | | | | 总分 | 选定 |
	中要因	小要因	蔡葵	陈活强	刘洪珍	张兰梅	陈妙婵	吴敏华	刘棋枫	陈焕伟		
1	人员	医师自体输血培训不足	5	5	3	3	5	5	5	5	36	√
2		输血科人员与临床沟通不够	1	1	3	5	1	5	5	3	24	
3		患者不了解自体输血好处	1	1	1	3	3	3	3	5	20	
4	设备	手术室自体血回收机不足	1	3	5	5	3	5	5	5	32	√
5		输血科采血床不足	1	1	3	3	1	5	1	5	20	
6		输血科无专门储血冰箱	3	1	3	3	1	1	1	1	14	
7	方法	缺乏奖罚机制	5	5	5	5	5	3	3	5	36	√
8		管理制度及指引缺失	5	5	5	5	5	5	5	5	40	√
9	环境	手术室无储血地方	1	3	3	3	1	1	1	1	14	
10		输血科采血室无抢救设施	3	5	3	3	5	5	3	5	32	√

注：组员按照1分不重要、3分一般重要、5分非常重要进行评分，一共8名组员参与打分，最高总分为40分。按照八二法则，分数>32分为要因。

表26-4　真因分析调查

要因	频数	百分比	累计百分比
医师自体输血培训不足	73	40.6	40.6
管理制度和指引缺失	39	21.7	62.3
缺乏奖罚机制	35	19.4	81.7
手术室自体血回收机不足	18	10.0	91.7
输血科采血室无抢救设施	15	8.3	100.0
合计	180	100.0	

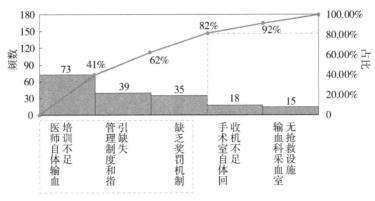

图 26-5　真因验证柏拉图

七、制定对策

5W1H 制定了持续改进对策，针对医师培训不足：一是对临床医师每年进行两次以上的输血知识培训；二是新入职医师必须进行输血知识培训；三是重点术科单独宣教。针对管理制度和指引缺失：一是制定自体输血管理制度；二是印制技术操作指南。针对缺乏奖罚机制：一是把自体输血纳入季度加分项目；二是对主要术科（包括骨科、神经外科、肝外科、心外科等）规定季度完成例数，不达标扣分。对策拟定见表 26-5。

表 26-5　对策拟定

What	Why	How	Who	When	Where
培训不足	过往输血知识培训缺乏自体输血相关知识	建立培训机制，每年两次输血知识培训，新入职医师岗前培训，重点术科单独宣教	陈活强	2018 年 6 月	临床科室
管理制度和指引缺失	自体输血相关管理制度建立时间较短，并未得到广泛认识	制定并出台管理制度印制技术操作指南	蔡葵	2018 年 7 月	医务科
缺乏奖罚机制	自体输血率没有纳入季度检查项目中	自体输血纳入季度检查加分项目，主要术科例数不达标扣分	刘棋枫	2018 年 8 月	医务部

八、执行阶段

1. 建立培训机制，加强培训：由输血科起草《医院自体输血培训机制》，内容包括培训对象、培训形式、培训次数以及考核标准等内容，机制由医务部审核，主管院长签发执行。随即，医务部与输血科组织了针对临床医师、新入职人员，以及 6 个重点科室的培训，分别是：2018 年 6 月在全院临床月度业务学习中对 800 余名临床医师进行自体输血知识培训，2018 年 7 月利用新入职医师岗前培训机会，由输血科负责对 140 余名新员工进行输血知识培训，以及在 2018 年 7 月对重点科室之一麻醉科 200 余人进行了自体输血知识培训。

2. 制定相关制度和指南：①制定自体输血管理制度，作为医院管理制度之一，由医务部审核，院长签发执行；②输血科制版，宣传科协助印制自体输血技术操作指南和宣传资料。技术指南外科医师人手一份，方便查阅。宣传资料放在患者入院须知资料里，供患者阅览学习，提高患者认知，惠普患者上万人次。其次，输血科主动到主要术科（包括骨科、神经外科、肝外科、心外科、胃肠外科）参加科室早交班，单独对该科室医务人员进行培训，动员其适合的患者采用自体输血完成手术，共约 150 名医务人员参与其中。另外，为了加强宣传，还通过网站医师手记栏目、OA 平台分享自体输血知识和案例。

3. 建立奖罚机制：为了提高大家积极性，医务部出台奖罚机制细则，把自体输血开展情况纳入季度绩效考核。每季度输血科统计各临床科室和手术室开展情况，按照奖罚标准由医务科进行奖罚，并总结分析，持续改进。输血科也积极配合临床，完善科室的设备和人员操作培训，开展贮存式自体输血，必须完成相关规定动员指标并纳入绩效奖励（表26-6）。

表 26-6　2018 年第三季度输血管理与自体输血奖罚统计

科室	输血管理扣分	扣分原因	自身输血例数	自身输血加分
肝外科	− 0.1	1. 患者姓名：郭美好（1581423）05-08 无疗效评价，输血浆和冷沉淀后没有复查凝血功能。开单医师：李杰原	28	2.8
胆道外科	− 0.2	1. 患者姓名：藏天花（1540710）04-06 没有任何输血记录和疗效评价。开单医师：范伟明	4	0.4
心外科	− 0.1	1. 患者姓名：黎志宁（1753476）0509 没有任何输血记录和疗效评价。开单医师：苏艳玲 2. 患者姓名：覃梅容（1748180）06-01 没有任何输血记录和疗效评价。开单医师叶华安		
心血管内病区		患者姓名：李好弟（1713356）06-05 无效评价。开单医师：岑锦明		
手足与整形外科				
胸外科			1	0.1
胸腹放疗科	− 0.1	1. 患者姓名：梁杏萍（1758554）06-11 无效评价。开单医师：闵燕飞		
胃肠外科	− 0.1	1. 患者姓名：曾秀英（1751891）05-15 没有疗效评价开单医师：周永辉		
肿瘤靶向介入科				
脊柱骨外科	− 0.5	1. 患者姓名：莫秤娣（1611510）04-19 输血指征把握合理，Hb 82g/L，输 2 U 红细胞。开单医师：杨健齐 2. 患者姓名：张丽芳（1759536）0531 无任何输血记录及疗效评价。开单医师：杨健齐 3. 患者姓名：陈阳太（1628287）05-04 无任何输血记录。开单医师：杨林	28	2.8
创脊柱关节外科			6	0.6

续表

	输血管理扣分	扣分原因	自身输血例数	自身输血加分
血管甲状外科				
血管及介入神经外科			2	0.2
肿瘤及显微神经外科	− 0.2	患者姓名：何金 (1550465)06-06 输血指征把握不合理输血浆补充白蛋白。开单医师：邱建国		
关节骨外科			28	2.8

九、检查阶段

根据医院制定的《自体输血管理制度》从 2018 年第二季度开始连续 3 个季度对全院需用血手术和采用自体输血的手术例数进行统计，自体输血率从第一季度的 16% 逐渐上升到 20%、32%，第四季度为 36%，达到目标值（图 26-7 及表 26-6）。

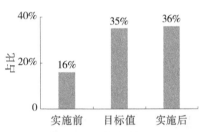

图 26-6　实施后自体输血率

表 26-7　2018 年第四季度手术及自体输血情况汇总

科室	储存式	回收式	稀释式	手术例数	自体输血例数	百分比
骨科	53	47	19	324	119	14.1
心外科	19	66	5	124	90	10.7
肝外科	19	4	25	151	48	5.7
神经外科	14	14	3	146	31	3.7
其他科室	7	4	4	97	15	1.8
合计	112	135	56	842	303	36.0

从检查结果来看，运用 PDCA 管理工具后，到第 4 季度自体输血率已由原来实施前的 16.0% 提高到了 36.0%。提升效果理想，并使该指标达到了《三级综合医院评审标准实施细则（2011 年版）》中要求的自体输血率 ≥ 35% 的要求，达到预期值。

十、总结阶段

此次自体用血管理通过运用 PDCA 管理，持续改进的效果非常明显。不仅自体输血率达到了预期目标，从 16% 提升到 36%，有效缓解了血液紧张局面，并很大程度上提升了全院医务人员特别是外科医师的自体输血意识。

在 PDCA 实施过程中我院各部门之间做到了职责清晰、针对性强、措施有效、多部门管理到位等，使各部门之间的协作性得到了充分体现。此外各管理小组成员在沟通能力、团队精神以及发掘能力等方面也得到了较大提升。

2019年到2020年期间，我院继续坚持将PDCA循环管理应用到自体输血率的提升中。制定了一系列的改进措施，包括派输血科工作人员到临床科室进行床边采血，以解决输血科抢救措施不足，在输血系统中加入自体输血提醒功能，以应对医师自体输血知识缺乏、意识不强等问题。此外，还积极开展输血科会诊和多学科诊疗、输血科门诊等，通过主动介入临床诊疗过程，从中推动自体输血的发展等。迄今为止，我院每年度自体输血率均远远超过卫健委对三甲医院要求的标准。

下一步将由医务科督导严格执行临床用血管理制度，输血科执行与监管制度的落实、质控监督，并定期把临床用血管理情况、存在问题与整改措施提交医务科与临床用血管理委员会。同时质量与安全管理小组对于存在的问题可适当地调整监控指标，加强医疗质量管理。

虽然输血管理质量指标有了很大的改进，但在项目管理实施过程中也发现了一些新问题，比如未能针对个别病种，制定个性化的联合自体输血方案，以更有效提高自体输血率。初步分析原因：一是临床医师认识不够深；二是部门沟通不足。初步考虑对策：一是进行有针对性的专业培训内容，加强医师认识；二是输血科作为协调角色，积极主动担起沟通协调作用。这将纳入下一轮 PDCA 循环。

（佛山市第一人民医院输血科　蔡葵、陈活强及 CQI 小组成员）

案例 **27**

运用 PDCA 循环提高门诊生化免疫检验
报告 TAT 达标率

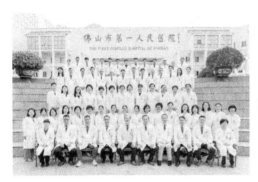
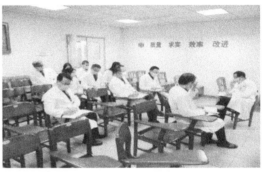

　　检验科成立于 1955 年，是佛山市医学会检验分会及佛山市临床检验质量控制中心主体单位。经过几代检验人的竭力耕耘，检验技术水平不断提高。在 2004 年 3 月开始引入 ISO15189 管理体系，2006 年 4 月通过中国实验室国家认可委员会专家的现场评审，使检验科的质量管理方法与世界先进水平接轨。我院检验科是广东省医院检验科开展室间质评的最初发起单位之一，荣获卫生部临检中心的全国临床化学室间质评"连续六年优秀"奖、广东省卫生厅的临床化学室间质评"一等奖"、"特等奖"，是广东省重点专科、佛山市重点专科培育项目。检验科质量体系建设工作成效显著，得到社会、同行和患者的共同认可。

一、选题背景

　　根据国家法律法规和各级卫健委通知、要求的精神：一切以患者为中心，全心全意为患者服务。结合我院的实际情况，检验科从 2000 年开始，特设门诊的生化免疫检验报告 TAT（从采血到发报告）时间标准在 2 小时以内。随着我院的不断发展，检验科样本量不断增加，尽管检验科也增加了检测设备，仍不能满足门诊生化免疫检验报告 TAT 在2 小时以内的标准，近年来 TAT 达标率有逐渐下降的趋势，严重影响了门诊患者对门诊就诊流程的满意度体验，为此，我科决定将提高门诊生化免疫检验报告 TAT 达标率纳入PDCA 循环加以改进，提升达标率。

二、现状调查

2019 年 2 月，对门诊检验中心开展生化免疫样本检测的平台进行分类调查，分别统计各个检测平台的 TAT 达标率情况，其中雅培 a3600 检测平台达标率为 65%；西门子 ADVA2400 检测平台达标率为 93%；西门子 Centaur XP 检测平台达标率为 91%；罗氏 E601 检测平台达标率为 48%；糖化 MQ6000 检测平台达标率为 40%。平均达标率为 67.4%（表 27-1）。

表 27-1　门诊检验中心生化免疫样本检测平台达标率现状

门诊检验中心检测平台名称	现状达标率	平均达标率
雅培 a3600	65%	
西门子 ADVA2400	71%	
西门子 Centaur XP	91%	67.4%
罗氏 E601	48%	
糖化 MQ6000	40%	

三、成立 CQI 小组

为提高门诊生化免疫检验报告 TAT 达标率，我院成立了由医务科科长担任督导，检验科主任担任组长，计算机中心主任、检验科主任助理、门诊检验中心负责人及其他部门医务人员、科员担任成员的跨部门 CQI 小组，各成员都有明确的分工（表 27-2）。

表 27-2　CQI 小组成员表

序号	姓名	科室	职称	职务	分工
1	赵伟成	医务科	主任医师	科长	督导
2	李启欣	检验科	主任技师	主任	组长
3	伍启康	检验科	主任技师	主任助理	副组长
4	黄健	计算机中心	高级工程师	科长	组织会议 / 方案修订
5	梁指荣	检验科	副主任技师	专业组长	组织会议 / 方案修订
6	陈展泽	检验科	副主任技师	专业组长	资料收集 / 执行实施
7	肖云	计算机中心	工程师	科员	资料收集 / 执行实施
8	陈文静	检验科	主管医师	科员	资料收集 / 执行实施
9	陈书人	门诊部	副主任护师	主任	资料收集 / 执行实施
10	吴智刚	检验科	主管技师	科员	资料收集 / 执行实施
11	张文斌	检验科	副主任技师	科员	会议记录 / 方案整理
12	刘英莲	总务科	副主任护师	科员	资料收集 / 执行实施

四、设定目标值

根据目前检验科门诊生化免疫样本标本量情况、各检测平台的工作效能评估，结合门诊检验中心的人员能力分析，对工作安排、流程优化的关键点进行评估，根据查阅文献或了解广东省兄弟医院的 TAT 报告时间，将我院 TAT 平均达标率目标值定为 85%（现状值：67.4%）（图 27-1）。

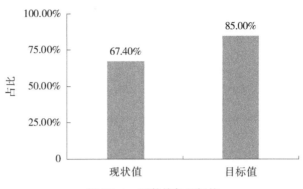

图 27-1 现状值与目标值

五、拟定计划

拟定计划见图 27-2。

实施项目	负责人	2019 年							
		1 月	2 月	3 月	4 月	5 月	6 月	7 月	8 月
现状把握	伍启康	▪▪▶							
目标确定	李启欣		▪▪▶						
原因分析	陈文静			▪▪▶					
对策拟定	陈展泽			▪▪▶					
对策实施	梁指荣等				▪▪▪▪▪▪▪▪▪▪▶				
效果确认	伍启康							▪▪▶	
标准化	陈展泽等							▪▪▶	
总结成果	伍启康								▪▪▶

注：▪▪▪▪▶ 计划执行时间，——▶ 实际执行时间。

图 27-2 甘特图

六、分析原因

绘制鱼骨图，小组成员从人员、仪器、环境、流程 4 个方面进行头脑风暴分析，认为问题主要原因集中于 10 个方面：①标本上机的批量等待时间过长；②检测流程不合理；③检测仪器负载不均衡；④采血系统经常签收延误；⑤门诊检验中心的信息化程度低；⑥岗位职责不明确；⑦岗位人员不熟悉流程；⑧人员培训不足；⑨管理考核不到位；⑩门诊患者人流量大。把十大末端因素作为调查项目，小组成员进行投票调查，并统计归类最后确认要因（图 27-3）。

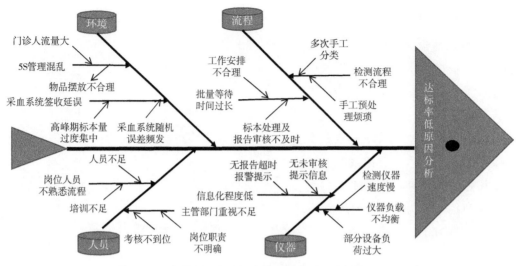

图 27-3 鱼骨图：免疫样本检测平台达标率低原因分析

按照频次计算出每个主要原因所占累计百分比，绘制了柏拉图。按照二八法则，将批量等待时间过长、检测流程不合理、仪器负载不均衡、采血系统签收错误和信息化程度低 5 项确定为首要整改的要因（表 27-3）。

根据柏拉图（图 27-4），按照二八法则，找到占比 80% 的原因，将主要问题列入首要解决的计划。

表 27-3 门诊生化免疫检验报告 TAT 达标率低原因调查

问题	频数	累计百分比
批量等待时间过长	20	21.51%
检测流程不合理	18	40.86%
仪器负载不均衡	15	56.99%
采血系统签收延误	12	69.89%
信息化程度低	10	80.65%
岗位职责不明确	5	86.02%
岗位人员不熟悉流程	4	90.32%
人员培训不足	3	93.55%
管理考核不到位	3	96.77%
门诊患者人流量大	3	100.00%

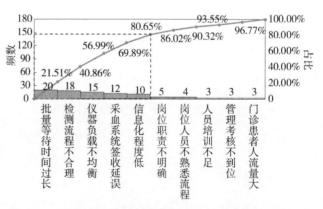

图 27-4 门诊生化免疫检验报告 TAT 达标率管理首要改进问题——柏拉图

七、制定对策

运用 5W1H 制定了持续改进对策（表 27-4）。

表 27-4　提高门诊生化免疫检验报告 TAT 达标率对策制定——5W1H

编号	What	Why	How	Where	Who	When
1	批量等待时间过长	岗位人员安排不合理，工作节奏效率不高	1. 调整门诊检验中心岗位职责：弹性上下班，增加中午值班人员 2. 增设专职的标本处理岗及报告审核岗	样本上机前 / 结果审核前	李启欣 伍启康	2019 年3 月
2	检测流程不合理	手工预处理烦琐，流程设计不合理	1. 开展精益现场管理，优化流程设计 2. 对门诊检验中心进行可视化样本分类流程设计	前处理流程中	陈社安 陈文静	2019 年4 月
3	仪器负载不均衡	仪器负载不均衡	1. 重新评估各检测平台的工作效率 2. 对超负荷工作的检测平台动态、科学管理，调整部分样本至其他检测平台	R 品牌化法发光检测仪器	梁指荣 张文斌	2019 年5 月
4	采血系统签收延误	机械化轨道运行产生的随机差错	1. 在早上标本高峰期，加快自动化处理干预签收节奏 2. 加快标本处理效率	采血系统签收处	陈展泽 梁指荣	2019 年6 月
5	信息化程度低	LIS 软件系统功能不全，无审核提示及超时提示	1. 利用流水线进行样本分类；与计算机中心、LIS 系统共同开发检验报告自动审核功能 2. 完善检验系统的超时提醒功能及审核提示功能	整体速检实验室	吴智刚 梁指荣	2019 年6 月

八、执行阶段

1. 解决批量等待时间过长，采取具体措施。门诊检验中心重新调整工作岗位职责：实行弹性上下班，增加高峰时段的岗位人数，尤其在 8：00—9：30 和 11：00—12：30 期间的高峰时段；增设专职的标本处理岗及报告审核岗，加快标本处理及报告审核；将糖化检测岗位与手工项目岗位合并，减少上机前等待，提升工作效率。

2. 解决检测流程不合理问题，我科与精益企业中国雅培公司合作，开展精益现场管理：针对门诊检验中心的检测流程进行现场查看，现场观察，查找不足地方，以问题为导向，以患者为中心来解决实际问题，进行可视化样本分类流程设计从而完善门诊检验中心的检测流程。重新规划前处理区域、离心机布局；定制立体操作架；对工作台面进行 6S/可视化管理，对门诊检验中心进行可视化样本分类流程设计，即样本收取"标准框"设计，样本投放路径设计，分类区域可视化标识。让岗位人员及送检工作人员清晰明了，减少人为错误。

3. 针对仪器负载不均衡的问题，我科重新评估门诊检验中心生化免疫检验项目的检测平台工作效能，对满负荷的检测平台进行动态、科学管理，调整部分样本至其他检测平台，避免部分检测平台超负荷导致的效率降低。

4. 针对采血系统签收延误问题，我科利用门诊检验中心的全自动化进样模块为所有门诊样本进行签收、离心、去盖；利用自动化出样模块实现样本后分类，提高了标本处理效率。

5.为提高信息化程度，我科利用流水线进行样本分类；开展检验结果自动审核功能，提高了效率。同时与计算机中心及杏和系统工程师联合完善检验系统的超时提醒功能及审核提示功能，以减少超时的发生，从另一个侧面为提高门诊生化免疫检验报告 TAT 达标率实施了有效措施。

九、检查阶段

所有项目实施后，从 2019 年 6 月开始，检验科联合医院客服中心，每季度均对门诊检验室的生化免疫样本报告 TAT 时间进行了现场检查，发放了问卷调查。通过数据统计分析，发现门诊检验中心的生化免疫样本报告 TAT 时间管理效率有大幅度提升

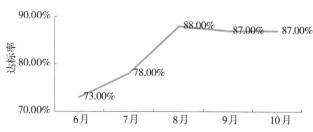

图 27-5　生化免疫检验报告 TAT 达标率调查
（2019 年 6—10 月）

（图 27-5），门诊检验中心的生化免疫项目检测平台工作效能在整改前后也发生了明显变化（表 27-5）。除台账相符没有达到预期的效果值，其他都达到或超过了预期的目标设定值（图 27-6）。

表 27-5　门诊生化免疫项目检测平台工作效能整改前后变化

门诊检验中心 检测平台名称	改进前达标率	改进后达标率	改进前 平均达标率	改进后 平均达标率
雅培 a3600	65%	78%		
西门子 ADVA2400	71%	91%		
西门子 Centaur XP	91%	94%	67.4%	87%
罗氏 E601	48%	73%		
糖化 MQ6000	40%	85%		

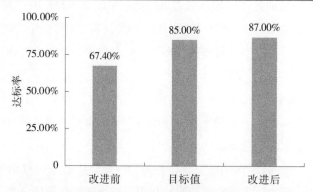

图 27-6　门诊生化免疫项目检测平台改进前后达标率

十、总结阶段

1. 通过近 8 个月的持续改进，明确了门诊检验中心关于生化免疫检验报告 TAT 报告时间延长的根本原因，并对此制定详细整改措施并一一落实，效果明显，门诊检验中心的满意度明显得到提升。

2. 门诊生化免疫检验报告 TAT 达标率从 67.4% 提升至 87%。

3. 重新修订了门诊检验中心的岗位职责，调整上班时间。梳理、修订了门诊检验中心的管理制度 1 个，岗位职责 1 个，应急处置预案 1 个。

4. 提高了检验科员工管理能力，通过该项目的精益化管理，培养了检验科绿带精益管理人员 2 名（图 27-7），提升了检验科员工的素质，为门诊检验中心后续的发展打下了坚实基础。开发了生化免疫项目检验结果自动审核功能。与计算机中心及杏和系统工程师联合完善检验系统的超时提醒功能及审核提示功能。

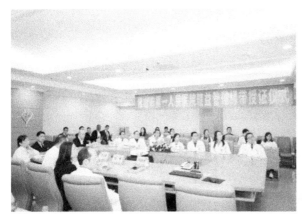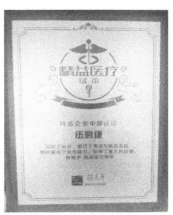

图 27-7　精益管理绿带授证仪式

5. 展望，虽然生化免疫检验报告 TAT 管理取得明显的效果，但在检查阶段仍发现有不足的地方，例如全自动采血系统故障率较高，当出现故障时无法保证生化免疫检验报告 TAT 时间；当医院的 HIS 系统、LIS 系统和采血系统分别发生故障时或同时发生故障时，其应急预案仍存在不足之处，需要不断完善。门诊检验中心的生化免疫检验报告 TAT 达标率，我们最终的目标要求为 90% 及以上，对于以上不足之处，将纳入下一个 PDCA 循环进行持续改进。

（佛山市第一人民医院检验科　伍启康、李启欣及 CQI 小组成员）

案例 **28**

运用 PDCA 循环提高医院食堂服务满意度

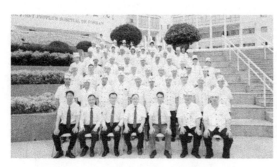 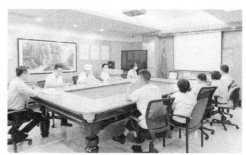

　　佛山市第一人民医院总务科，目前科室分有办公室、职工食堂、营养食堂、运送中心、保洁部、污水处理站、汽车班、被服中心 8 个班组，员工总人数 524 人。科室主要职责是承担医院日常后勤服务管理工作，包含衣、食、住、行及环境绿化、环境污水处理、日用物资及固定资产供应管理等。

一、选题背景

　　1. 医院食堂是医院后勤管理中的重要工作部分，食堂的质量关系到全院职工和患者的饮食健康和安全，就餐是否满意是食堂管理的考核指标之一。习近平总书记在党的十九大报告中就明确指出："我国经济已由高速增长阶段转向高质量发展阶段"。随着生活水平的提高，人民对饮食的要求也从"有没有"转向"好不好"的高质量标准要求发展，主要表现在对食品的安全、食品的营养、就餐的环境、就餐的多样性选择等方面。

　　2. 为了能够很好满足人民日益增长的美好生活需要的发展，总务科不断提高食堂服务水平和质量，提高食堂服务的满意度，提高员工和患者生活幸福感。

　　3. 根据目前反馈意见收集，职工和患者对医院食堂服务仍然存在较大意见，满意度不高，现启动 PDCA 管理工具，分析管理中存在的问题，并提出了相应的解决措施，从而达到持续改进的目的。

二、现状调查

　　2019 年 12 月通过对我院客服中心电话随访 1263 位出院患者和食堂对 500 名职工的电话随访调查，食堂满意度（达到满意、很满意）为 85.3%。

三、成立 CQI 小组

为提高医院食堂服务满意度，我院成立了由总务科负责人担任组长、营养食堂班长担任副组长，相关部门班组骨干和客服中心、临床护士长担任成员的跨部门 CQI 小组，各成员都有明确的分工（表 28-1）。

表 28-1 CQI 小组成员

序号	姓名	科室	职务	职责与分工
1	陈活强	总务科	负责人	组长/督导、组织、协调
2	赵健昌	营养食堂	班长	副组长/协调、沟通、资料收集
3	柯艳红	总务科	科员	秘书/组织会议、方案修订
4	何友勤	职工食堂	主管	成员/执行具体工作
5	李健华	职工食堂	班长	成员/执行具体工作
6	赵嘉欣	职工食堂	安全员	成员/执行具体工作
7	刘英莲	配餐组	班长	成员/执行具体工作
8	方艳红	护理部	护士长	成员/执行具体工作
9	吕姬婷	客服中心	科员	成员/执行具体工作
10	胡名坚	计算机中心	工程师	成员/执行具体工作

四、设定目标值

参考国家三级公立医院绩效考核指标评价中患者满意度 ≥ 90% 得满分，结合医院食堂管理，将医院食堂服务满意度目标值设定为 90%（图 28-1）。

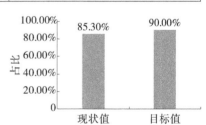

图 28-1 现状值和目标值

五、拟定计划

计划用 7 个月的时间来完成预期的工作，其中 P 阶段计划用时 2 个月，D 阶段用时 4 个月，C 阶段和 A 阶段用时 1 个月，共 7 个月时间完成第一次循环（图 28-2）。

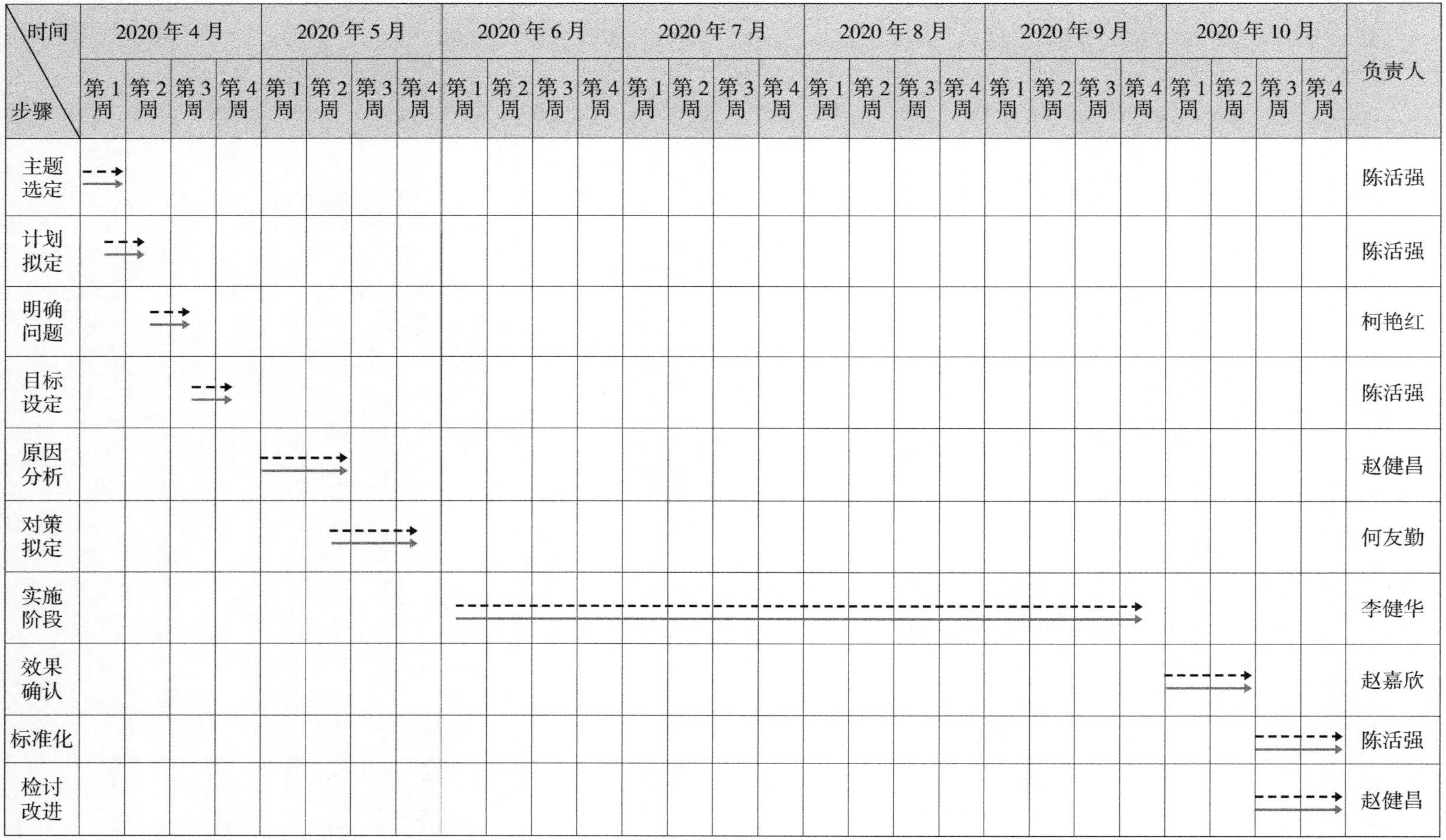

时间\步骤	2020 年 4 月				2020 年 5 月				2020 年 6 月				2020 年 7 月				2020 年 8 月				2020 年 9 月				2020 年 10 月				负责人
	第1周	第2周	第3周	第4周	第1周	第2周	第3周	第4周	第1周	第2周	第3周	第4周	第1周	第2周	第3周	第4周	第1周	第2周	第3周	第4周	第1周	第2周	第3周	第4周	第1周	第2周	第3周	第4周	
主题选定																													陈活强
计划拟定																													陈活强
明确问题																													柯艳红
目标设定																													陈活强
原因分析																													赵健昌
对策拟定																													何友勤
实施阶段																													李健华
效果确认																													赵嘉欣
标准化																													陈活强
检讨改进																													赵健昌

图 28-2 甘特图

注：------► 计划执行时间，────► 实际执行时间。

六、分析原因

绘制鱼骨图，从工作人员、硬件设施、制度、统筹人员 4 个方面进行头脑风暴分析，认为问题主要原因集中于 6 个方面：①缺培训机制；②缺奖罚监管机制；③食堂设施落后；④菜式品种少；⑤场地不足；⑥人工订餐落后（图 28-3）。

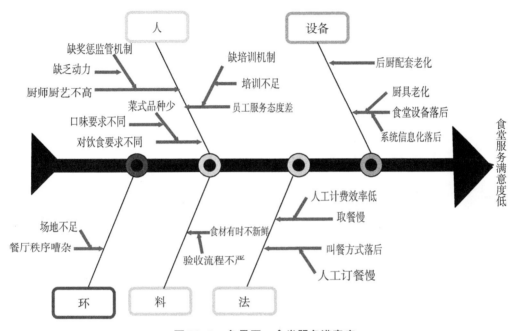

图 28-3　鱼骨图：食堂服务满意度

按照频次计算出每个主要原因所占累计百分比（表 28-2），绘制了柏拉图（图 28-4）。按照二八法则，将缺培训机制、菜式品种少、人工订餐落后三项确定为要整改的要因。

表 28-2　医院食堂满意度低原因调查表

原因	例数	累积百分比
缺培训机制	60	40.0%
菜式品种少	32	61.3%
人工订餐落后	26	78.7%
食堂设备落后	15	88.7%
场地不足	13	97.3%
有时食材不新鲜	4	100.0%

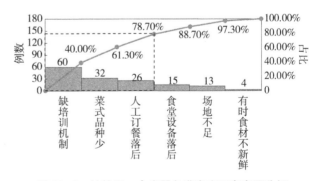

图 28-4　柏拉图：食堂服务满意度不高真因分析

七、制定对策

运用 5W1H 制定了持续改进对策，详见表 28-3。

表 28-3 提高食堂服务满意度对策——5W1H

What	Why	How	Who	When	Where
缺乏培训机制	没有建立规范的培训制度,包括新员工培训、厨师培训、服务培训都没有培训制度	1. 建立培训机制,加强食堂员工的技能培训、服务培训、全员培训到位 2. 所有人员必须进行培训考核,新员工入职要培训 3. 厨师进行厨艺比赛,结果纳入绩效评比	陈活强	2020年7月	食堂厨房医院会议室
菜式品种少	固化菜式	1. 增加不同风味的菜式,包括辣菜、多样式小炒 2. 根据季节推出时令新菜式	何友勤	2020年8月	医院食堂
人工订餐落后	系统落后,功能缺失	开发一套新餐饮管理系统,优化订餐送餐流程,提高效率	赵健昌	2020年9月	总务科信息管理科

八、执行阶段

1. 建立培训机制,制定培训制度,每季度有培训计划。加强对食堂员工的技能培训、服务培训,全员培训到位,100名人员必须进行培训考核。常规服务培训,每人学会服务的理念,礼仪的服务标准,厨师每年要有厨艺培训2次以上,培训2次,30人(图28-5)。

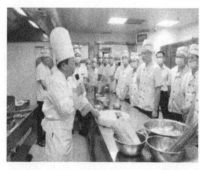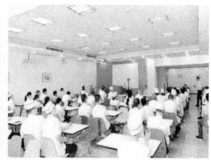

图 28-5 培训考核

2. 增加不同风味的菜式,包括辣菜、多样式小炒、煲仔饭、面食、季节时令菜式等等,从20种增加到35种,将新菜式及时更新到云中美食管理系统以便员工悉知(图28-6)。

3. 组织大厨师厨艺比赛1次,20人参加,并把比赛结果纳入绩效评比,提高积极性。

4. 开发建设一套新餐饮管理系统,优化订餐送餐流程,提高效率,节省人工成本(图28-7)。

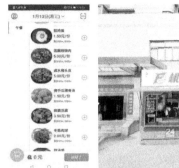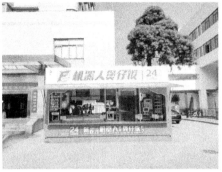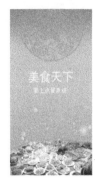

图 28-6 增添菜式　　　　　　　　图 28-7 优化流程

九、检查阶段

2020 年 7 月，对策措施实施后，通过我院客服中心电话随访出院患者和食堂电话随访职工的调查，食堂满意度到 2020 年 10 月（达到满意、很满意）为 94.2%（表 28-4，图 28-8，图 28-9）。

表 28-4 职工对食堂的满意度调查

	2020 年 7 月	2020 年 8 月	2020 年 9 月	2020 年 10 月
调查人数	869	900	1089	1276
很不满意（%）	0.2	0	0	0
不满意（%）	1.3	0	0	0
一般（%）	11.3	9.3	7.7	5.8
满意（%）	85.6	88.0	87.6	90.3
很满意（%）	1.6	2.7	4.7	3.9
满意度（%）（满意＋很满意）	87.2	90.70	92.3	94.2

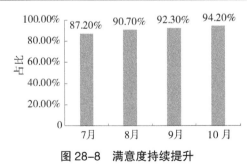

图 28-8 满意度持续提升

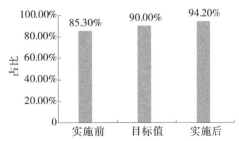

图 28-9 实施后饭堂满意度达标

十、总结阶段

今次总务科通过利用 PDCA 工具的持续改进，从发现问题、分析问题，到最后解决问题，通过项目的启动，不断提升了食堂的服务满意度，通过第一次改进循环，满意度从原来的 85.3% 提高到了 94.2%。通过项目的改善对策，目前建立健全了培训制度、考核制度、激励制度；丰富了新菜谱；启动信息化管理研发，通过新餐饮管理系统不断的整改，提高了员工服务意识和创新能力，提升了食堂信息化建设，为以后的工作奠定了良好基础。在整个实施过程中部门之间做到了职责清晰，多部门多科协作性得到了充分体现。同时管理小组成员在沟通能力、团队精神以及发掘能力等方面得到了提升。

PDCA 循环管理工具是一个质量持续改进、螺旋式上升提高的动态管理过程，制定措施时要集思广益，广泛听取群众意见，坚持以制度管理人而不是遵从管理者的意志，做到长期检查、落实、反馈，要坚持原则不应有弹性。所以 PDCA 是一种科学的质量管理方法和有效的问题改进方法。今后我们还要积极运用 PDCA 管理工具应用于其他管理指标的改善。

虽然食堂的服务满意度有了一定提升，但仍存在很多需要改进的空间，也可能在电话回访的调查数据方面存在片面性，服务无上限，对于以上不足之处，将纳入下一个 PDCA 循环进行持续改进。

（佛山市第一人民医院总务科　陈活强、赵健昌、何友勤及 QCI 小组）

案例 **29**

运用 PDCA 循环降低择期手术植入物提前放行率

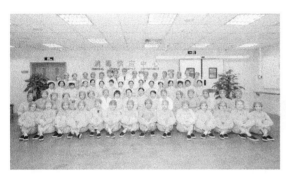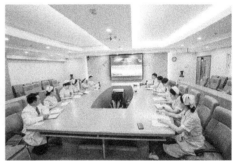

　　消毒供应中心是医院内承担各科室所有重复使用的诊疗器械、器具和物品清洗、消毒、灭菌以及无菌物品供应的部门，是医院感染控制的重点科室，其建筑、布局、工作流程等均符合国家的相关规范和要求。消毒供应中心占地面积 2100 平方米，拥有先进的设施、设备、信息化系统、物联网系统等。工作人员 67 人，包括护士、医技、技术工人等，立足一线，以患者为中心，是一支团结进取、积极向上的专业队伍，是医院的感染控制先进科室、文明科室、专科护理创新科室等，是广东省消毒供应专科护士培训基地。

一、选题背景

　　植入物是指放置于外科操作形成的或者生理存在的体腔中，留存时间为 30 d 或者以上的可植入性医疗器械。提前放行是指生物监测结果没有出来就发放到手术室使用。植入物属高风险器械，若不规范管理可能造成严重不良事件。依据 WS 310.3–2016 规定，植入物的灭菌应每批次进行生物监测。生物监测合格后，方可发放。

　　科室通过自查发现植入物的集中管理存在以下问题：器械供应商送货不及时；医师下手术通知单不及时；手术安排与供应商不能对接。择期手术植入物出现提前放行的现象不少，为确保手术质量与安全，避免不良事件的发生，急需整改。

二、现状调查

2017 年 6 月至 12 月，对医院择期手术使用的植入物生物监测情况进行统计发现，择期手术植入物需求 735 台，择期手术植入物提前放行 207 台，择期手术植入物提前放行率达 28.2%。

三、成立 CQI 小组

为规范择期手术使用的植入物管理，医院成立了由护理部、医务科、设备科、医院感染管理科、手术室、消毒供应中心、骨科跨部门的负责人及骨干担任成员的跨部门 CQI 小组，各成员都有明确的分工（表 29-1）。

表 29-1　CQI 小组成员

序号	姓名	科室	职务	职责与分工
1	张莉	护理部	护理部主任	指导员 / 督导 / 项目策划
2	李焕平	消毒供应中心	科护士长	组长 / 目标设定 / 指导
3	蔡婉嫦	消毒供应中心	区护士长	副组长 / 组织 / 计划
4	李惠冰	消毒供应中心	护理组长	秘书 / 对策实施
5	陈权文	消毒供应中心	专科护士	督查 / 对策实施
6	杨淑华	消毒供应中心	区域组长	组员 / 对策实施
7	黄健	计算机中心	主任	组员 / 对策实施
8	刘翠仪	消毒供应中心	消毒员	组员 / 数据统计
9	杨辉玲	消毒供应中心	区域组长	组员 / 数据统计
10	张兰梅	手术室	科护士长	组员 / 协助
11	杨林	骨科	主任	组员 / 协助
12	廖绪强	骨科	主任	组员 / 协助
13	赵伟成	医务科	科长	组员 / 协助
14	王楚辉	设备科	科长	组员 / 协助
15	左亚沙	医院感染管理科	院感指导员	组员 / 协助

四、设定目标值

根据 WS 310.3–2016 规定，植入物的灭菌应每批次进行生物监测。生物监测合格后，方可发放。因此，择期手术植入物生物监测未出，不能提前放行。因此设定择期手术植入物生物监测未出，不能提前放行执行率达 100%（图 29-1）。

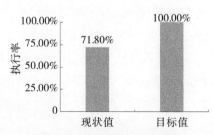

图 29-1　现状值和目标值

五、拟定计划

计划用 7 个月（2018 年 1—7 月）的时间来完成预期的工作，其中 P 阶段计划用时 2 个月，D 阶段用时 3 个月，C 阶段和 A 阶段各用时 1 个月，最后计算出每个阶段用时率。（阶段用时率 = 每个阶段用时 / 总计划时间）（图 29-2）

实施项目	负责人	2018 年						
		1 月	2 月	3 月	4 月	5 月	6 月	7 月
现状把握	李惠冰　陈权文							
目标确定	李焕平　蔡婉嫦							
原因分析	李惠冰　杨淑华							
对策拟定	杨淑华等							
对策实施	杨辉玲等							
效果确认	李焕平　蔡婉嫦							
标准化	陈权文等							
总结成果	李惠冰							

注：------→ 计划执行时间，——→ 实际执行时间。

图 29-2　甘特图

六、分析原因

绘制鱼骨图（图 29-3），从人员、硬件设施、物品、方法 4 个方面进行头脑风暴分析，认为问题主要原因集中于 6 个方面：①通知供应商不及时；②供应商送货不及时；③生物监测时间长；④医师开医嘱不及时；⑤手术排台欠合理；⑥消毒供应中心清洗安排欠合理。

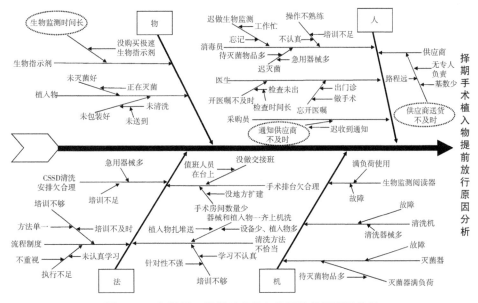

图 29-3　鱼骨图：择期手术植入物提前放行原因分析

根据 7 个方面对植入物提前放行进行了摸底调查，通过查检数据和现场检查发现，按照频次计算出每个主要原因所占累计百分比，绘制了柏拉图（表 29-2，图 29-4）。按照二八法则，将通知供应商不及时、供应商送货不及时、生物监测时间长（3 小时）3 项确定为要整改的要因。

表 29-2　择期手术植入物提前放行原因调查

项目	频数	累计百分比
通知供应商不及时	15	30%
供应商送货不及时	14	58%
生物监测时间长	10	78%
医师开医嘱不及时	5	88%
手术排台欠合理	4	96%
消毒供应中心清洗安排欠合理	1	98%
培训不够	1	100%

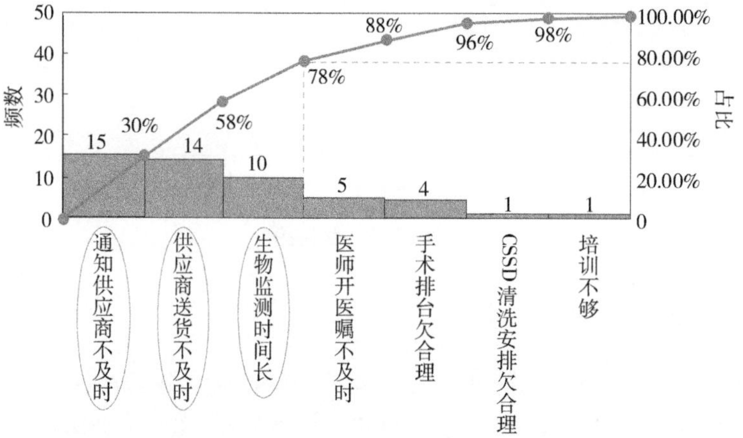

图 29-4　柏拉图：择期手术植入物提前放行原因分析调查

七、制定对策

运用 5W1H 制定了持续改进对策（表 29-3），针对通知供应商不及时：一是完善管理架构；二是建立完善的管理制度；三是建立完善的处理流程；四是增加信息化管理短信提醒功能。针对供应商送货不及时：一是增加与供应商签订的协议内容；二是建立对供应商警示惩罚制度；三是要求供应商备货充足。针对生物监测时间长：一是申请领用极速生物监测包；二是配备相对应的极速生物监测培养阅读器；三是培训消毒员对极速生物监测培养阅读器的熟练使用。

表 29-3　降低择期手术植入物提前放行对策——5W1H

What	Why	Where	When	Who	How
通知供应商不及时	1. 制度没有落实好 2. 医师开手术医嘱后没有及时通知设备科 3. 设备科接到医师的通知没有及时通知供应商	计算机中心 临床科室 设备科 护理部	2018 年 3 月	质控科科长 医务科科长 计算机中心主任 骨科片主任 设备科科长 护理部主任	1. 完善植入物和外来医疗器械的管理架构 2. 建立完善的管理制度，明确各级部门的管理职责 3. 完善信息化的功能，在医师工作站增加植入物选择和发送短信提醒的功能 4. 医师开手术医嘱时如果需要植入物时就在医嘱系统中选取，同时发送到设备科 5. 设备科在计算机系统中发送短信到供应商
供应商送货不及时	1. 供应商没有专人负责 2. 供应商忙，没有及时送货 3. 供应商缺货	设备科	2018年4、5月	设备科科长 各供应商	增加协议内容： 1. 供应商设专人负责，如果供应商更换业务员，要及时通知设备科更换业务员和接短信的电话号码 2. 没有及时送达植入物和外来医疗器械的，医院给予警告，超过 3 次，停止其配送权 3. 供应商备有充足的植入物的数量和规格
生物监测时间长（3 h）	1. 没有购买更快速的生物培养阅读器 2. 用于更快速的生物监测包没有中标	消毒供应中心	2018年4、5月	消毒供应中心护士长 消毒员	1. 完善植入物与外来医疗器械的处理流程 2. 加急购买极速的生物培养阅读器和相应的生物监测包，从 3 小时缩短到 1 小时 3. 培训消毒员熟练掌握极速生物培养阅读器的操作，正确使用，准确判断监测结果

八、执行阶段

1. 针对通知供应商不及时的措施

（1）完善植入物和外来医疗器械的管理架构（图 29-5）。

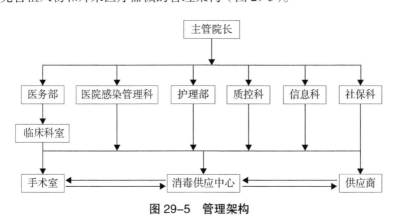

图 29-5　管理架构

（2）建立完善的管理制度，明确各级部门的管理职责。

1）植入物与外来医疗器械的管理应符合 WS310.1–2016 的要求。明确职能部门、临床科室、手术室、消毒供应中心在植入物与外来医疗器械的管理、交接、清洗、消毒、灭菌及提前放行过程中的责任，开展专项管理；

2）临床医师开医嘱不及时造成的植入物提前放行与奖励性绩效挂钩；

3）全程由消毒供应中心负责植入物与外来医疗器械接收、清洗、消毒、灭菌及供应的工作。使用后的外来医疗器械应经消毒供应中心清洗消毒后方可交还器械供应商；

4）消毒供应中心实行专人专岗，明确岗位人员的业务能力要求、工作任务、职责、工作权限和方法；

5）植入物与外来医疗器械的质量记录应具有可追溯性；

6）定期对植入物的清洗质量进行监测，以利于清洗流程与人员操作质量的评价和管理；

7）消毒供应中心与供应商应建立植入物与外来医疗器械质量、服务的反馈路径，对存在的问题及时进行分析改进。

（3）完善信息化的功能，在医师工作站增加植入物选择和发送短信提醒的功能。

针对医师开手术医嘱后没有及时通知设备科，导致的一系列后续处理流程的延误，联系计算机中心，在医师工作站增加外来器械与植入物的管理（短信提醒）功能（图29-6）。消毒供应中心做好基础数据，放入医师工作站。医师开医嘱时直接发送短信到设备科，由设备科发送给外来医疗器械供应商，供应商就会收到送植入物的信息，不用电话通知供应商。并申请计算机软件著作权（图29-7）。

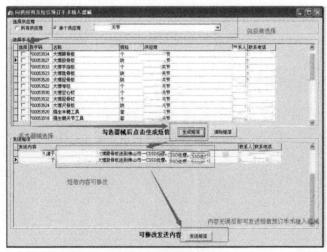
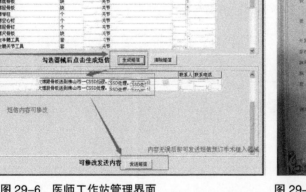

图29-6　医师工作站管理界面　　　　图29-7　计算机软件著作权登记证书

2.针对供应商送货不及时，医院与供应商签订协议中增加以下内容

（1）要求供应商设专人负责送植入物和外来医疗器械，如果供应商更换业务员，要及时通知设备科更换业务员和接短信的电话号码；

（2）因供应商收到通知没有及时送达植入物和外来医疗器械的，医院给予警告，超过 3 次，停止其配送权；

（3）供应商备有充足的植入物的数量和规格。

3.针对植入物生物监测培养时间长

（1）完善植入物与外来医疗器械的处理流程

1）遵循植入物与外来医疗器械的说明书制定清洗、消毒、灭菌操作流程；

2）植入物的灭菌不能使用快速的灭菌程序；

3）遵循 WS310.3–2016 的规定，落实植入物的监测要求，每批次灭菌应进行生物监测，监测合格后方可发放。

（2）加急购买极速的生物培养阅读器和相应的生物监测包，从 3 小时缩短到 1 小时。

（3）培训消毒员熟练掌握极速生物培养阅读器的操作，正确使用，准确判断监测结果。

九、检查阶段

所有项目实施后，2018 年 10 月再次对择期手术植入物的提前放行情况进行统计，发现达到目标设定值，择期手术植入物生物监测未出，不能提前放行执行率达 100%（图 29-8）。

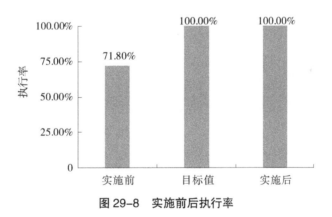

图 29-8　实施前后执行率

十、总结阶段

通过半年多的多部门协作进行持续改进，收获成果如下。

1.建立完善的管理组织架构，修订管理制度 6 项：植入物与外来医疗器械的管理制度、植入物与外来医疗器械准入管理制度、植入物与外来医疗器械清洗消毒灭菌管理制度、植入物与外来医疗器械应用追溯系统管理制度、植入物与外来医疗器械感染控制管理制度、植入物与外来医疗器械急用管理制度。

2.信息系统短信提醒功能是植入物管理流程的创新，取得了计算机软件著作权登记证书。

3.明确了职能科室、临床科室、供应商、手术室和消毒供应中心等各自的管理责任。职能部门的管理职责到位，明确了4个监控点，实施有效监管。

（1）质控科监控点：将消毒供应工作管理纳入医疗质量管理，保障医疗安全；

（2）设备科监控点：严格执行国家规范和要求，审核植入物与外来医疗器械的各类证件并存档，与供应商签订协议，监督供应商提供说明书给消毒供应中心，按手术通知单通知供应商，及时送达植入物与外来医疗器械；

（3）医务部监控点：审核临床科室开展手术技术范畴，审核临床医师诊疗技术的准入，监控医师规范使用植入物与外来医疗器械；

（4）医院感染管理科、护理部监控点：对植入物与外来医疗器械的清洗、消毒、灭菌质量等监控，控制院感的发生。

4.梳理、修订了植入物和外来医疗器械的全程处理的流程13项：植入物与外来医疗器械首次接收测试流程、植入物与外来医疗器械常规接收流程、植入物与外来医疗器械手工清洗及消毒流程、植入物与外来医疗器械清洗及消毒流程、外来医疗器械检查保养流程、植入物与外来医疗器械包装流程、植入物与外来医疗器械常规灭菌流程、植入物与外来医疗器械存储流程、植入物与外来医疗器械发放流程、外来医疗器械使用后预处理流程、外来医疗器械回收处理流程、外来医疗器械交还处理流程、植入物与外来医疗器械急用处理流程。

5.规范了医师使用植入物与外来医疗器械的行为，规范了供应商送达器械的行为。

6.进一步提升了消毒供应中心的接收、清洗、消毒、检查包装、灭菌、监测的技术，以及严格控制放行标准的落实。

虽然择期手术植入物提前放行得到有效的控制，但仍存在一些不足之处，如部分医师因工作繁忙忘记开手术医嘱；滥用急诊手术植入物提前放行的权限；手术室排台欠合理等不足之处，这些将纳入下一个PDCA循环进行持续改进。

（佛山市第一人民医院护理部、消毒供应中心　张莉、李焕平、蔡婉嫦及CQI小组成员）

案例 **30**

运用 PDCA 循环降低医院热水系统能耗

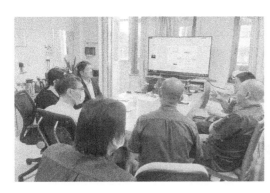
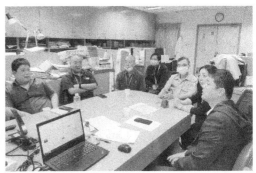

　　佛山市第一人民医院机电工程科于 1998 年 1 月建立，设立办公室、空调班、锅炉班、弱电班、电工班、机修班，有工作人员 88 人，其中高级职称 3 人，中级职称 9 人，助理级职称 3 人。主要负责新建工程项目的建设及改 / 扩建、院区内供配电系统、中央空调及通风系统、给排水系统、楼宇自动化系统、消防自动报警及灭火系统、电脑及电话综合布线系统、有线电视网络及闭路电视保安监视系统、医护对讲系统、气动传输系统、中央医疗气体系统、电梯系统、锅炉及供热系统等机电设施的运行管理及维修、保养工作；负责院区内门、窗、锁、台、柜、椅、床、手推车、五金构件等维修和保养。

一、选题背景

　　随着能源资源的日益紧张和社会各界对环保问题的日趋关注，节能减排、绿色建筑这一概念正潜移默化地影响着公共建筑的各个方面，成为各个单位的工作重点。

　　近些年，全国医疗行业也一直在推进节能降耗工作的开展，如何以保证医院安全，尽可能满足临床医护人员工作需求为前提，利用有效的管理方法降低医院能耗对现代化医院具有重要意义。

　　针对节能项目开展，医院成立了以机电工程科为主要负责部门的医院照明系统节能小组，并委托第三方能源分析公司，以现场填写的标准调查问卷为基础，现场调查时与相关人员讨论并核实了调查问卷中的数据，同时还收集和补充了其他必要的数据。通过分析所收集的数据和现场走访，初步计算出了能源成本、各耗能点（照明、供热、供冷等）及各能源载体的能耗分配比例和可能的节能潜力。根据调查分析得出医院主要能耗集中在电力和天然气两方面（图 30-1）。

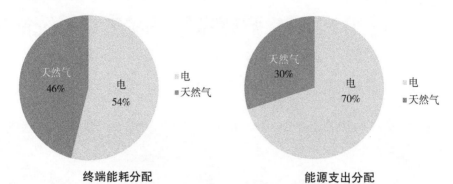

图 30-1　终端能耗和能源支出分配情况

机电工程科在过往几年中对电力系统方面节能降耗做了大量工作，并取得很好的效果。这次针对另外一大类能耗天然气进行节能分析（图 30-2）。

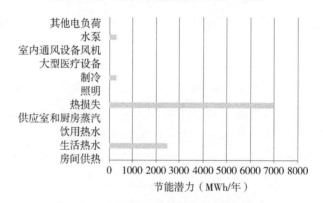

图 30-2　根据技术领域划分的节能潜力值

从图中可以看出，热损失和生活热水的节能潜力特别大。机电工程科根据分析，选取 2 号楼热水系统进行整改，利用 PDCA 等有效工具有制定切实可行的目标和方案，逐步实施、完善，进而向全院推广。

二、现状调查

1. 医院 2 号楼（肿瘤中心）竣工时间为 2009 年，建筑面积为 59 451 m²，现有的生活热水系统，由锅炉房内的 2 台各 10 吨的天然气锅炉（1 开 1 备），产生蒸汽后通过分支蒸汽管道输送至 2 号楼负二层，通过热交换器转换热水后输送至 2 号楼门诊、住院病房及医师、护士值班室内。

2. 医院 2 号楼现用热水系统存在的问题：①现有锅炉使用超过 20 年，如锅炉发生故障时必须全部停机维修，锅炉维修成本高。②蒸汽热交换器不能精确控制水温，产生热水温度不稳定，用户体验感差。③蒸汽损耗大，需消耗大量天然气。

三、成立 CQI 小组

机电工程科针对 2 号楼热水系统存在的问题，成立以科长为组长、各班组人员为成员的 CQI 小组各成员分工明确（表 30-1）。

表 30-1　CQI 小组成员

序号	姓名	科室及职务	职务	职责与分工
1	陈国强	医院办公室	院长	督导
2	程捷	机电工程科	科长	组长 / 制定方案
3	吕国威	机电工程科	机修班班长	副组长 / 方案执行
4	卢学华	机电工程科	锅炉班班长	副组长 / 方案执行
5	张健豪	机电工程科	专业技术人员	秘书 / 文案
6	孔健	机电工程科	专业技术人员	督查
7	程昊	机电工程科	专业技术人员	组员 / 执行具体工作
8	夏智艳	机电工程科	专业技术人员	组员 / 执行具体工作
9	何强	机电工程科	班组长	组员 / 执行具体工作
10	卢杰鉴	机电工程科	班组长	组员 / 执行具体工作
11	邱文生	机电工程科	班组长	组员 / 执行具体工作
12	欧建华	机电工程科	班组长	组员 / 执行具体工作

四、设定目标值

现有锅炉使用年限长（超过 20 年），热效率逐年降低，天然气能耗逐年升高，且蒸汽热交换器不能精确控制水温，产生热水温度不稳定，用户体验感差。希望通过运用 PDCA 循环达到降低医院热水系统能耗精准控制水温的目的，提高住院患者的满意度。

CQI 小组根据第三方能源分析公司报告，2020 年第四季度完成 2 号楼热水系统的节能改造工程，其能耗将大大减少，上述提到的热水系统问题能得到完全解决，2 号楼的热水系统节能率需达到 ≥ 30%，即天然气使用量 ≤ 70%（图 30-3）。

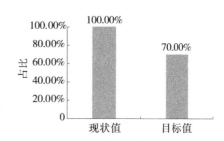

图 30-3　2020 年 2 号楼天然气使用量

五、拟定计划

拟定计划见图 30-4。

管理项目	实施项目	负责人	2020年									2021年		
			4月	5月	6月	7月	8月	9月	10月	11月	12月	1月	2月	3月
P（30%）	现状把握	卢、何	→											
	目标确定	程、吕		→										
	原因分析	张、吕、卢			→									
	对策拟定	程、吕、张			→									
D（40%）	对策实施	卢、吕、邱				→								
C（20%）	效果确认	孔、欧									→			
A（10%）	标准化	夏											→	
	总结成果	张												→

图 30-4　甘特图

六、原因分析

1.头脑风暴：小组成员进行头脑风暴，从 4 个方面分析 2 号楼热水系统能耗呈上升趋势的原因见图 30-5。

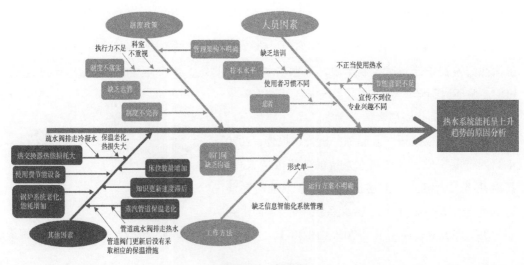

图 30-5　鱼骨图

2.评选要因：现场初步诊断以相关人员 50 人填写的 GIZ 的标准调查问卷为基础，现场调查时与相关人员讨论并核实了调查问卷中的数据，得出热损失的原因见表 30-2。

根据柏拉图（图 30-6），按照二八法则，找到占比 80% 的原因，将主要问题列入首先解决的计划。

表 30-2　热损失根本原因调查

要因	频数	累计百分比
锅炉损失	15	25.00%
热交换器损失	11	52.00%
蒸汽管道损失	8	68.00%
冷凝水热损失	7	82.00%
用水终端损失	4	90.00%
监管计量缺失	3	96.00%
节能制度没落实	2	100.00%

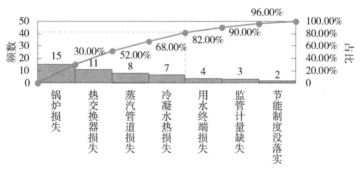

图 30-6　柏拉图：热损失根本原因分析

七、制定对策

CQI 小组充分讨论，运用 5W1H 制定对策（表 30-3）。

表 30-3　降低热水系统能耗对策——5W1H

编号	What	Why	How	Who	When	Where
1	锅炉损失	1.锅炉设计过大损失 2.锅炉表面热辐射损失 3.大量烟气余热损失	1.减少锅炉加热蒸汽使用量 2.使用商用燃气热水炉并联系统提供生活热水	卢学华 吕国威	2020 年 7.1—11.1	2 号楼地下室

编号	What	Why	How	Who	When	Where
2	热交换器损失	1. 热交换器保温老化 2. 热交换器疏水阀热水损失 3. 热交换器老化能量交换不理想	1. 减少热交换器使用 2. 使用商用燃气热水炉并联系统提供生活热水	卢学华 吕国威	2020年 7.1—11.1	2号楼地下室
3	蒸汽管道热损失	1. 蒸汽管道保温老化 2. 蒸汽管道阀门没有保温措施	1. 减少蒸汽加热使用量 2. 使用热水管到直接供应生活热水 3. 更换阀门，改造老旧保温蒸汽管道	卢学华 吕国威 邱文生	2020年 7.1—11.1	2号楼地下室
4	蒸汽冷凝水热损失	运行蒸汽设施均产生冷凝水，排走均造成热损失	1. 减少使用蒸汽，从而减少冷凝水产生。 2. 取消热交换器对生活热水的加热	卢学华 吕国威 邱文生	2020年 7.1—11.1	2号楼地下室

八、执行阶段

1. 减少锅炉热损失

原热水系统由锅炉加热水到100℃形成蒸汽，通过管道运送到2号楼热交换站进行热交换，加热热水温度至60℃，造成能源损失。本改造投入能率商用燃气热水炉并联系统直接加热生活热水，提供稳定60℃热水。本次节能改造采用燃气热水器的全部数量为48台（JSW80-C5032WZ型），计算如下所示。

（1）低区（B2～3F）（表30-4）。

表30-4　低区（B2～3F）热水使用情况

低区（B2～3F）	洗手	淋浴	淋浴使用人数
数量	185	14	74

总供热水量：水龙头（185个×50 L/个）+淋浴200 L/人×74人=24 050 L。

低区（B2～3F）供热水系统耗热量情况见表30-5。

表30-5　低区（B2～3F）供热水系统耗热量情况

医院24小时供热水系统低区（B2～3F）	人均用水定额/q_r	用水为数/m	设计日热水量/q_id	冷水温度/t_1	所需热水温度/t_r	△t	水的比热容/c	热水额度/ρ	日耗热量/Q_d	小时变化系数/K_h	设计小时耗热量/Q_h	设计小时水量/q_{rh}
日日耗热量 $Q_d = \dfrac{q_i c \rho}{86\ 400} = \dfrac{(t_r - t_1)\ m}{86\ 400}$	L/(b·d)	人（根据洗手盆及沐浴用水量折算）	L/d	℃	℃	℃	KJ/(kg·℃)	kg/L	KW		KW	T³/h
设计小时耗热量 $Q_h = K_h \dfrac{q_i mc \rho}{86\ 400} (t_r - t_1)$	200	120	24 000	15	60	45	4.187	0.98	52.3375	4.55	238.136	4.55 022

注：小时耗热量：238.14 kw；小时供热水量（60℃）：7600 L。

所需的热水器数量计算：7600 L×1.3（回水热量损失估算）÷［27.8 L/（min·台）×60 min］≈6 台。

低区燃气热水器实际数量：8 台（6 用 2 备）。

（2）中区（4～7F）（表 30-6）。

表 30-6　中区（4～7F）热水使用情况

中区（4～7F）	洗手	淋浴	淋浴使用人数
数量	240	99	238

总供热水量：水龙头（240 个 ×50 L/ 个）+ 淋浴 200 L/ 人 ×238 人 =59 600 L。

中区（4～7F）供热水系统耗热量情况见表 30-7。

表 30-7　中区（4～7F）供热水系统耗热量情况

医院 24 小时供热水系统中区（4～7F）	人均用水定额 /q_r	用水人数 /m	设计日热水量 /q_rd	冷水温度 /t_1	所需热水温度 /t_r	△t	水的比热容 /c	热水额度 /ρ	日耗热量 /Q_d	小时变化系数 /K_h	设计小时耗热量 /Q_h	设计小时热水量 /q_{rh}
日日耗热量 $Q_d = \dfrac{q_r c \rho = (t_r-t_1) m}{86\,400}$	L/（b·d）	人（根据洗手盆及沐浴用水量折算）	L/d	℃	℃	℃	KJ/（kg·℃）	kg/L	KW		KW	T³/h
设计小时耗热量 $Q_h = K_h \dfrac{q_r mc \rho (t_r-t_1)}{86\,400}$	200	298	59 600	15	60	45	4.187	0.98	129.971	3.45	460.099	8.79142

注：小时耗热量：460.1 kw；小时供热水量（60 ℃）：16580 L。

所需的热水器数量计算：16 580 L×1.3（回水热量损失估算）÷［27.8 L/（min·台）×60 min］≈13 台。

中区燃气热水器实际数量：16 台（13 用 3 备）。

（3）高区（8～13F）（表 30-8）。

表 30-8　高区（8～13F）热水使用情况

高区（8～13F）	2 人房	3 人房	4 人房	5 人房	医师值班室	护士值班室
数量	13	203	7	7	18	9
人数	26	609	28	35	108	54

总供热水量：淋浴 200 L/ 人 ×2 人 / 间 ×13 间 +130 L/ 人 ×3 人 / 间 ×203 间 +110 L/ 人 ×4 人 / 间 ×7 间 +110 L/ 人 ×5 人 / 间 ×7 间 + 医师护士值班 130 L/ 人 ×27 人 =94 810 L。

高区（8～13F）供热水系统耗热量情况见表 30-9。

表 30-9 高区（8 ~ 13F）供热水系统耗热量情况

医院24小时供热水系统中区（4-7F）	人均用水定额/q_r	用水为数/m	设计日热水量/q_d	冷水温度/t_1	所需热水温度/t_r	△t	水的比热容/c	热水额度/ρ	日耗热量/Q_d	小时变化系数/K_h	设计小时耗热量/Q_h	设计小时热水量/q_rh
日日耗热量 $Q_d=\frac{q_r c\rho=(t_r-t_1)m}{86\,400}$	L/(b·d)	人（根据洗手盆及沐浴用水量折算）	L/d	℃	℃	℃	KJ/(kg·℃)	kg/L	KW		KW	T³/h
设计小时耗热量 $Q_h=K_h\frac{q_r mc\rho(t_r-t_1)}{86\,400}$	200	120	24 000	15	60	45	4.187	0.98	52.3375	4.55	238.136	4.55 022

所需的热水器数量计算：25 660 L × 1.3（回水热量损失估算）÷［27.8 L/（min·台）×60 min］≈19 台。

高区燃气热水器实际数量：24 台（19 用 5 备）。本次节能改造采用能率 50 L 冷凝式并联热水炉系统，燃气热水设备数量为 48 台，其中高区并联 24 台、中区并联 16 台、低区并联 8 台。系统占地约为 24.43 平方米，设备整体高度约 2 米，满足本项目占地少于 25 平方米、高度低于 4 米的要求。

2. 减少热交换器损失：由于能率商用燃气热水炉并联系统直接加热生活热水，已取消热交换器使用，所以能源损耗为零。

3. 减少蒸汽管道热损失：由于能率商用燃气热水炉并联系统直接加热生活热水，已取消蒸汽管道使用，所以能源损耗为零。

4. 减少蒸汽冷凝水排走损失：由于能率商用燃气热水炉并联系统直接加热生活热水，已取消蒸汽管道使用，所以能源损耗为零。

九、检查阶段

节能改造热水系统于 2020 年 11 月 1 日正式运行，运行 3 个月后再次对医院 2 号楼的天然气使用情况进行统计（表 30-10）。

表 30-10 2 号楼的天然气使用情况

改造前年用气量	36 6095 m³/年	改造前日均用气量	1003 m³/d
改造后年预计用气量	19 0530 m³/年	改造后日均用气量	522 m³/d

根据热水改造系统的运营数据显示，改造后抄表数合计 122 天共使用天然气：63 684 m³，日均用气量：522 m³。节能率约为（1003 ~ 522）/1003=47.95%，超过了 30% 的节能率要求，更好地降低了运营成本，见图 30-7。

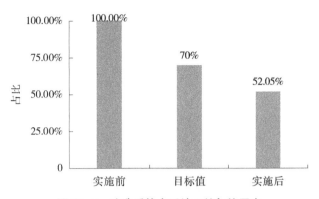

图 30-7　改造后热水系统天然气使用率

十、总结

1.通过热水系统的节能改造，采用智能化的系统管理，不仅达到了改造后的热水系统稳定控温在 52～55 ℃，并且根据医院的用水情况智能化管理，维护维修更便捷，运营费用更低。通过进一步明确各部门职责，完善节能管理制度以及奖罚制度，加强宣传等有效措施，2 号楼的热水系统达到了降低能耗，精准控制水温的目的，提高了医师、护士、住院患者的满意度。

2.2 号楼热水系统节能改造后，从 2020 年 11 至 2021 年 4 月，半年时间取得了减少燃气使用量 87 771 m³ 的显著效果。

3.持续改进计划：医院内还有较大的节能空间，需要进一步完善相关措施，将 1 号楼的热水改造纳入到下一个 PDCA 循环改造中。

（佛山市第一人民医院机电工程科　程捷、张健豪及 CQI 小组成员）

案例 **31**
运用 PDCA 循环提高患者助行工具的正确
使用率

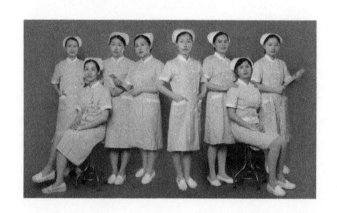

　　佛山市第一人民医院禅城医院创伤骨科开设病床 60 张，有护理人员 9 名，其中副主任护师 1 名、主管护师 3 名，护师 3 名，护士 2 名。创伤骨科护理团队是一支朝气蓬勃、积极向上的团队，全体护士"以患者为中心"，以提高患者满意度为宗旨，近 3 年来开展护理新业务 6 项。开设护理项目管理 3 项，收获良好效果，不断加强持续改进。2018 年派送护士参加"佛山市第一届青年护理个案比赛"取得优秀奖。

一、选题背景

　　正确使用助行工具是指下肢外伤或肢体行动不便的患者使用辅助工具（拐杖、助行器等）下床活动时，使用方法正确，预防跌倒、再次损伤患肢等不良事件的发生。

二、现状调查

　　助行工具（拐杖、助行器）为创伤骨科患者离床活动的主要辅助工具，创伤骨科收治下肢外伤或肢体行动不便的患者居多，由于术后、伤后患肢暂时不能负重，需借助助行工具下床活动，但发现有部分患者使用助行工具方法不正确，存在跌倒、再次损伤患肢的风险，创伤骨科对 2019 年 2—3 月 50 名使用辅助工具的患者进行统计，观察结果显示使用方法正确率为 69.2%。计算方法：（总项目数 – 错误项目数）÷ 总项目数 =（50×5-77）÷（50×5）×100%=69.2%。存在一定不安全因素，如跌倒、再次损伤患肢的风险，故我们决定将这一问题纳入 PDCA 循环加以改进（表 31-1）。

表 31-1 使用辅助工具离床活动情况现状调查

编号	项目内容	对象 1	对象 2	……	对象 48	对象 49	对象 50	错误合计	占比 %
1	使用方法	√	×	……	×	√	√	32	64%
2	操作流程	√	√	……	√	×	√	14	28%
3	健康教育指导	√	×	……	×	√	√	12	24%
4	病情评估	×	√	……	×	√	√	10	20%
5	护士是否落实	√	√	……	√	×	√	9	18%
	合计	1	2	……	3	2	0	77	30.8%

三、成立 CQI 小组

我院成立了由护理部主任李媛媛督导、马情芬护士长担任组长、创伤外科全体护理人员担任成员的 CQI 小组，各成员都有明确的分工（表 31-2）。

表 31-2 CQI 小组成员

序号	姓名	学历	组内职务	职称	组内工作
1	李媛媛	本科	督导	副主任护师	督导、指导、组织
2	马情芬	本科	组长	副主任护师	计划、领导、组织
3	郭霞英	本科	副组长	主管护师	监督、指导、培训
4	袁凤翠	大专	组员	主管护师	组织实施
5	罗丽妹	本科	组员	主管护师	组织实施
6	冯婷婷	大专	秘书	护师	协调、配合其他成员
7	陈亚瓦	本科	组员	护师	记录、整理、交流
8	卢月桂	大专	组员	护师	记录、整理、交流
9	崔楠楠	本科	组员	护士	按计划实施
10	李曼	大专	组员	护士	按计划实施

四、设定目标值

参考国家卫生健康委《关于印发药事管理和护理专业医疗质量控制指标（2020 年版）》和《广东省医院临床护理质量管理与控制指标（2014 年版）》，以及《赣南医学院学报》2016 年第 36 卷第 2 期《拐杖规范化使用宣教在膝关节患者术后的实践与效果分析》中改善后拐杖规范化使用率为 84.62%，创伤骨科参考此数据将目标值设定为 85%（图 31-1）。

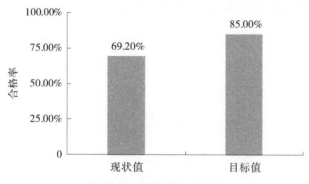

图 31-1　现状值和目标值

五、拟定计划

　　计划用 8 个月的时间来完成预期的工作，其中 P 阶段计划用时 3 个月，D 阶段用时 4 个月，C 阶段和 A 阶段用时 1 个月，最后计算出每个阶段用时率。（阶段用时率 = 每个阶段用时 / 总计划时间）（图 31-2）

月份 步骤	负责人	3 月	4 月	5 月	6 月	7 月	8 月	9 月
现状把握	郭霞英	---▶						
目标确定	马情芬		---▶					
原因分析	马情芬			---▶				
对策拟定	全体组员			---▶				
对策实施	全体组员			---------------▶				
效果确认	马情芬						---▶	
标准化	马情芬						---▶	
总结成果	马情芬							---▶

图 31-2　甘特图

六、分析原因

　　1. 原因分析（头脑风暴）见图 31-3。

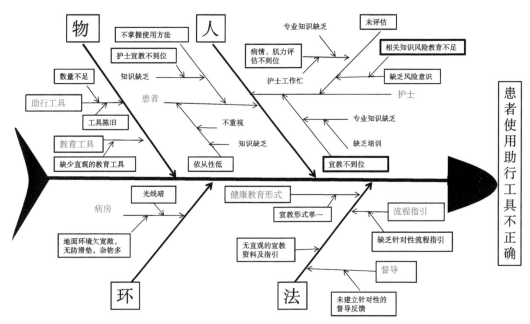

图 31-3 鱼骨图：患者使用助行工具不正确原因分析

2. CQI 小组对科内 2019 年 2—3 月下肢外伤患者使用辅助工具离床活动缺陷情况的分析，进行真因验证（表 31-3）。

根据柏拉图（图 31-4），按照二八法则，找到占比 80% 的主要原因，将问题列入首先解决的计划。

表 31-3 使用辅助工具离床活动情况现状调查

要因	频数	百分比
助行工具使用指引欠全面	37	34.6%
健康教育不到位	30	62.6%
助行工具使用方法培训不到位	12	73.8%
评估不到位	12	85.0%
护士未指导使用方法	9	93.4%
缺乏工具	4	97.1%
工具破旧	3	100%

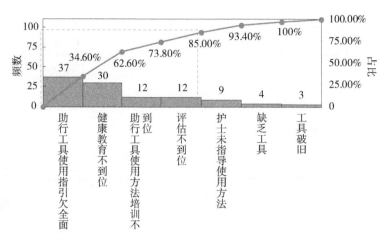

图 31-4　柏拉图：患者使用拐杖助行器不正确真因分析

七、制定对策

为提高患者助行工具使用正确率，小组讨论后，运用5W1H制定了持续改进对策（表31-4）。

表 31-4　提高患者助行工具使用正确对策制定——5W1H

编号	What	Why	How	Who	When	Where
1	助行工具使用指引欠规范	科室助行工具流程指引多年未更新	1. 制定使用拐杖、助行器标准流程指引 2. 制定患者使用拐杖、助行器步骤图片，张贴于病房明显位置	马情芬 郭霞英	2019.3.20	创伤骨科
2	患者未掌握助行工具使用方法	1. 科室缺乏相关健康教育指引 2. 护士未落实健康指导	1. 制定助行工具使用的健康教育指引 2. 对患者使用助行工具的时机进行培训 3. 根据患者下床活动时机，优化健康教育流程 4. 制定患者使用拐杖、助行器步骤图片，运用图文并茂的方法进行个性化健康指导 5. 由管床护士落实助行工具使用方法、注意事项的健康指导	郭霞英 冯婷婷	2019.3.20	创伤骨科
3	护士对助行工具使用相关知识欠熟悉	1. 科室缺乏助行工具使用方法培训计划 2. 未定期落实护士助行工具使用流程、方法等相关培训	1. 制定助行工具使用流程，制订使用方法培训计划 2. 对病区护士进行助行工具使用流程、使用方法培训并考核 3. 组织全科护士对各类型的助行工具结构图、性能、使用注意事项进行全面培训	全体组员	2019.4.15	创伤骨科
4	护理评估不到位	1. 未使用专科护理单进行评估 2. 各类助行工具未定时检查，未进行安全性检测	1. 规范专科护理评估指引，启用"跌倒护理单"、"肘杖使用护理单"专科护理单进行评估 2. 严格落实使用助行工具安全性的评估	全体组员 马情芬 郭霞英	2019.4.15	创伤骨科

八、执行阶段

1. 针对助行工具使用指引欠规范

制定使用拐杖、助行器标准流程指引，制定患者使用拐杖、助行器步骤指引（图 31-5）。

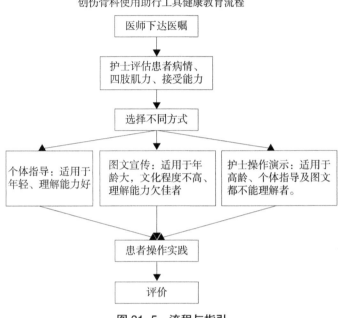

创伤骨科使用助行工具健康教育流程

图 31–5　流程与指引

2. 针对患者未掌握助行工具使用方法（图 31-6）

（1）制定助行工具使用的健康教育指引。

（2）对每一位使用助行工具的患者进行使用方法的培训，从 4 月至 8 月共有 215 位患者及家属参与培训，共计 286 次培训（个别患者需培训 2 ~ 3 次）。

（3）改善前宣教方式只有单一的护士口头宣讲，改善后我们优化流程及方式，护士可选择三种宣教方式。①个体指导：适用于年轻、理解能力好者。②图文宣传：适用于年龄大，文化程度不高、理解能力欠佳者。③护士操作演示：适用于高龄、个体指导及图文都不能理解者。护士根据患者评估结果，选择合适的方式对患者进行健康教育，患者操作实践后予评价结果。

（4）制定患者使用拐杖、助行器步骤图片，运用图文并茂的方法进行个性化健康指导。

（5）明确护士职责。改善前由责任护士早查房时进行口头宣讲。改善后责任护士根据患者医嘱及评估结果选择健康教育时机及方式，对患者落实助行工具使用方法、注意事项的健康指导，并有记录及交班。

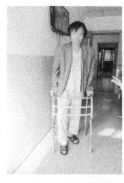 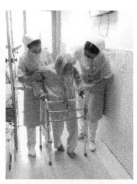 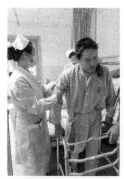 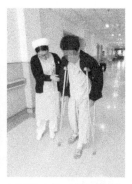

2019年4月8日下肢外伤患者第5次使用助行器下床　2019年7月16日卧床1个月后第1次使用助行器下床　2019年5月13日术后第1次使用助行器下床　2019年3月15日长期卧床患者使用拐杖第1次下床

图31-6　患者使用助行器

3.针对护士对助行工具使用相关知识欠熟悉（图31-7）

（1）制定助行工具使用流程，制订使用方法培训计划。

（2）对病区护士进行助行工具使用流程、使用方法培训并考核，共培训3次，考核3次，全体人员共9人均掌握使用流程及方法。

（3）组织全科护士对各类型的助行工具结构图、性能、使用注意事项进行全面培训，共培训2次，考核2次，全科9名护士均掌握结构、性能、使用注意事项。

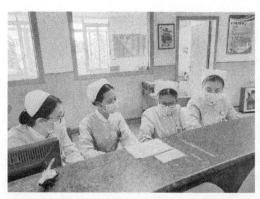 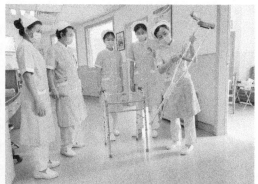

图31-7　组织护士培训

4.针对护理评估不到位

（1）规范专科护理评估指引，启用"跌倒护理单""肘杖使用护理单"专科护理单进行评估。

（2）严格落实使用助行工具安全性的评估。

九、检查阶段

所有项目实施后，2019年8月再次对科室使用助行工具的患者进行现场检查，通过发放问卷调查、现场评估、查检数据统计，发现助行工具的正确使用率有了大幅度提升，达到了预期的目标设定值，结果见表 31-5 及图 31-9。

表 31-5　实施后患者使用助行工具正确率调查结果

项目	改善前	改善后
调查日期	2019.2.1—2019.3.1	2019.8.20—2019.9.15
资料来源	创伤外科	创伤外科
调查人数	50	50
正确率	69.2%	90.8%

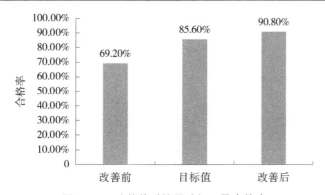

图 31-8　改善前后使用助行工具合格率

十、总结阶段

1. 通过半年的持续改进，梳理、修订、制定了使用拐杖、助行器的护理流程指引，助行工具使用的健康教育指引，制定患者使用拐杖、助行器步骤图，各项护理流程均得到落实，规范了科室患者助行工具的使用，保障了患者使用助行工具的安全。

2. 存在问题及持续改进计划：虽然助行工具使用的正确率改进有一定成效，但改善后调查数据显示，在助行工具使用指引欠全面、健康教育不到位、科室缺乏规范的培训三方面出现缺陷频次较高，对存在问题进一步改进：①指引、流程图应更通俗易懂，并做成视频，运用手机二维码让患者反复观看，加深记忆；②护士健康教育不到位主要发生在新入职 1 年内的护士，针对新护士我们给予加强培训考核，每天组长、护长进行督导评价，及时纠正错误缺陷。③科室制订专科培训计划，按时落实培训及考核。对于以上不足之处，将纳入下一个 PDCA 循环进行持续改进。

（佛山市第一人民医院禅城医院创伤骨科　马情芬、郭霞英及 QCI 小组）

案例 **32**

运用 PDCA 循环降低脑卒中住院患者误吸发生率

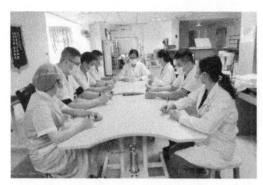
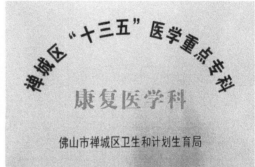

佛山市第一人民医院同济康复医院康复治疗中心于 2014 年正式成立，是佛山市禅城区"十三五"医学重点专科，是集临床、科研、康复、教学于一体的现代化康复治疗中心，设有言语吞咽治疗区、运动治疗区、作业治疗区、物理因子治疗区、儿童康复治疗区以及传统康复治疗区。

康复治疗中心近年来引进国内外先进的治疗设备和治疗技术，全面开展康复评定、重症康复、运动康复、心肺康复、肿瘤康复、成人神经康复、儿童康复、社区康复及中医针灸推拿等综合康复治疗项目。拥有国内先进的各种现代治疗设备 100 余台，总价值超过 800 万元。中心现有康复治疗师 17 人，其中正高职称 1 人、中级职称 3 人、初级职称 13 人，是一支经验丰富、技术全面、团结协作、不断进取、勇于创新的人才队伍。

一、选题背景

吞咽困难和误吸是吸入性肺炎最重要的危险因素。吸入性肺炎在急性脑卒中相关死亡病因中占 34%，是卒中后 1 个月内三大死亡原因之一。根据 2007 版《中国脑血管病防治指南》，我国 43% ~ 54% 卒中并吞咽困难的患者出现误吸，37% 的误吸患者会进一步发展为肺炎，因肺炎而死亡的患者占 4%。卒中严重程度评估 ≤ 10 分的患者中，误吸的发生率为 43.1%，而卒中严重程度评估 >10 分的患者中，误吸发生率为 84.6%。

在临床工作中，我们会遇到不少患者进食时或进食后发生咳嗽、呼吸异常或噎呛，

252

有频繁"清嗓"动作，咽喉部或胸部有梗死感，反复出现不明原因的发热等情况，这就提示着患者可能存在误吸。预防卒中患者误吸对提高患者生存质量有重要意义，脑卒中住院患者的误吸问题需要引起重视！

二、现状调查

2017 年我院出院总人数 3769 人，脑卒中患者有 1676 人，占 44.47%，发生误吸的人数达 831 人。据统计，2018 年 4 ～ 6 月脑卒中出院人数共 521 人，发生误吸的人数达 191 人，误吸发生率为 36.66%。误吸管理迫切需要改进。

三、成立 CQI 小组

从调查结果可以看出，脑卒中住院患者误吸发生的风险非常高，误吸的问题涉及的人员（科室）包括：各临床病区护士（对入院患者进行误吸筛查）、康复治疗中心（对可疑患者进行吞咽功能评估和治疗）、护工（对患者进行喂食）等。为了降低误吸发生率，我院成立了专门的 CQI 小组，各成员均有明确的分工（表 32-1）。

表 32-1　CQI 小组成员

序号	姓名	科室	职务	组内职务	职责与分工
1	周惠嫦	康复治疗中心	科主任	组长	协调、分工和督导
2	关志勇	神经康复病区	医师	副组长	资料搜集 / 方案整理
3	陈丽珊	康复治疗中心	吞咽治疗师	秘书	组织会议 / 方案修订 / 会议记录
4	邓春燕	质控科	科长	成员	质控 / 方案整理
5	覃思敏	神经康复病区	护士长	成员	会议记录 / 资料搜集
6	陈镇鹏	放射科	医师	成员	造影检查操作、活动表格制作
7	郑晓玲	康复治疗中心	吞咽治疗师	成员	资料搜集 / 执行实施
8	吴春林	营养科	营养师	成员	营养指导 / 饮食医嘱

四、设定目标值

统计当前的误吸率：2018 年 4 ～ 6 月查检脑卒中人数为 521 人，误吸人数为 191 人，误吸发生率为 36.66%。

确定改进目标：根据 2018 年脑卒中指南（Evidence-Based Review of Stroke Rehabilitation，EBRSR），卒中患者误吸率为 19.35% ～ 24.3%，因此设定目标值为 24.3%（图 32-1）。

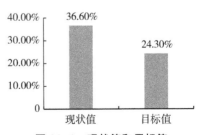

图 32-1　现状值和目标值

五、拟定计划

拟定计划详见图 32-2。

实施项目	负责人	2018.7	2018.8	2018.9	2018.10	2018.11	2018.12	2019.1
现状把握	覃思敏	---→						
目标确定	周惠嫦		---→					
原因分析	陈丽珊			---→				
对策拟定	周惠嫦			----→				
对策实施	吴春林				--------------→			
效果确认	郑晓玲						--→	
标准化	陈镇鹏						--→	
总结成果	周惠嫦							---→

图 32-2 甘特图

六、原因分析

1. 头脑风暴：小组成员进行头脑风暴，从 5 个方面分析影响误吸发生率的原因见图 32-3。

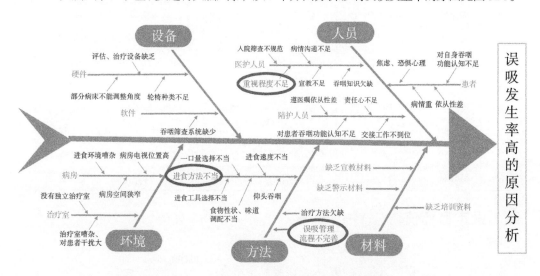

图 32-3 鱼骨图：误吸发生率高的原因分析

2. 评选要因：把末端因素作为调查项目对 57 名工作人员进行问卷调查，并统计归类最后确定真因（表 32-2，图 32-4）。

表 32-2　误吸发生原因调查

要因	频数	累计百分比
重视程度不足	57	29.84%
误吸管理流程不完善	49	55.50%
摄食方法不当	48	80.63%
病情重	15	88.48%
患者依从性差	6	91.62%
缺乏护工培训资料	4	93.72%
进食环境嘈杂	4	95.81%
缺乏影音警示资料	3	97.38%
入院筛查不规范	3	98.95%
评估、治疗设备缺乏	1	99.48%
治疗选择不当	1	100.00%

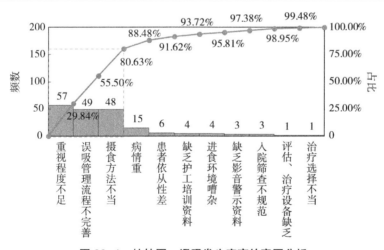

图 32-4　柏拉图：误吸发生率高的真因分析

通过柏拉图分析，其中"重视程度不足""误吸管理流程不完善""摄食方法不当"的因素累计百分比为 80.63%，根据二八法则将其定为改善重点。

七、制定对策

依据脑卒中患者误吸的真因分析等，CQI 小组充分讨论，运用 5W1H 制定对策（表 32-3）。

表 32-3　降低脑卒中住院患者误吸发生率对策制定——5W1H

编号	What	Why	How	Who	When	Where
1	重视程度不足	1. 患者、家属及部分医务人员对误咽风险及危害认识不足 2. 脑卒中患者进食体位、方式不当 3. 探视人员多，对患者的吞咽功能不了解 4. 责任护士管理护理不到位	1. 制作并使用吞咽障碍警示牌 2. 加强对相关科室医务人员的沟通交流 3. 责任护士应加强健康教育，明确职责，并加强考核 4. 完善体位管理 5. 药物管理控制 6. 建立饮食医嘱电子病历知识库	周惠嫦 关志勇 陈镇鹏	2018年9—11月	康复治疗中心、病房
2	误吸管理流程不完善	1. 开展吞咽功能筛查的管理流程不完善 2. 个别患者存在介入吞咽功能的评估与治疗时间较晚	1. 完善误吸管理流程 2. 加强医护对吞咽功能的沟通 3. 与放射科合作开展吞咽造影	周惠嫦 邓春燕 陈丽珊	2018年9—11月	康复治疗中心、病房、信息科、放射科
3	摄食方法不当	1. 患者、家属及陪护人员未掌握正确安全的进食方法及体位 2. 主管医师、营养师、吞咽治疗师、责任护士未及时给予进食、喂食的相关指导	1. 医护人员、营养师、吞咽治疗师加强对患者、家属、护工的进食指导和教育 2. 对护工等护理人员进行喂食、进食的相关培训 3. 加强护工对患者的进食体位管理	周惠嫦 郑晓玲 吴春林	2018年9—11月	康复治疗中心、病房

八、执行阶段

1.针对重视程度不足（图 32-5）

（1）制作吞咽障碍登记标识牌、警示牌，纳入标准化临床工作中。

（2）对医务人员进行吞咽障碍筛查的培训，建立吞咽管理微信群，与医务人员和护工加强沟通。

（3）加强体位与药物控制管理。

（4）明确责任护士的工作职责，责任护士应加强对患者和陪护人员的健康教育，且需保证完成相关考核。

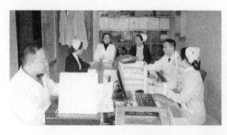 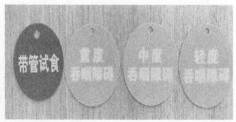

图 32-5　针对重视程度不足的措施

2.针对误吸管理流程不完善（图 32-6）

（1）明确吞咽功能的评估职责和流程，当班护士在入院 2 小时内必须做吞咽功能筛查，对误吸高风险患者予以调整体位、进食一口量等进食指导；在吞咽筛查后应及时将情况反馈给医师，医师制定初步的饮食医嘱，转介给吞咽治疗师尽早介入，做更进一步的专业的吞咽评估。

（2）吞咽治疗师与主管医师、主管护士、营养师及时沟通，规范吞咽评估，明确显性误吸，制定治疗方案，加强医患宣教。

（3）与放射科合作，开展下咽造影检查，明确隐性误吸，检查后治疗师与患者和（或）家属沟通。

（4）加强医患宣教，对吞咽障碍患者进行饮食医嘱指导，根据情况调整吞咽障碍沟通知情同意书内容及治疗方案。

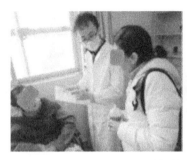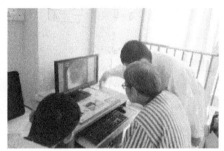

图 32-6　针对误吸管理流程不完善的措施

3. 针对摄食方法不当（图 32-7）

（1）吞咽治疗师定时对各科医护人员、护工进行培训，包括理论授课及实施操作。

（2）医师根据患者吞咽筛查结果制定初步的饮食医嘱，指导患者的进食，再根据吞咽治疗师的评估结果调整饮食医嘱。

（3）针对性地指导患者的进食姿势、体位，提高患者进食的有效性、安全性。

（4）对患者、家属、护工进行针对性的摄食方法指导和宣教。

（5）加强护工管理并定时检测护工的工作质量。

（6）吞咽治疗师、营养师指导患者家属购买相应的增稠剂、进食工具，改变患者的进食速度。

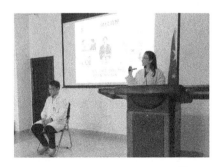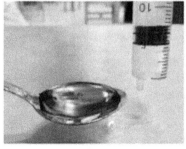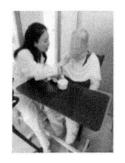

图 32-7　针对摄食方法不当的措施

九、检查阶段

1. 2018 年 12 月，实施对策后，CQI 小组进行误吸发生率的查检。查检结果如下：查检人数为 173 人，误吸人数为 35 人，误吸发生率为 20.23%，达到预期目标值 24.3%（图 32-8）。

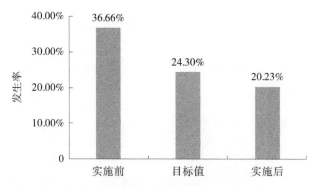

图 32-8　误吸发生率的改进前后对比

2. 误吸发生原因问卷收集、统计，详见表 32-4。

表 32-4　误吸发生原因查检表（12 月）

查检原因	改进前		改进后	
	人数	百分比	人数	百分比
重视程度不足	57	29.84%	2	5.71%
误吸管理流程不完善	49	25.65%	1	2.86%
摄食方法不当	46	24.08%	1	2.86%
疾病因素	15	7.85%	10	28.57%
医嘱依从性差	6	3.14%	3	8.57%
缺乏培训	4	2.09%	2	5.71%
病房环境不佳（病房较狭窄、嘈杂，影响进食安全）	4	2.09%	4	11.43%
缺乏宣教	3	1.57%	3	8.57%
食物性状不当	3	1.57%	3	8.57%
设备缺乏	2	1.05%	5	14.29%
治疗方法欠缺	2	1.05%	1	2.86%
合计	191	100%	35	100%

3. 得出结论：实施该方案，误吸率提前 2 个月达到了预期的目标值，但仍有改进空间，继续执行整改方案并进行优化改进。

十、总结阶段

1. 对患者入院吞咽功能筛查流程进行了改进及完善，制定误吸管理流程如当班护士在患者入院 2 小时内必须做吞咽功能筛查，对误吸高风险患者予以调整体位、进食一口量等进食指导。在吞咽筛查后应及时将情况反馈给医师，医师制定初步的饮食医嘱，转介给吞咽治疗师尽早介入，做更进一步的专业的吞咽评估。根据患者综合情况与放射科开展吞咽造影检查。

2. 制作吞咽障碍登记标识牌、警示牌并将其应用于标准化临床工作中。

3. 制定饮食医嘱沟通记录表、吞咽障碍沟通知情同意书等相关文书记录。

4. 小结及持续改进计划：本方案切实地降低了脑卒中住院患者的误吸率，提前 2 个月达到了预期目标值，并缩短了脑卒中患者住院时间 4.3 天，脑卒中合并吸入性肺炎的发生率从 4.22% 降为 3.64%，提高了患者的生存质量。在方案的实施、监控及总结过程中发现，疾病因素和设备缺乏导致误吸的人数仍然较多，且新入院患者的陪护频繁更换，对改善卒中患者误吸率仍有提升空间，纳入下一个 PDCA 循环。

（佛山市第一人民医院同济康复医院　周惠嫦、陈丽珊及 CQI 小组成员）